U0388124

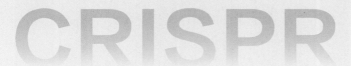

CRISPR
分子诊断技术原理及应用

主　　审　**戚中田**

荣誉主编　**李银太**

主　　编　**李越希　童贻刚**

副 主 编　**唐时幸　王　金　冯　雁　许四宏**

人民卫生出版社

·北京·

图书在版编目（CIP）数据

CRISPR 分子诊断技术原理及应用 / 李越希，童贻刚

主编. -- 北京 ：人民卫生出版社，2025. 1. -- ISBN
978-7-117-37293-0

I. R446

中国国家版本馆 CIP 数据核字第 2025WX4398 号

人卫智网	www.ipmph.com	医学教育、学术、考试、健康，购书智慧智能综合服务平台
人卫官网	www.pmph.com	人卫官方资讯发布平台

CRISPR 分子诊断技术原理及应用
CRISPR Fenzi Zhenduan Jishu Yuanli ji Yingyong

主　　编：李越希　童贻刚
出版发行：人民卫生出版社（中继线 010-59780011）
地　　址：北京市朝阳区潘家园南里 19 号
邮　　编：100021
E - mail：pmph @ pmph.com
购书热线：010-59787592　010-59787584　010-65264830
印　　刷：北京盛通印刷股份有限公司
经　　销：新华书店
开　　本：787 × 1092　1/16　　印张：18
字　　数：383 千字
版　　次：2025 年 1 月第 1 版
印　　次：2025 年 2 月第 1 次印刷
标准书号：ISBN 978-7-117-37293-0
定　　价：159.00 元
打击盗版举报电话：010-59787491　E-mail：WQ @ pmph.com
质量问题联系电话：010-59787234　E-mail：zhiliang @ pmph.com
数字融合服务电话：4001118166　E-mail：zengzhi @ pmph.com

编者

马　龙　天津科技大学生物工程学院

王　金　上海吐露港生物科技有限公司

史硕博　北京化工大学软物质科学与工程高精尖创新中心

白东亭　中国医药生物技术协会生物诊断技术分会

冯　雁　上海交通大学生命科学技术学院

刘　倩　上海交通大学生命科学技术学院

刘国奇　诺道中科（北京）生物科技有限公司

刘鸿博　中国人民解放军疾病预防控制中心

齐　永　中国人民解放军东部战区疾病预防控制中心

许四宏　中国食品药品检定研究院

李　浩　中国人民解放军军事科学院军事医学研究院微生物流行病研究所

李　巍　中国药科大学基础医学与临床药学学院

李伯安　中国人民解放军总医院第五医学中心

李梦哲　北京化工大学生命科学与技术学院

李银太　中国医药生物技术协会生物诊断技术分会

李越希　中国人民解放军东部战区疾病预防控制中心

李鹏飞　江苏省中医院

杨　璨　上海伯杰医疗科技股份有限公司

辛德莉　首都医科大学附属北京友谊医院

宋宏彬　中国人民解放军疾病预防控制中心

周　逸　北京新兴四寰生物技术有限公司

赵百慧 上海伯杰医疗科技股份有限公司

夏欣一 中国人民解放军东部战区总医院

郭会芬 上海吐露港生物科技有限公司

唐时幸 南方医科大学公共卫生学院

崔仑标 江苏省疾病预防控制中心

童贻刚 北京化工大学生命科学与技术学院

裴晓静 北京工商大学化学与材料工程学院

序

这是一个科技引领未来的时代。谁掌握了高科技、新科技,谁就掌控了主动权、话语权,CRISPR/Cas 技术就是生物科技领域最具代表性的高新科技。

CRISPR/Cas 技术最早可追溯到 1987 年,日本微生物学家石野良纯(Yoshizumi Ishino)在研究大肠埃希菌时首先发现细菌基因中存在间隔串联重复序列。到 20 世纪 90 年代,这种间隔串联重复序列被证实在多种细菌和古菌基因组中存在,2002 年荷兰科学家扬森(Ruud Jansen)将其命名为规律间隔成簇短回文重复序列(clustered regularly interspaced short palindromic repeat,CRISPR)。在研究 CRISPR 序列过程中还发现一些与 CRISPR 功能相关的核酸酶,这些酶被统称为 Cas(CRISPR-associated),由 CRISPR 和 Cas 组成的系统即 CRISPR/Cas 系统。细菌 CRISPR 中的居间序列并非细菌自身的染色体特有,而是与感染细菌的病毒(噬菌体)的基因序列更为相似。现在知道,CRISPR/Cas 是细菌针对噬菌体的一种获得性免疫防御机制,即细菌在噬菌体首次入侵时获取其基因片段,并将其作为 CRISPR "记忆"在自己的染色体中,当噬菌体再次感染时,"记忆"的 CRISPR 即可对噬菌体基因组进行特异识别并剪切清除之。

CRISPR/Cas 技术一经发现即被广泛应用于基因精准编辑,美国加利福尼亚大学伯克利分校杜德娜(Jennifer A. Doudna)、德国汉诺威医学院法国学者卡彭蒂耶(Emmanuelle Charpentier)和美国麻省理工学院华裔科学家张锋(Feng Zhang)是该领域公认的领军人物,杜德娜和卡彭蒂耶还因此获得 2020 年诺贝尔化学奖。相对于基因编辑,CRISPR/Cas 用于分子诊断起步较晚,但发展很快。现已根据不同的 Cas 建立了多个检测系统,其基本技术原理是:设计针对待测靶基因的引导 RNA(guide RNA,gRNA),制备 Cas/gRNA 复合物,通过 gRNA 识别扩增的靶基因序列及靶基因原型间隔邻近域序列(PAM)激活 Cas,对反应体系中的荧光报告分子进行特异性顺式剪切或非特异性反式剪切,再通过检测荧光信号对靶基因进行定性或定量分析。目前,基于 CRISPR/Cas 系统的分子检测与诊断平台主要有使用 Cas13a 的 SHERLOCK 系统和 CARMEN 系统、使用 Cas12a 的 HOLMES 系统和 DETECTR 系统、使用 Cas12b 的 HOLMESv2 和 CDetection 系统,以及使用 Cas9 的 NASBACC 系统等,国内在这方面的研究处于国际领先水平。

中国医药生物技术协会生物诊断技术分会追踪世界科技前沿、面向国家重大需求，履行职责使命、积极担当作为，前瞻性地组织领域内的产、学、研、用、管一线专家，历时2年余编写完成了《CRISPR分子诊断技术原理及应用》一书。本书从概念、定义入手，沿着CRISPR分子诊断技术方法应用作系统介绍，内容新颖、逻辑清晰、系统全面、深入浅出，是国内有关CRISPR技术用于分子诊断的首部专著，很值得一读，特推荐给大家。

CRISPR是一种极具发展潜力的基因编辑、基因治疗和分子诊断新技术。希望本书的出版能够激发学术研究机构、体外诊断产业和产品监管部门的关注和讨论，从而进一步推动我国CRISPR分子诊断技术的研究、发展、迭代、优化与转化应用，让新技术造福于人类，为推动国家科技进步、保障人民生命健康做出更大贡献。

戚中田

2024年10月于上海

前言

CRISPR/Cas 技术的创新发展推动生命科学研究进入了划时代的新阶段。CRISPR/Cas 基因编辑技术用于肿瘤和遗传病等难以治愈疾病的治疗,创建了基因治疗新方法。法国科学家卡彭蒂耶和美国科学家杜德娜在 CRISPR/Cas 研究与应用领域做出了杰出贡献,被授予 2020 年诺贝尔化学奖。

CRISPR/Cas 技术在分子诊断领域展现了巨大潜力,是继聚合酶链反应(polymerase chain reaction,PCR)技术之后,备受关注的又一个里程碑,已广泛应用于感染性和非感染性疾病的筛查与诊断。2018 年,*Science* 杂志将 CRISPR/Cas 分子诊断技术称为新一代分子诊断方法。2022 年,*Nature* 杂志将 CRISPR/Cas 分子诊断技术列为当年最值得关注的七项技术之一。

为了适应国际前沿技术发展,积极普及生物诊断新知识、推广新技术,促进产业化快速发展,中国医药生物技术协会生物诊断技术分会在时任主任委员李银太教授的主持下,组织相关专家历经两年多时间编写了《CRISPR 分子诊断技术原理及应用》一书。全书分上、中、下三篇,系统介绍了 CRISPR 分子诊断技术原理、技术方法及在生物诊断领域应用的最新进展。此外还介绍了一种具备核酸内切酶活性的 Argonaute 核酸酶及其在分子诊断中的应用。

本书既注重描述 CRISPR 相关技术基本原理,又比较详细介绍了实验方法及设计理念,并提供了系列分子诊断实例,期望能为读者提供具有参考价值的理论知识和操作指南。由于该前沿技术发展日新月异,新方法和新应用不断涌现,难免挂一漏万,敬请读者谅解。

在此,谨代表中国医药生物技术协会生物诊断技术分会,对所有为本书编辑问世做出贡献的专家和同道表示衷心感谢!

中国医药生物技术协会生物诊断技术分会主任委员

李越希

2024 年 10 月于南京

目录

上篇　CRISPR 分子诊断技术

中篇　CRISPR 分子诊断技术应用

下篇　Argonaute 分子诊断系统

绪论

基因是疾病检测和诊断的重要生物标志物,基因检测开拓了疾病诊断的新领域。以基因为靶标的分子检测技术和方法不断演变,从先前的基因探针、分子杂交技术、核酸内切酶图谱分析、聚合酶链反应(polymerase chain reaction,PCR)、核酸恒温扩增、高通量基因测序到 CRISPR/Cas 等分子检测技术,历经创新与发展,尤其是备受瞩目的 CRISPR/Cas 分子检测技术为疾病诊断和治疗带来了新突破。2018 年,美国 *Science* 杂志称其为新一代分子诊断方法;2020 年,法国卡彭蒂耶博士和美国杜德娜博士因在 CRISPR/Cas 领域的杰出贡献获得诺贝尔化学奖;2022 年,CRISPR/Cas 分子检测技术被 *Nature* 杂志列为本年度最值得关注的技术之一。本书将介绍 CRISPR/Cas 技术的基本原理及在生物检测与疾病诊断中的应用,旨在推动该技术的普及和发展。

一、CRISPR/Cas 系统的发现

细菌和古细菌受到噬菌体等外源因素的威胁,为抵抗外来入侵的病毒或质粒等外源核酸的侵扰,细菌和古细菌进化出多种防御机制,规律间隔成簇短回文重复序列(CRISPR)是其重要的获得性免疫保护系统。

CRISPR 系统防御外来入侵时首先识别外来核酸序列,通过相关蛋白将其捕获并整合至 CRISPR 先导序列下游,形成新的间隔序列。当外来核酸再次入侵时,宿主 CRISPR 系统特异性识别外来核酸序列,激活 CRISPR 系统的 CRISPR 相关蛋白(CRISPR-associated protein,Cas),降解外来核酸序列,达到特异性清除外来核酸、保护宿主的目的。

1987 年,日本大阪大学 Ishino 等在测定大肠埃希菌碱性磷酸酶同工酶基因序列时,首次在该基因的下游发现一组特殊的未知功能的重复序列;2000 年,Mojica 等在许多细菌和古细菌中发现这些简单重复序列(simple sequence repeat, SSR), 并命名为规则的短间隔重复序列(short regularly spaced repeat, SRSR); 2001 年, She 等进一步将其命名为大簇的 20nt 串联重复序列(large cluster of 20-nt tandem repeat sequences, LCTR); 2002 年, 这种串联的间隔重复序列被 Jansen 等命名为规律间隔成簇短回文重复序列(clustered regularly interspaced short palindromic repeat, CRISPR)。2007 年, Barrangou 等通过噬菌体感染实验首次证明 CRISPR 系统是一种原核生物的获得性免疫保护系统, CRISPR 与其附近 cas 基因主要用来抵抗外源遗传物质的入侵, 为细菌提供获得性免疫保护。2012 年, Jinek 等发现, 利用 RNA 引导 Cas9 蛋白可以剪切靶标基因的 DNA 双链, 预言 CRISPR/Cas 系统作为基因编辑技术具有巨大应用潜力。2013 年, Cong 等优化了化脓性链球菌的 CRISPR/Cas9 系统, 成功地对哺乳动物细胞基因进行了编辑, 开启了 CRISPR/Cas 系统在生命科学研究领域的应用。经过多年的发展与改进, 使用 CRISPR/Cas 系统对靶标基因进行基因编辑已经十分简便。近年来在分子检测领域, CRISPR/Cas 系统逐渐成为新一代分子诊断工具, 展现出广阔的应用前景。2023 年, 张锋团队首次在真核生物中找到类似 Cas 的蛋白 Fanzor, 该发现有望应用于分子诊断。

二、CRISPR/Cas 系统的组成与分类

CRISPR/Cas 系统的作用是特异性识别和结合靶标核酸序列, 激活 Cas 并剪切靶标核酸序列, 因此包含能特异性识别和结合靶标核酸序列的 CRISPR 基因座和表达 Cas 蛋白的 cas 基因两部分。其中 CRISPR 基因座主要由三部分组成: 第一部分是前导区(leader), 一般位于 CRISPR 基因座的上游区域, 是 CRISPR 簇的启动子序列, 包含一段 300~500bp 富含 A、T 的序列, 前导区能够启动 CRISPR 序列的转录, 生成非编码的 CRISPR RNA(crRNA); 第二部分为重复序列, 是多个短而高度保守的重复序列, 它们之间被第三部分间隔序列逐一分开, 重复序列区长度为 21~48bp, 包含有 5~7bp 回文序列, 在 crRNA 成熟过程中可以形成发卡结构; 第三部分间隔区则由长度为 26~72bp 的序列组成, 这个区域与外源 DNA 同源, 是细菌识别外源 DNA, 实现自身免疫保护的关键区域。

cas 基因具有复杂的多态性, 形成 cas 基因家族。cas 基因家族负责编码具有聚合酶、解旋酶和核酸酶等活性的 Cas 蛋白。一方面, Cas 蛋白可参与将 crRNA 的前体 pre-crRNA 加工剪切为成熟的 crRNA; 另一方面, 在 crRNA 的引导下, Cas 蛋白特异识别并剪切外源核酸。有趣的是, 部分类型的 Cas 蛋白除了具有顺式剪切(cis cleavage)特定靶标核酸序列的活性外, 还可以非特异性剪切非配对的核酸序列, 比如荧光标记的报告分子, 行使反式剪切(trans cleavage)的功能, 释放荧光信号。前者主要用于特异性基因编辑和基因治疗, 后者主要用于分子诊断。

2019 年, Makarova 等根据效应蛋白不同将 CRISPR/Cas 系统中的 Cas 蛋白分为 2 类, 包括 6 个型和 33 个亚型。1 类主要包括 Ⅰ、Ⅲ、Ⅳ型, 共 16 个亚型; 2 类主要包括 Ⅱ、Ⅴ、Ⅵ型, 共 17 个亚型。在 2 类中, Ⅱ型 CRISPR/Cas 系统的代表基因为 cas9。Ⅴ 型 CRISPR/Cas 系统的标志性基因为 cas12, 其种类最为丰富, 目前已确定有多达 11 种亚型(Cas12a~Cas12k

蛋白）。Ⅵ型 CRISPR/Cas 系统的代表性基因为 *cas13*，目前已发现 4 种亚型（Cas13a~Cas13d 蛋白）。Cas 蛋白的分类及工作原理将在第一章详细介绍。

三、CRISPR/Cas 系统在分子诊断中的应用

CRISPR 分子诊断技术的基本原理是根据 CRISPR/Cas 系统的特性，设计与待检测的靶标核酸序列互补配对的 crRNA，两者结合后激活系统中的 Cas 蛋白，进而反式剪切系统中的报告分子，释放检测信号，用于分子诊断。

2016 年 5 月，著名合成生物学家 Collins 在 *Cell* 杂志发文，首次利用 CRISPR/Cas9 技术建立了寨卡病毒（Zika virus，ZIKV）检测方法，可以精准区分不同亚型的 ZIKV。2016 年 6 月，张锋团队在 *Science* 杂志发文阐述了 Cas13a 的功能和作用机制，发现 Cas13a 与 Cas9 不同，Cas13a 在 crRNA 引导下除可特异性识别剪切靶标单链 RNA 外，还具有非特异性内切酶活性，可以反式剪切任意单链 RNA，这是 CRISPR/Cas 系统作为分子诊断工具的基础。2016 年 9 月，杜德娜团队在 *Nature* 杂志发表论文，验证了 Cas13a 的双重剪切活性并将其用于核酸检测。

2017 年 4 月，张锋团队在 *Science* 杂志发表论文，第一次系统介绍了 CRISPR/Cas 在分子诊断中的应用。他们将重组酶聚合酶恒温扩增（recombinase polymerase amplification，RPA）与 CRISPR/Cas13a 系统结合，建立了 SHERLOCK 技术（specific high sensitivity enzymatic reporter unlocking）。2018 年 2 月，杜德娜团队在 *Science* 杂志发表论文，他们发现 Cas12a 被激活后也可以非特异性剪切、降解单链 DNA，并以此建立了另一个基于 CRISPR/Cas12a 的分子诊断技术，即 DETECTR 技术（DNA endonuclease-targeted CRISPR trans reporter）。同一时期，我国王金团队在 *Cell Discovery* 杂志发表了基于 CRISPR/Cas12a 的分子诊断技术，通过 PCR 对靶标扩增后，再用 CRISPR/Cas12a 系统进行检测，该技术被称为 HOLMES（one-hour low-cost multipurpose highly efficient system）。他们进而用嗜热的 Cas12b 与环介导恒温扩增（loop mediated isothermal amplification，LAMP）相结合，建立了升级版的 HOLMESv2 技术。

同样在 2018 年 2 月，张锋团队通过对 SHERLOCK 进行改进升级，在原始反应体系中引入辅助性 CRISPR 相关酶 Csm6，使其检测灵敏度提高 100 倍。此外，根据 Cas 的剪切偏好引入 4 种来自不同种属细菌的 Cas 和标记不同荧光的报告分子，可实现对多重靶标的同时剪切，实现了多重、定量和可视化检测，命名为 SHERLOCKv2。此外还对 SHERLOCK 的前处理方法进行了改良，发明了 HUDSON 技术（heating unextracted diagnostic samples to obliterate nucleases），该方法不经核酸提取纯化，仅需对临床样本进行核酸酶灭活和加热等快速处理，即可用于后续 SHERLOCK 反应。HUDSON 与 SHERLOCK 技术结合，在 2h 内便可肉眼观测到寨卡病毒和登革热病毒的检测及分型结果。

2018 年 9 月，喻学锋团队在 *Nature Communications* 杂志报道了基于 CRISPR/Cas9 驱动切刻内切酶介导的 CRISDA 技术（CRISPR/Cas9-triggered nicking endonuclease mediated strand displacement amplification method），采用链置换扩增技术和 His-X-His（HNH）结构域失活的 *Cas9* 剪切打开靶 DNA 的一条链，再用引物启动链置换扩增反应，最后使用肽核酸探针进行检测，该方法在复杂背景干扰下仍具有高特异性和高灵敏度。

2019 年新型冠状病毒感染暴发流行，基于 CRISPR/Cas 技术的诊断方法和相关研究快速发展。2020 年 5 月 7 日，新型冠状病毒 CRISPR 检测试剂盒获得美国食品药品管理局（Food and Drug Administration，FDA）紧急使用授权，这是美国 FDA 首次授权使用基于 CRISPR 技术的新型冠状病毒检测试剂。2020 年 11 月 30 日，中国国家药品监督管理局批准了基于 CRISPR 免疫层析法检测新型冠状病毒的核酸检测试剂盒，标志着国内 CRISPR/Cas 诊断技术进入产业化应用。

与传统核酸扩增方法结合，CRISPR 分子诊断技术进一步提升了灵敏度和特异性，且使用更加便捷，可模块化组装，成本低，适合现场快速检测以及在医生诊所、基层医疗机构和不发达地区使用，可用于感染性疾病病原体检测和分型以及与基因突变相关的遗传性疾病、肿瘤个性化诊治、耐药基因筛查等，在生物医学、农业、畜牧业、环境监测等方面都有良好的应用前景。

四、CRISPR 分子诊断技术的研究热点及发展方向

1. 从自然界筛选具备新的生物学活性和功能的 Cas 蛋白，比如耐高温、更高活性、能识别特异性报告分子序列。近年来从不同生物体分离纯化获得了多种新的 Cas 蛋白，拓展了 CRISPR/Cas 系统在分子检测和诊断领域的应用前景，尤其是核酸多重检测。

2. 利用基因工程技术对已有的 Cas 蛋白进行突变、修饰，提升 Cas 蛋白酶的活性，优化和完善 CRISPR/Cas 分子检测方法。

3. 发展免核酸扩增的 CRISPR/Cas 检测系统，降低检测成本，实现该技术现场快速检测。

4. CRISPR/Cas 系统在蛋白、多肽以及小分子检测中的应用，进一步拓展该技术的应用领域，使之成为新一代可检测多种生物标志物的体外检测与诊断技术。

5. 发展基于 CRISPR/Cas 系统的生物体内实时检测技术。采用慢病毒载体或者脂质体传送技术可以将 CRISPR/Cas 系统导入细胞内，建立活体实时检测方法，值得探索。

本书介绍了 CRISPR 检测技术的研发和应用进展。具备核酸内切酶活性的生物蛋白还很多，它们在分子检测和诊断方面展现了较好的应用前景。此外，还介绍了 Argonaute 酶的生物学特性和作用机制以及基于 Argonaute 酶开发的体外分子检测方法，旨在引起大家的关注和兴趣。

（唐时幸　白东亭　李银太）

参 考 文 献

［1］ MAKAROVA K S,WOLF Y I,KOONIN E V. Comparative genomics of defense systems in archaea and bacteria［J］. Nucleic Acids Res,2013,41（8）:4360-4377.

［2］ 胡丽,陈实. 细菌 CRISPR-Cas 系统的研究进展［J］. 微生物学报,2017,57（11）:1643-1652.

［3］ HELER R,MARRAFFINI L A,BIKARD D. Adapting to new threats:the generation of memory by CRISPR-Cas immune systems［J］. Mol Microbiol,2014,93（1）:1-9.

［4］ ISHINO Y,SHINAGAWA H,MAKINO K,et al. Nucleotide sequence of the iap gene,responsible for alkaline phosphatase isozyme conversion in *Escherichia coli*,and identification of the gene product［J］. J Bacteriol, 1987,169（12）:5429-5433.

［5］ MOJICA F J,DÍEZ-VILLASEÑOR C,SORIA E,et al. Biological significance of a family of regularly spaced repeats in the genomes of archaea,bacteria and mitochondria［J］. Mol Microbiol,2000,36（1）:244-246.

［6］ SHE Q,SINGH R K,CONFALONIERI F,et al. The complete genome of the crenarchaeon *Sulfolobus solfataricus* P2［J］. Proc Natl Acad Sci U S A,2001,98（14）:7835-7840.

［7］ JANSEN R,VAD EMBDEN J D,GAASTRA W,et al. Identification of genes that are associated with DNA repeats in prokaryotes［J］. Mol Microbiol,2002,43（6）:1565-1575.

［8］ JANSEN R,VAN EMBDEN J D,GAASTRA W,et al. Identification of a novel family of sequence repeats among prokaryotes［J］. OMICS,2002,6（1）:23-33.

［9］ MARRAFFINI L A,SONTHEIMER E J. CRISPR interference limits horizontal gene transfer in *staphylococci* by targeting DNA［J］. Science,2008,322（5909）:1843-1845.

［10］ BARRANGOU R,FREMAUX C,DEVEAU H,et al. CRISPR provides acquired resistance against viruses in prokaryotes［J］. Science,2007,315（5819）:1709-1712.

［11］ JINEK M,CHYLINSKI K,FONFARA I,et al. A programmable dual-RNA-guided DNA endonuclease in adaptive bacterial immunity［J］. Science,2012,337（6096）:816-821.

［12］ CONG L,RAN F A,COX D,et al. Multiplex genome engineering using CRISPR/Cas systems［J］. Science, 2013,339（6121）:819-823.

［13］ MAKAROVA K S,WOLF Y I,IRANZO J,et al. Evolutionary classification of CRISPR-Cas systems:a burst of class 2 and derived variants［J］. Nat Rev Microbiol,2020,18（2）:67-83.

［14］ ZETSCHE B,GOOTENBERG J S,ABUDAYYEH O O,et al. Cpf1 is a single RNA-guided endonuclease of a class 2 CRISPR-Cas system［J］. Cell,2015,163（3）:759-771.

［15］ SHMAKOV S,ABUDAYYEH O O,MAKAROVA K S,et al. Discovery and functional characterization of diverse class 2 CRISPR-Cas systems［J］. Mol Cell,2015,60（3）:385-397.

［16］ PARDEE K,GREEN A A,TAKAHASHI M K,et al. Rapid,low-cost detection of Zika virus using programmable biomolecular components［J］. Cell,2016,165（5）:1255-1266.

［17］ ABUDAYYEH O O,GOOTENBERG J S,KONERMANN S,et al. C2c2 is a single-component programmable RNA-guided RNA-targeting CRISPR effector［J］. Science,2016,353（6299）:aaf5573.

［18］ EAST-SELETSKY A,O'CONNELL M R,KNIGHT S C,et al. Two distinct RNase activities of CRISPR-C2c2 enable guide-RNA processing and RNA detection［J］. Nature,2016,538（7624）:270-273.

［19］ GOOTENBERG J S,ABUDAYYEH O O,LEE J W,et al. Nucleic acid detection with CRISPR-Cas13a/C2c2［J］. Science,2017,356（6336）:438-442.

［20］ CHEN J S,MA E,HARRINGTON L B,et al. CRISPR-Cas12a target binding unleashes indiscriminate single-stranded DNase activity［J］. Science,2018,360（6387）:436-439.

［21］GOOTENBERG J S,ABUDAYYEH O O,KELLNER M J,et al. Multiplexed and portable nucleic acid detection platform with Cas13,Cas12a,and Csm6［J］. Science,2018,360（6387）:439-444.

［22］MYHRVOLD C,FREIJE C A,GOOTENBERG J S,et al. Field-deployable viral diagnostics using CRISPR-Cas13［J］. Science,2018,360（6387）:444-448.

［23］LI S Y,CHENG Q X,WANG J M,et al. CRISPR-Cas12a-assisted nucleic acid detection［J］. Cell Discov, 2018,4:20.

［24］LI L,LI S,WU N,et al. HOLMESv2:A CRISPR-Cas12b-assisted platform for nucleic acid detection and DNA methylation quantitation［J］. ACS Synth Biol,2019,8（10）:2228-2237.

［25］ZHOU W,HU L,YING L,et al. A CRISPR-Cas9-triggered strand displacement amplification method for ultrasensitive DNA detection［J］. Nat Commun,2018,9（1）:5012.

［26］HARRINGTON L B,BURSTEIN D,CHEN J S,et al. Programmed DNA destruction by miniature CRISPR-Cas14 enzymes［J］. Science,2018,362（6416）:839-842.

［27］QUAN J,LANGELIER C,KUCHTA A,et al. FLASH:a next-generation CRISPR diagnostic for multiplexed detection of antimicrobial resistance sequences［J］. Nucleic Acids Res,2019,47（14）:e83.

［28］BROUGHTON J P,DENG X,YU G,et al. CRISPR-Cas12-based detection of SARS-CoV-2［J］. Nat Biotechnol,2020,38（7）:870-874.

［29］王金. CRISPR 核酸检测技术:开启下一代分子诊断的大门[J]. 前沿科学,2019（3）:19-23.

［30］SAITO M,XU P,FAURE G,et al. Fanzor is a eukaryotic programmable RNA-guided endonuclease［J］. Nature,2023,620（7974）:660-668.

上篇

CRISPR 分子诊断技术

第一章　CRISPR/Cas 蛋白作用原理与应用

　　CRISPR/Cas 系统是细菌和古菌进化出的一种免疫系统,用于抵御外源噬菌体、质粒和转座子的入侵。CRISPR/Cas 系统对外源核酸分子的特异性识别是基于 crRNA 分子与外源核酸分子的碱基互补配对原理,其过程如下:①当病毒或质粒侵入宿主细胞后,Cas1-Cas2 复合物将外源核酸分子以短片段的形式整合到宿主自身的 CRISPR 位点,形成了 CRISPR 间隔序列区域;②CRISPR 区域被转录形成 crRNA 的前体 pre-crRNA,具有核酸内切酶活性的 Cas 蛋白或其他核糖核酸酶(RNase)将 pre-crRNA 剪切为含有重复序列和间隔序列的成熟 crRNA。随后,crRNA 与 CRISPR/Cas 效应蛋白形成核糖核蛋白复合体(ribonucleoprotein complex,RNP);③该复合物通过 crRNA 与靶标分子的碱基互补配对捕获入侵的外源核酸分子,同时激活 CRISPR/Cas 的核酸酶活性并将外源核酸分子清除。

　　CRISPR 系统已经被广泛应用于科学研究、基因治疗、动植物遗传育种和分子诊断等领域,并引发了这些领域的革命性变化。本章主要介绍 CRISPR 系统中 Cas 蛋白工作原理及其在分子诊断中的重要应用。

第一节　CRISPR/Cas 蛋白分类与功能

　　依据系统成员的进化关系,CRISPR/Cas 系统可分为 2 类、6 个型和 33 个亚型。1 类 CRISPR/Cas 系统包含 I、III 和 IV 三个型,常见于细菌和古菌(包括超嗜热菌)。该类系统对靶标分子的识别和剪切过程需要多个 Cas 蛋白与 crRNA 的协同作用才能完成。大约 90% 的 CRISPR/Cas 系统属于 1 类,另外 10% 的 CRISPR/Cas 系统则属于 2 类,包含 II、V 和 VI 三个型。2 类 CRISPR/Cas 系统的典型特征是其效应 Cas 蛋白含有多功能的亚基,单体能够与 crRNA 形成复合物并完成靶标核酸分子剪切过程。由于结构简单且性能高效,2 类 CRISPR/Cas 系统广泛用于基因编辑和核酸检测,主要包含 Cas9、Cas12 和 Cas13 蛋白等。

一、1 类 CRISPR/Cas 蛋白

1 类 CRISPR/Cas 的典型特征为多个 Cas 蛋白亚基和一个 crRNA 分子构成一个效应复合物,其中 pre-crRNA 的加工通常需要 Cas6 的参与,加工产物含有 5′ 端重复序列标签、间隔序列区域和 3′ 端茎环发夹结构。在Ⅰ型和Ⅳ型系统中 crRNA 的 3′ 端发夹结构被保留,而在Ⅲ型系统中 crRNA 的 3′ 端被宿主核酸酶剪切形成不同长度的产物,产物长度与效应复合物中 Cas7 亚基个数相关。

Ⅰ型 CRISPR/Cas 系统包含Ⅰ-A-E、Ⅰ-F1、Ⅰ-F2、Ⅰ-F3、Ⅰ-G1 等 9 个亚型,它们的效应物为抗病毒防御的 CRISPR 相关复合物(CRISPR-associated complex for antiviral defense,Cascade),由 Cas 蛋白多聚体与 crRNA 构成一个海马状结构,通常包含一个大型亚基 Cas8,其尾部即 crRNA 5′ 端有一个 Cas5 蛋白,Cas7 亚基沿着 crRNA 的间隔序列区域组装成螺旋丝状骨架,一个由 Cas11 亚基组装的丝状结构结合在骨架中部,骨架头部即 crRNA 3′ 端被 Cas6 亚基覆盖,所涉及的 Cas5、Cas6 和 Cas7 是同源蛋白。

Ⅰ型 CRISPR/Cas 系统执行功能的第一步是 Cascade 识别原型间隔邻近域序列(protospacer adjacent motif,PAM)。PAM 的长度一般为 2~5 个碱基,紧邻 crRNA 互补区域。PAM 识别完成后,Cascade 开始识别和解旋潜在的靶标 DNA,crRNA 与双链靶标 DNA 的靶标链(target strand,TS)配对形成双链,同时非靶标链(nontarget strand,NTS)被置换为游离状态,招募 Cas3 蛋白。Cas3 兼具 SF2 解旋酶和 HD 核酸酶的活性,能够剪切靶标 DNA。

Ⅲ型 CRISPR/Cas 系统的效应物是一个庞大复杂的蠕虫状复合物,由多个亚基与 crRNA 构成,其中Ⅲ-A/D/E/E 亚型为 Csm(Cas subtype Mtube)复合物,Ⅲ-B/C 亚型为 Cmr(Cas module RAMP)复合物。Ⅲ型复合物中也包含一个大型亚基 Cas10,在复合物中的位置与 Cas8 相似,但是它们的氨基酸序列和作用机制完全不同。另外,在Ⅲ型复合物中没有 Cas6 亚基,结合在 crRNA 3′ 端的亚基和 Cas7 类似的 Csm5(Ⅲ-A 亚型)或者 Cmr1 和 Cmr6(Ⅲ-B 亚型)。Csm5 能够招募并激活多核苷酸磷酸化酶,启动对 crRNA 3′ 端的修剪。Ⅲ型 Csm/Cmr 复合物本身具有脱氧核糖核酸酶(DNase)和 RNase 活性,也能够合成环寡聚腺苷酸(cOA),而且 cOA 也能激活其 RNase 活性。Cas10 参与 Csm6 和 Csx1 非特异性 RNase 的激活过程,当Ⅲ型 CRISPR/Cas 系统识别到靶标位点后,Cas10 的聚合酶活性被激活,催化 cOA 合成;Csm6 与 cOA 结合后其 RNA 酶活性被激活,剪切靶标 RNA 和附近其他的 RNA 分子。

Ⅳ型 CRISPR/Cas 系统中有三个亚型(Ⅳ-A~Ⅳ-C),其复合物含有一个独特的大型亚基 Csf1。Csf1 和 Cas5、Cas6 和 Cas7 同源,其亚基组装过程和结构模式尚不清楚。Csf4 是 DinG 家族解旋酶,在Ⅳ型 CRISPR/Cas 系统抵御入侵质粒的过程中发挥了重要作用,但作用机制还不清楚。

总之，1 类 CRISPR/Cas 系统具有多种酶活性，包括剪切单链或双链 DNA 和合成 cOA 等，利用这些特征可以在基因组或转录组水平控制细胞的特性。

二、2 类 CRISPR/Cas 蛋白

（一）II 型 CRISPR/Cas9 系统

II 型 CRISPR/Cas 系统是 I 型系统与转座子编码的核酸酶重组后的产物，其效应蛋白是 Cas9。根据附属蛋白的种类，II 型系统被分为三个亚型，分别为 II-A（附属蛋白 Csn）、II-B（附属蛋白 Cas4）和 II-C（无附属蛋白）。II 型 CRISPR/Cas 系统对 crRNA 和反式激活 CRISPR RNA（trans-activating CRISPR RNA，tracrRNA）的加工依赖于宿主的 RNase III，成熟的 tracrRNA 与 crRNA 以碱基互补的方式形成二聚体结构，引导 Cas9 剪切靶标 DNA，并生成平末端双链 DNA 产物。在基因编辑技术中，一般采用由 tracrRNA 的 5′ 端和 crRNA 的 3′ 端连接而成的融合体引导 RNA（single-guide RNA，sgRNA）来代替。

II-A 亚型 Cas 蛋白的代表酿脓链球菌 Cas 9（*Streptococcus pyogenes* Cas9，SpCas9）蛋白的结构和功能最为清楚，也是基因编辑领域应用最多的 Cas 蛋白。Cas9 对靶标 dsDNA 的剪切活性依赖位于靶标 dsDNA 3′ 端的 PAM 序列，其中 SpCas9 识别的 PAM 序列为 5′-NGG-3′。

Cas9 为二叶结构，由识别（recognition，REC）和核酸酶（nuclease，NUC）双叶构成，REC 叶包含的结构域有桥螺旋（bridge helix，BH）、REC1 和 REC2 等，NUC 叶包含的结构域有 RuvC、HNH 和 PAM 交互作用区（PAM-interacting，PI）等。REC 裂片参与识别 gRNA 和靶标 DNA，BH 的几个保守精氨酸残基与 gRNA 的种子区域错配超敏感区域结合，Cas9 的靶标 DNA 种子区域位于 PAM 近端位置。Cas9 的 PI 结构域识别的 PAM 序列含 G，由于 PI 结构域中负责识别 PAM 的位点保守性较差，导致不同 Cas9 同源蛋白的 PAM 并不完全相同，例如，金黄色葡萄球菌（*Staphylococcus aureus*）Cas9 识别的 PAM 序列为 5′-NNGRRT-3′，与 SpCas9 不同。

（二）V 型 CRISPR/Cas12 系统

V 型 CRISPR/Cas12 系统的 Cas 蛋白来源于 IS605 转座子家族编码的 TnpB 蛋白，包含 V-A~V-I、V-K、V-N 和 CRISPR/Cas12j 等亚型（表 1-1），其中研究比较多的 V 型 Cas 蛋白有 Cas12a（也称 Cpf1，V-A）、Cas12b（也称 C2c1，V-B）和 Cas12f（也称 Cas14，V-F）。基于 Cas12 的生物技术已经在基因编辑、转录调控和分子诊断等领域获得了广泛应用。

表 1-1　V 型 CRISPR/Cas 系统效应蛋白的特性

亚型	效应蛋白	长度/aa	PAM/PFS	tracrRNA/scoutRNA	pre-crRNA 加工	顺式剪切底物	反式剪切底物
V-A	Cas12a	1 200~1 500	5′ 富含 T	无	有	dsDNA、ssDNA	ssDNA
V-B	Cas12b	≤1 300	5′ 富含 T	tracrRNA	无	dsDNA、ssDNA	ssDNA

亚型	效应蛋白	长度/aa	PAM/PFS	tracrRNA/scoutRNA	pre-crRNA加工	顺式剪切底物	反式剪切底物
V-C	Cas12c	1 200~1 300	TG/TN	scoutRNA	有	dsDNA、ssDNA	ssDNA
V-D	Cas12d	≤1 200	TA/TG	scoutRNA	不确定	dsDNA、ssDNA	ssDNA
V-E	Cas12e	≤1 000	TTCN	tracrRNA	不确定	dsDNA	ssDNA
V-F	Cas12f	400~700	5′ 富含 T/C	tracrRNA	无	ssDNA、dsDNA	ssDNA
V-G	Cas12g	≤700	无	tracrRNA	无	ssRNA	ssRNA、ssDNA
V-H	Cas12h	≤900	RTR	无	无	dsDNA、ssDNA	ssDNA
V-I	Cas12i	≤1 100	TTN	无	有	dsDNA、ssDNA	ssDNA
V-K	Cas12k	≤650	GTN	tracrRNA	无	dsDNA	No
V-N	Cas12n	400~700	AAN	tracrRNA	有	dsDNA、ssDNA	ssRNA
CasΦ	Cas12j	≤750	TBN	无	有	dsDNA、ssDNA	ssDNA
V-A2	Cas12a2	≤1 230	5′ 富含 A/PFS	无	有	ssRNA	ssDNA、dsDNA、ssRNA

PAM:原型间隔邻近域序列;PFS:间隔区侧翼序列;tracrRNA:反式激活 CRISPR RNA;scoutRNA:短的互补未翻译 RNA;pre-crRNA:crRNA 前体;dsDNA:双链 DNA;ssDNA:单链 DNA;ssRNA:单链 RNA。

1. Cas12a 蛋白 Cas12a 是第一个被鉴定的V型 Cas 蛋白,属于V-A 亚型,也是目前研究最清楚的V型 CRISPR/Cas12 系统,由 crRNA 引导并独立发挥作用。Cas12a 的 pre-crRNA 加工由 Cas12a 蛋白单独完成,获得 42~44nt 的成熟 crRNA,不需要 RNase Ⅲ 和 tracrRNA 的辅助。

和 Cas9 相同,Cas12a 也是由 REC 和 NUC 两个叶构成。REC 叶包括 REC1 和 REC2 结构域,NUC 叶包含 WED、PI、RuvC、BH 和 Nuc 五个结构域。WED 结构域由三个不连续的部分 WED Ⅰ~Ⅲ组成,其中 WED Ⅲ具有 RNase 活性,负责加工自身的 crRNA。Cas12a 的 RuvC 结构域由三个不连续的部分 RuvC Ⅰ~Ⅲ构成,在其邻近 Nuc 结构的位置有一个核酸内切酶活性位点。

Cas12a 发挥功能时首先与 crRNA 形成 RNP,RNP 先识别 PAM 位点,然后与靶标双链 DNA 形成 R-loop 结构,完成靶标 DNA 的识别过程。在 R-loop 结构中,crRNA 与靶标 dsDNA 的 TS 互补配对形成长度大约为 20nt 的杂交链,同时 NTS 被 crRNA 置换出来,呈游离状态。R-loop 结构形成后,游离出来的 NTS 移位至 RuvC 核酸酶活性位点被其切断,导致 Cas12a-crRNA-靶标 DNA 复合物整体构象变化,使 TS 移位至 Cas12a 核酸酶活性位点附近并被其剪切。Cas12a 对靶标 DNA 的剪切产物带有一段 5nt 的 5′-磷酸化突出末端。当靶标 DNA 的双链完全被剪切后,剪切产物的 PAM 远端片段从复合物中释放出来,PAM 近端片段仍以截断的 R-loop 形式短暂停留在复合物内。Cas12a 对靶标 DNA 的特异性剪切被称为顺式剪切。此外,Cas12a 一旦识别靶标 DNA 并形成三元复合物后,还具有剪切单链 DNA 的非特异剪切活性,也被称为反式剪切活性。

反式剪切活性是 Cas12a 构象变化的结果,依赖参与靶标识别过程的 Lid 结构。当 crRNA-DNA 杂交链还未形成时,该 Lid 结构将催化活性中心所在的裂缝封闭。一旦杂交完成,Lid 结构变为 α 螺旋结构,与杂交链中的 crRNA 接触,极性相互作用的解离使催化口袋被打开。靶标 DNA 被剪切后,PAM 远端的产物片段从复合物中释放出来,残余的 R-loop 结构仍停留在复合物内,维持催化裂缝打开状态,溶液中的单链 DNA(single-strand DNA,ssDNA)能够进入其内并被无差别剪切,这是 Cas12a 被靶标 DNA 激活后表现出反式剪切活性的分子机制。

Cas12a 识别的 PAM 位点一般是 5′ 端富含 T 的序列,如 LbCas12a 和 AsCas12a 识别的 PAM 位点为 5′-TTTN-3′,FnCas12a 识别的 PAM 则是 5′-TTN-3′。除了优先识别 PAM5′-TTTN-3′ 外,Cas12a 还可识别含 C 的 PAM,与 PAM 非严谨结合是通过 LbCas12a 构象变化的灵活性来实现的。

2. Cas12b 蛋白　Cas12b 属于 V-B 亚型,是由双 RNA 引导的 DNA 内切核酸酶。与 Cas9 类似,Cas12b 对靶标的识别和剪切依赖于 crRNA 与 tracrRNA 的联合作用或两者融合获得的 sgRNA。在结构上,Cas12b 和 Cas12a 非常相似,都没有 HNH 结构域,只有 RuvC 结构域。其次,Cas12b 识别的 PAM 也富含 T,且远离酶切位点,位于原间隔序列(protospacer)的 5′ 端。

与 Cas12a 不同的是,Cas12b 没有独立的 PI 结构域,但是靶标序列中 PAM 在 Cas12b 蛋白三级结构中的位置与 Cas12a 相似。Cas12b 可能是通过 REC1 和 WED 之间宽沟表面的正电荷来完成对 PAM 的识别和结合,以此弥补没有 PI 结构域的缺陷。Cas12b 对靶标 DNA 的剪切方式与 Cas12a 相似,其中,TS 和 NTS 相继被 RuvC 结构域剪切,生成 5′ 端带有 7nt 突出黏性末端的 dsDNA 产物。此外,Cas12b 和 Cas12a 类似,也具有 ssDNA 的反式剪切活性。不同的是,Cas12b 具有热稳定性,更适用于温度较高的反应体系。

3. Cas12f 蛋白　目前已鉴定出的 Cas12f(旧称 Cas14a)几乎全部来源于共生古菌 DPANN 超门,含 400~700 个氨基酸,是高度紧凑的 RNA 引导的 DNA 内切酶。Cas12f 在 crRNA-tracrRNA 复合物或者 sgRNA 的引导下形成针对靶标 DNA 的特异性剪切活性。因为其结构很小,最初 Cas12f 被认为不能结合和剪切靶标 dsDNA,只能剪切 ssDNA,且不依赖于 PAM。然而,最近发现部分 Cas12f 蛋白也可以特异剪切靶标 dsDNA,且依赖于富含 T 或 C 的 5′-PAM 位点。和 Cas12 家族的其他大部分蛋白类似,Cas12f 在结合靶标 DNA 后,也会被激发出针对 ssDNA 的反式剪切活性,因此也可被应用于靶标核酸检测。

4. 其他亚型 Cas12 蛋白　除了上述 V 型效应蛋白外,近来还发现了许多其他亚型的 Cas12 蛋白,包括 Cas12c、Cas12d、Cas12e、Cas12h、Cas12i、Cas12j、Cas12k、Cas12n 和 Cas12a2,详见表 1-1。其中,除 Cas12k 外,其余 Cas12 家族蛋白都已被检测出反式剪切活性,理论上都可以被用于构建 CRISPR 分子诊断体系。与 Cas12a 类似,大部分 Cas12 家族蛋白可以在引导 RNA 的引导下特异识别并剪切靶标单链及靶标双链 DNA,并被激发出 ssDNA 反式剪切活性。但 Cas12 部分亚型则有完全不同的特性,如 Cas12e 和 Cas12k 只能识别 dsDNA 靶标,而 Cas12g 和 Cas12a2 仅识别 ssRNA 靶标。在反式剪切活性方面, Cas12g 能够同时反式剪切 ssDNA 和 ssRNA 序列,Cas12n 仅能反式剪切 ssRNA,而 Cas12a2 则能同时反式剪切 ssDNA、dsDNA 和 ssRNA 序列。一方面,绝大部分 Cas12 家族的蛋白都 具有核酸反式剪切活性,说明 Cas12 家族蛋白有一定的保守性;另一方面,不同亚型 Cas12 蛋白展现了不同的反式剪切活性和靶标识别的特异性,体现了 Cas12 家族各亚型蛋白之 间的多样性,为 CRISPR 诊断体系提供了更多的选择,有助于构建更加复杂的 CRISPR 诊 断系统。

(三) Ⅵ型 CRISPR/Cas13 系统

根据系统进化史,Ⅵ型 CRISPR/Cas 系统目前分为四个亚型(A~D),其中Ⅵ-A、Ⅵ-B 和 Ⅵ-D 三个亚型效应蛋白 Cas13a、Cas13b 和 Cas13d 的功能较为清楚(表 1-2)。目前所有被 鉴定出来的 Cas13 蛋白都有 crRNA 引导的 RNase 活性,它们具有两个明显且独立的催化 活性中心,一个负责 pre-crRNA 加工,另一个含有两个典型的高真核和原核生物核苷结合 (higher eukaryotes and prokaryotes nucleotide-binding, HEPN) 结构域,负责靶标 ssRNA 的剪 切。Cas13 蛋白除了对与 crRNA 间隔序列互补的靶标 ssRNA 具有特异性的顺式剪切活性 外,还对体系中其他 ssRNA 具有非特异性反式剪切活性,也被广泛应用于核酸检测。

表 1-2　Ⅵ型 CRISPR/Cas 系统效应蛋白的特性

	效应蛋白	长度/aa	PFS	pre-crRNA 加工	反式剪切活性
Ⅵ-A	Cas13a	>1 000	有	有	有
Ⅵ-B	Cas13b	1 100~1 200	无	有	有
	Cas13bt	775~804	—	—	仅 Cas13bt3 蛋白有
Ⅵ-C	Cas13c	1 300~1 400	—	有	有
	Cas13ct	>1 000	—	—	—
Ⅵ-D	Cas13d	930	无	有	有

PFS:原间隔区侧翼序列;crRNA:CRISPR RNA;—:未见报道。

1. Cas13a 蛋白　Ⅵ-A 亚型系统具有无组织化和多样化的明显特征,正向重复序列长 度是 35~39bp,其效应蛋白 Cas13a 的长度大于 1 000aa。Cas13a 与其他 Cas 蛋白的序列不同, 也是目前研究最为清楚的Ⅵ型效应蛋白。和其他 2 类 Cas 蛋白相似,Cas13a 的二级结构 以 α-螺旋为主,由二叶结构组成,分别为 REC 和 NUC。REC 叶被进一步细分为 N-末端结 构域(N-terminal domain, NTD)和 Helical-1 两个结构域,且两个结构域之间有一个裂缝,负 责结合 crRNA 的正向重复序列(direct repeat, DR)形成的茎环结构。NUC 叶上有 HEPN- 1、Helical-2、HEPN-2 和 Helical-3 四个结构域。HEPN-1 又被 Helical-2 分隔为 HEPN-1 Ⅰ和 HEPN-1 Ⅱ两个亚结构域。HEPN 核酸酶位点位于 HEPN-1 和 HEPN-2 之间的凹槽表面,是由两个 R-X$_{4-6}$-H 基序构成,负责剪切靶标 RNA。

根据 Cas13a 反式剪切的偏好性和异源 crRNA 在功能上的可交换性等特征,Cas13a 蛋白又可被分为 U 剪切亚族和 A 剪切亚族。其中,来自沙氏纤毛菌的 LshCas13a 和来自口腔纤毛菌的 LbuCas13a 属于 U 剪切亚族;而来自毛螺旋菌的 LbaCas13a 则属于 A 剪切亚族。

大部分 Cas13a 蛋白具有加工 pre-crRNA 的功能,其催化口袋位于 Helical-1。A 剪切亚族和 U 剪切亚族对 pre-crRNA 剪切的具体方式不同,crRNA 的 5′ 侧翼(尤其是剪切位点附近的核苷酸)序列也不同。研究表明,pre-crRNA 的加工并不是其 ssRNA 反式剪切的前提条件。

Ⅵ-A 亚型成熟 crRNA 的 DR 形成一个茎环结构,其 3′ 端有一个双核苷酸突出和一段单链侧翼,在 5′ 端也有一段单链侧翼。不同亚族 crRNA 在这些位置的序列、长度和构象都不同,而 Cas 蛋白通过 DR 序列和结构来区分,因此 crRNA 在 Cas13a 的两个亚族之间往往不能互换。

靶标 RNA 与 crRNA 种子区域结合后,crRNA 间隔序列与靶标 RNA 的杂交链开始延伸,导致 crRNA 和 Cas13a 的构象变化,最终激活 HEPN 的核酸酶活性。

Cas13a 具有不同程度的原间隔区侧翼序列(protospacer flanking sequence,PFS)偏好性,例如,LshCas13a 蛋白对 3′-非 G 核苷酸具有严格的偏好。相比之下,LwaCas13a 的 PFS 则不同,受 3′-G 核苷酸的影响非常微弱,而 LbuCas13a 则未被检测到有任何 PFS 偏好性。

2. Cas13b 蛋白　Cas13b 长度为 1 100~1 200aa,是Ⅵ-B 亚型系统的效应蛋白。Cas13b 具有 PFS 偏好,分别为 5′-非 C 核苷酸和 3′-NAN(或者 3′-NNA)。Cas13b 的剪切位点具有嘧啶碱基限制性,尤其偏好尿嘧啶。来自动物溃疡伯杰氏菌的 BzCas13b 属于Ⅵ-B1 亚型,而来自颊普雷沃菌的 PbuCas13b 则属于Ⅵ-B2 亚型。Cas13b-crRNA 二元复合物并不是二叶结构,它的结构域组序明显有别于其他Ⅵ型效应蛋白。

Cas13b 具有 pre-crRNA 加工功能,剪切位点位于 pre-crRNA 的 DR 双链 3′ 端下游的第一个任何类型的核苷酸。Cas13b 的 crRNA 的重复区域具有保守的长度(36nt)、序列和结构,其 DR 位于间隔序列的 3′ 端,这与 Cas13a 和 Cas13d 的 crRNA 相反。Cas13b 的 crRNA 立体结构呈 L 形,其中,36nt 重复区域形成一个扭曲发夹环结构,与间隔序列的走向近似垂直,重复区域的主体部分和间隔序列的 3′ 部分隐藏在 Cas13b 的内部。间隔序列的第一个核苷酸对 BzCas13b 和 PbuCas13b 都很重要,因为该核苷酸的位置是影响间隔序列的走向以及与 DR 相对位置的关键因素,决定了 Cas13b 与靶标 RNA 的结合效率。另外,PbuCas13b 识别靶标 RNA 的精准性很高,间隔序列任何位置的随机错配都是不可以的,尤其间隔序列中间部位的单碱基错配足以导致核酸酶无法行使剪切活性。

Csx27、Csx28 是 Cas13b 的附属蛋白,Cas13b 的活性受二者之一调控。这两个附属蛋白大小约为 200aa,至少有一个跨膜螺旋结构。Csx27 存在于部分Ⅵ-B1 亚型系统,对所在系统介导的剪切反应具有抑制作用,而 Csx28 几乎存在于所有的Ⅵ-B2 亚型,对所在系统介导的剪切反应具有增强作用。

3. Cas13d 蛋白 Cas13d 长度大约为 930aa,虽然其三级结构和 Cas13a 非常相似,但是除了两个 HEPN 结构域外,一级结构与其他Ⅵ型效应蛋白完全不同,仅与 Cas13a 有较弱的同源关系。Cas13d 的 crRNA 重复区域位于 5′ 端,具有非常保守的长度(30nt)和二级结构,其茎环结构的茎部长度为 8~10nt,环部富含 A、U,3′ 端有一个 5′-AAAAC-3′ 序列。

Cas13d 能够加工 pre-crRNA,其位于 HEPN-2 结构域的保守氨基酸在 pre-crRNA 加工过程中起关键作用。Cas13d 对靶标 RNA 的剪切活性依赖 Mg^{2+},酶活性中心位于 HEPN 二分体结构。虽然二价金属离子不是 pre-crRNA 加工所必需,但是它能够提高 Cas13d 与 crRNA 的亲和力,特别是当 Cas13d 和 crRNA 的比例较低时,二价金属离子可以提高 pre-crRNA 加工效率。

与靶标 RNA 结合后,间隔序列不再与 Cas13d 结合,而是与靶标 RNA 形成 A 型双螺旋,被包裹在由 HEPN1、Helical-1 和 Helical-2 组成的裂缝中。同时,Cas13d 与 crRNA 和靶标 RNA 的磷酸骨架之间形成新的相互作用。在二元复合物到三元复合物的转变过程中,Cas13d 发生了较大的构象变化,使靶标 RNA 进入带正电的中央沟,HEPN1 和 HEPN2 的催化氨基酸残基互相靠近,形成一个向外的活性中心,启动对靶标 RNA 的特异性顺式剪切和对其他 ssRNA 的非特异性反式剪切。Cas13d 无 PFS 偏好,但是偏好具有 U 的靶标 RNA 序列,反应温度为 24~41℃,反式剪切活性的激活完全依赖靶标 RNA。

此外,还发现了超级紧凑的 Cas13b 和 Cas13c 亚型蛋白,分别命名为 Cas13bt 和 Cas13ct,其中 Cas13bt 蛋白的大小仅为 775~804aa,适合于通过腺相关病毒(AAV)包装递送基因。另外,Cas13bt3 蛋白(即 Cas13X.1)也具有反式剪切活性,因此也可被用于构建 CRISPR 诊断体系。随着研究的逐步深入,会有越来越多的 Cas 蛋白被发掘和鉴定,并将被应用到基因编辑和核酸检测等领域,开发出各种高效精准的编辑和检测工具。

第二节　CRISPR 分子诊断技术应用

一、CRISPR 分子诊断技术工作原理

除拥有针对靶标核酸特异的顺式剪切活性外,某些类型的 Cas 蛋白在与靶标核酸结合后还可被激发出针对非配对核酸(主要是单链核酸)的非特异反式剪切活性。其中,Ⅴ型 Cas12 蛋白特异识别靶标 DNA,并反式剪切体系中的 ssDNA 序列;而Ⅵ型 Cas13 蛋白则特异识别靶标 RNA,并反式剪切 ssRNA 序列。典型的 CRISPR 分子诊断体系含有特定的 Cas 蛋白、针对靶标核酸序列设计的 crRNA、人工合成的单链 DNA 或 RNA 报告分子以及反应缓冲体系。CRISPR 诊断报告分子是一段短的 ssDNA 或 ssRNA 序列,通常在其一端标有荧光基团,另一端则标有荧光淬灭基团。当靶标序列存在时,Cas 蛋白在 crRNA 的引导下与靶标序列特异结合,并在形成三元复合物后被激发出反式剪切活性,剪切报告分子,使得荧光基团与荧光淬灭基团分离,进而释放出可被检测的荧光信号。反之,当靶标

序列不存在时,Cas 蛋白则不被激活,无法剪切报告分子,体系也不会释放荧光信号。

除荧光标记外,报告分子还可以采用其他形式的标记,并与侧向流层析(lateral flow assay,LFA)、可视化显色或电化学检测等方法结合,让检测更加简便和灵敏。当与 LFA 技术结合时,报告分子的两端常标记羧基荧光素(carboxyfluorescein,FAM)或异硫氰酸荧光素(fluorescein isothiocyanate,FITC)和生物素(biotin)等分子。利用 FAM 抗体和对生物素有高亲和力的链霉亲和素(streptavidin,SAV)在硝酸纤维素膜(NC 膜)上划线,包括测试线(T 线)和控制线(C 线),可特异捕获 FAM(或 FITC)和生物素标记的报告分子。在 CRISPR 诊断体系中,反应产物被滴加到样品垫上,依次流经结合垫、硝酸纤维素膜上的测试线和控制线、吸收垫,并在硝酸纤维素膜上的控制线和测试线处进行显色。以控制线包被 SAV,测试线包被抗 FAM 抗体为例(也可反过来包被),当靶标核酸不存在时,Cas12 或 Cas13 蛋白不能被激发出反式剪切活性,单链 DNA 报告分子保持完整。完整的报告分子在流经控制线时,由于其一端有生物素标记,便会被控制线中包被的 SAV 结合并固定在控制线处;此时,报告分子另一端标记的 FAM 基团则会特异结合来自结合垫中的 FAM 抗体标记的金标颗粒,并在控制线处显色。反之,大量靶标核酸存在时,报告分子被完全切碎,当反应产物流经硝酸纤维素膜时,控制线只能结合标记生物素的碎片核酸,而被切碎的另一端核酸则不会被固定,并继续向前层析。由于另一端标有 FAM 基团,且会结合 FAM 抗体标记的金标颗粒,因此会在测试线处被抗 FAM 抗体所捕获并在测试线处显色。当靶标核酸的浓度不高时,会导致只有部分报告分子被反式剪切,并会导致控制线和测试线都显色。因此,不仅可以通过 LFA 方法来便捷地判读检测结果的阴性或阳性,还可以根据测试线和控制线的强弱比例来定量分析靶标核酸的量。值得注意的是,LFA 方法虽然比较简单、快捷,也不依赖仪器设备,但在使用时有一些关键点要注意。例如,在 CRISPR 诊断反应体系中,靶标核酸的扩增产物经过 Cas 蛋白的顺式剪切和反式剪切后,部分扩增产物已经被切断,但是不能确保所有的扩增产物都被切断,可能仍然会残留一部分完整的序列,故不能忽视 LFA 方法带来的气溶胶污染风险。因此,在使用 LFA 进行信号检测时,要注意在开放的空间,或在规范的产物分析间,或使用完全密闭的检测装置。不经过核酸预扩增的 CRISPR 诊断体系,包括免扩增核酸直检和非核酸靶标的检测等,则无需担心上述气溶胶污染的风险。另外,由于上述 LFA 标记受原理所限,报告分子数不能超过控制线中包被的有效 SAV 的数量,否则会产生假阳性。因此,在使用不同公司的 LFA 试纸条时,需要按照说明书进行摸索并调整体系中报告分子的使用量,以实现最佳检测效果。当然,LFA 虽然操作简单,检测灵敏度可能不及其他检测方法,如荧光法和电化学方法等,因此,需根据研究目的综合考虑后选择使用。

除通过 LFA 进行可视化显色外,CRISPR 诊断还可以和金标颗粒结合,实现 CRISPR 诊断液体体系的可视化观测,其原理是分散的金标颗粒可让溶液显色,而聚集的金标颗粒则会使溶液澄清。国内周小明团队的开发项目中,在金标颗粒外连接多条 ssDNA,并设计单链核酸链(linker)使不同的金标颗粒上的 DNA 间互补配对,从而形成聚集。当靶标核酸存在时,Cas 蛋白被激活并反式剪切单链核酸链,从而使得金标颗粒外的 DNA 之间无法通过单链核酸链聚集,颗粒处于分散状态,并导致溶液呈现肉眼可见颜色;反之,溶液中金标颗粒则会聚集,从而导致溶液无色。该方法不仅可以定性判读检测,也可以根据溶液颜色的深浅来半定量判断靶标核酸的浓度。此类方法无需在 CRISPR 诊断反应过程中进行开盖操作,因此操作更加简单、安全。

此外,CRISPR 诊断报告分子的标记还可以与电化学检测技术相结合,并通过判读在 CRISPR/Cas 反式剪切单链报告分子前后电信号变化来推断靶标核酸是否存在。比如,使用单链核酸探针将电化学活性物质亚甲基蓝耦联到电极上,由于单链核酸具有导电性,因此可产生较强的电流信号。反之,当靶标核酸存在时,Cas 蛋白的反式剪切活性被激活,单链核酸被切碎,使得活性物质脱离电极,电流信号降低。电化学方法的高灵敏度也可进一步提升 CRISPR 诊断的灵敏度,被用来开发 CRISPR 免扩增核酸检测系统。此外,由于电化学设备在便携性和成本上也具有显著的优势,基于电化学的 CRISPR 诊断也是未来的重要发展方向之一。

除了在信号输出上可有不同路径外,CRISPR/Cas 的反应体系也可以进行不同的组合以实现不同的检测目的。例如,SHERLOCKv2 体系中将 Cas13 不同亚型蛋白和 Cas12a 蛋白组合,通过引导 RNA 引导识别不同的靶标核酸,剪切不同的报告分子,释放不同的荧光信号,进而实现一管多重 CRISPR 检测与诊断。当然,也可将 CRISPR 诊断与微流控系统结合,实现多个 CRISPR 诊断反应之间的物理隔离,在每个反应单元中仍然进行单靶标检测,但是整个体系则可实现多靶标检测。比如,基于 CRISPR 系统的 CARMEN 技术(combinatorial arrayed reactions for multiplexed evaluation of nucleic acids),将 CRISPR/Cas13 和 Cas12f(即 Cas14)联用,可以实现反式剪切信号的级联放大和 CRISPR 免扩增直接检测。国内邢达团队利用 Cas13a 识别靶标 RNA 并反式剪切 Cas13a 的报告分子,产物可以作为 Cas12f 的靶标 DNA,激活 Cas12f 的反式剪切活性,剪切标记有荧光淬灭基团(fluorescence quencher,FQ)的 ssDNA 报告分子,发出可检测的荧光信号。聂舟团队则利用 CRISPR/Cas12a 的反式剪切活性开发了 CONAN(CRISPR/Cas-only amplification network)。在 CONAN 反应中,靶标核酸激活 Cas12a,反式剪切中间体报告分子,并通过剪切产生一条全新 crRNA,进而激活 Cas12a 来剪切更多的中间体报告分子,生成更多的全新 crRNA,形成正反馈信号放大的同时剪切 FQ 标记 ssDNA 报告分子,释放荧光信号。此外,利用微反应体系来提升靶标核酸的相对浓度,可以实现 CRISPR 诊断免扩增直接检测和绝对定量检测。通过提升 CRISPR/Cas 的反式剪切活性来提升 CRISPR 检测的灵敏度和检测效率,包括 Cas 蛋白的改造,同时使用多条 crRNA 和优化反应缓冲体系等。

除了核酸靶标的检测外,CRISPR 体系还可以被用于非核酸靶标的快速检测。通过与适配体、抗体和变构转录因子等联合,利用 CRISPR/Cas 反式剪切活性的信号放大作用,可以实现离子、小分子、多肽和菌体等非核酸靶标的快速检测。通过精密设计,CRISPR 诊断技术还可检测某种特定的酶活性,如蛋白酶活性等,用于肿瘤等疾病的诊断。CRISPR 非核酸靶标的检测原理都是联合某种识别非核酸靶标分子的技术,将非核酸靶标信息转换成 CRISPR 靶标核酸存在与否的信息,进而调控 Cas 的反式剪切活性,便于快速检测。

总之,CRISPR 分子诊断虽然是一个新兴的分子诊断技术,其本身也在不断地改进和完善中,但是与现有分子诊断技术相比,在灵敏度、特异性和便捷性等方面已经展现出显著优势,且已经被逐步应用在病原体检测、遗传病诊断、肿瘤早期筛查和诊断以及农业、环境应用等诸多方面。

二、CRISPR 分子诊断体系

CRISPR 分子诊断系统主要包括基于 Cas12 的分子诊断体系、基于 Cas13 的分子诊断体系以及基于 Cas9 的分子诊断体系等。此外,CRISPR 技术也被用于和其他检测技术联用,形成新的检测方法,为 CRISPR 分子诊断技术的发展和应用奠定了坚实的基础。

(一)Cas12 诊断系统

Cas12 家族多个 Cas 蛋白已被成功应用于分子诊断,包括 Cas12a、Cas12b 和 Cas12f 等。Cas12 分子诊断方法包括国内王金团队命名的 HOLMES 和杜德娜团队命名的 DETECTR。HOLMES 和 DETECTR 的工作原理一样,随后不同团队在 Cas12 反式剪切活性基础上建立了多种检测方法。

HOLMES 检测系统含有 Cas12a 蛋白、针对靶标核酸设计的特定 crRNA、标记的报告分子和反应缓冲液。此外,在实现免扩增核酸直接检测之前,HOLMES 检测体系还包括用于靶标核酸预扩增的 PCR 试剂或者恒温扩增试剂,其中,恒温扩增试剂可以与 CRISPR 反式剪切试剂整合形成一个反应体系,从而实现一步法 CRISPR 检测。而 PCR 反应由于需要高温,只能与 CRISPR 反应分成两步法反应。靶标核酸的扩增产物可以与 Cas12a-crRNA 特异结合并激活 Cas12a 的反式剪切活性,剪切 FQ 标记的报告分子,发出可检测的荧光信号(图 1-1)。HOLMES 的检测限达到阿摩尔级别,可区分靶标核酸的单碱基变异。

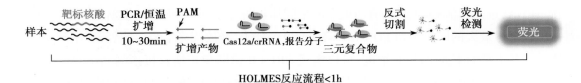

图 1-1 HOLMES 原理流程示意图

首先将样本进行扩增(PCR 或者恒温扩增),也可根据需要,在扩增步骤引进 PAM;针对靶标 DNA 序列设计 crRNA;扩增产物中的潜在靶标 DNA 与 Cas12a-crRNA 形成三元复合物,进而激活 Cas12a 反式剪切活性,将单链 DNA(ssDNA)报告分子切碎,荧光基团和荧光淬灭基团分离,从而释放出可被检测的荧光信号。PCR:聚合酶链反应;PAM:原型间隔邻近域序列;crRNA:CRISPR RNA。

在 HOLMES 体系基础上，王金团队发现了耐高温的 Cas12b 蛋白，将 CRISPR 诊断技术与恒温扩增技术结合，开发了首个"一步法"CRISPR 诊断系统 HOLMESv2。在 HOLMESv2 体系中，靶标核酸经过 LAMP 扩增，激活 Cas12b 的反式剪切活性，启动报告分子剪切和信号释放。该系统结合了 LAMP 的简便性和灵敏性以及 CRISPR 技术的特异性，能够实现靶标核酸的高灵敏度和高特异性检测，且不依赖昂贵的设备和复杂的操作。将扩增和检测置于同一体系中，无需在完成扩增反应后进行开盖移液等操作，HOLMESv2 体系操作更加简便，避免了检测过程中可能产生的气溶胶污染风险。美国麻省理工学院张锋团队在新型冠状病毒感染疫情期间进一步优化了"一步法"Cas12b 检测系统，筛选了更高效的 Cas12b 同源蛋白和反应体系的添加剂等，开发了基于同样原理的 STOPCovid 系统，其检测性能和实时荧光定量聚合酶链反应（real time quantitative polymerase chain reaction，RT-qPCR）相近，且操作更加简便，适合于家用等场景。此外，研究人员还成功开发了基于 RPA 和 Cas12a 的"一管法"检测体系，以及借助于微液滴系统的 Cas12a 免核酸扩增系统。

1. HOLMES 技术平台

（1）体外转录寡聚核苷酸的制备：体外转录合成 LbCas12a crRNA 需要先合成 2 条序列，包括 T7-F 启动子序列和能与 T7-F 启动子序列反向互补配对的 LbCas12a-crRNA-R 靶标序列，T7-F 通用序列为 5′-TAATACGACTCACTATAG-3′，LbCas12a-crRNA-R 序列为 5′-N_{20}ATCTACACTTAGTAGAAATTACTATAGTGAGTCGTATTA-3′，其中 N_{20} 为 LbCas12a crRNA 中与靶标序列反向互补的 20 个碱基，需要根据检测靶标序列进行设计。将上述合成的引物用无核酸酶水稀释至 10μmol/L 备用。

用退火缓冲液配制 T7-F 与 LbCas12a-crRNA-R 引物的退火体系，引物终浓度为 0.5μmol/L。1×退火缓冲液配方为 10mmol/L 三羟甲基氨基甲烷盐酸盐（Tris-HCl）（pH 7.5），50mmol/L NaCl，10mmol/L 乙二胺四乙酸（ethylenediaminetetra-acetic acid，EDTA）。在 PCR 仪上，按照以下程序完成退火，95℃ 2min，然后以每个循环下降 0.2℃并停留 5s 的速度降至 25℃。

（2）crRNA 制备：以上述退火产物为模板，用 T7 RNA 聚合酶进行体外转录。通常可以配制 20μL 反应体系，包含 1×转录反应缓冲液［40mmol/L Tris-HCl（pH 7.9，25℃），6mmol/L $MgCl_2$，1mmol/L 二硫苏糖醇（dithiothreitol，DTT），2mmol/L 亚精胺）］，10mmol/L 核苷三磷酸（nucleoside triphosphate，NTP），100U T7 RNA 聚合酶和 2μL 退火产物。

通常情况，体外转录可以在 37℃ 4~6h 内完成。在转录完成后，向上述体系中直接添加 2U DNase Ⅰ、5μL 10×DNase Ⅰ 缓冲液和 23μL 的无核酸酶水，使总体积为 50μL，将反应体系置于 37℃水浴锅反应 30min 以去除转录 DNA 模板。

最后用磁珠或柱式 RNA 纯化试剂盒，按照说明书推荐的步骤纯化 crRNA，并使用微量紫外可见分光光度计或类似设备进行浓度测定。

化学合成的 crRNA 纯度较高，而酶法制备的 crRNA 则需进行定量检测合格后才能使用。若在未添加靶标核酸的情况下,crRNA 能够激活 Cas12a 反式剪切,则表明 crRNA 中可能残留有未被消化干净的转录模板,需加大 DNase I 用量并延长处理时间。若 crRNA 与 ssDNA 报告分子(或 ssRNA 报告分子)直接混合后便有荧光信号,则表明 crRNA 中有 DNase I(或 RNase)残留,需重新纯化并确保无核酸酶残留后才能使用。

(3)样本核酸提取:HOLMES 体系使用提取的核酸,也兼容直接裂解样本后释放的核酸。值得注意的是,样本核酸释放试剂必须能将体系中核酸酶灭活,防止对后续的 CRISPR 检测环节造成干扰。不同公司提供的核酸释放试剂盒性能不同,需结合所测试的样本类型对其性能进行仔细比较后,选择适合的试剂盒并按说明书推荐的方法操作。

(4)基于反转录聚合酶链反应(reverse transcription polymerase chain reaction,RT-PCR)的靶标核酸预扩增:以检测严重急性呼吸系统综合征冠状病毒 2 型(severe acute respiratory syndrome coronavirus 2,SARS-CoV-2)RNA 病毒为例,在 *ORF1ab* 基因上选择检测靶标序列,并设计引物 ORF1ab-primer-F(5′-TATGTGGAAAGGTTATGGCTGTAG-3′)和 ORF1ab-primer-R(5′-GATTGTGCATCAGCTGACTGAAG-3′),以及 ORF1ab-crRNA(5′-UAAUUUCUACUAAGUGUAGAU<u>UGAUCAACUCCGCGAACCCA</u>-3′)。其中,下划线部分为 ORF1ab-crRNA 与靶标序列互补配对的间隔序列。

配制 *ORF1ab* 基因的 RT-PCR 扩增体系,并按照说明书推荐的程序进行靶标核酸扩增:55℃ 15min 进行反转录,94℃ 2min 灭活逆转录酶;然后进行 40 个循环,94℃ 15s 和 55℃ 45s 扩增。需要注意的是,试剂配制需要在冰盒上进行,并在配制完成后依次加入阴性对照、待检测样本核酸和阳性对照。

(5)HOLMES 检测:将上述 PCR 反应产物加入 HOLMES 体系完成 Cas12a 反式剪切反应。在 PCR 管中配制 HOLMES 反应体系,包括 10×HOLMES 缓冲液 I 2μL,10μmol/L Cas12a 1μL,10μmol/L HOLMES ssDNA 报告分子 1μL,10μmol/L ORF1ab-crRNA 1μL,1~2μL PCR 产物以及无核酸酶水,总体积 20μL。

将待检测的 PCR 管放入荧光定量 PCR 仪中,选择 FAM 荧光通道,37℃检测 10min,每 30s 读取一次荧光信号,并根据荧光信号情况判定检测结果。其中,阴性样本的检测体系只产生背景荧光信号,并且随着反应时间的延长,信号值不会增加;而阳性样本检测体系的荧光信号则随着反应时间的延长不断增强。通常情况下,HOLMES 系统信号值增长的速率与靶标核酸的浓度呈正相关。

2. HOLMESv2 技术平台

(1)体外转录寡聚核苷酸的制备:体外转录合成 AapCas12b sgRNA 需要先合成 2 条序列,包括 AapCas12b-T7-F 序列和能与 AapCas12b-T7-F 序列反向互补配对的 AapCas12b-sgRNA-R 靶标序列,AapCas12b-T7-F 通用序列为 5′-TAATACGACTCACTATAGTCTAGAG GACAGAATTTTTCAACGGGTGTGCCAATGGCCACTTTCCAGGTGGCAAAGCCCGTTGAGC TT-3′,AapCas12b-sgRNA-R 序列为 5′-N$_{20}$GUGCCACUUCUCAGAUUUGAGAAGCUCAACGG GCUUUGC-3′,其中 N$_{20}$ 为 20 个碱基长度的 AapCas12b sgRNA 的间隔序列,引导 Cas12b 特

异识别和结合靶标序列,需要根据检测靶标序列进行设计。将上述合成的引物用无核酸酶水稀释至 10μmol/L 备用。

(2)退火、延伸反应:使用 2×Taq PCR Mix 进行 AapCas12b-T7-F 和 AapCas12b-sgRNA-R 引物退火、延伸反应体系的配制,其中引物终浓度为 0.5μmol/L。在 PCR 仪上,按照以下程序完成退火、延伸反应,首先 95℃ 2min 预变性,然后 95℃ 15s、55℃ 15s、72℃ 10s 共 5 个循环。

(3)sgRNA 制备:以上述退火、延伸反应产物为模板,用 T7 RNA 聚合酶进行体外转录。通常可以配制 20μL 反应体系,包含 1× 转录反应缓冲液〔40mmol/L Tris-HCl(pH 7.9,25℃),6mmol/L MgCl$_2$,1mmol/L DTT,2mmol/L 亚精胺〕,10mmol/L NTP,100U T7 RNA 聚合酶和 2μL 退火、延伸反应产物。

体外转录可以在 37℃ 条件下 4~6h 内完成。在转录完成后,向上述体系中直接添加 2U DNase I,10×DNase I 缓冲液 5μL 和无核酸酶水 23μL,使总体积为 50μL。将反应体系置于 37℃ 水浴锅反应 30min 以去除转录 DNA 模板。

最后用磁珠或柱式 RNA 纯化试剂盒,按照说明书推荐的步骤纯化 sgRNA,并使用微量紫外可见分光光度计或类似设备进行浓度测定。

(4)HOLMESv2 一管法核酸检测:HOLMESv2 核酸检测系统结合了 LAMP 恒温核酸扩增技术与 Cas12b 特异性核酸检测技术,同时具备了两者的优点,具有检测快速、操作便捷、提升恒温扩增体系的特异性等。下面以检测无乳链球菌(*Streptococcus agalactiae*)又称 B 族链球菌(group B *Streptococcus*,GBS)为例,介绍 HOLMESv2 一管法核酸检测体系。

首先以 GBS *cfb* 基因为检测靶标设计 GBS LAMP 引物和 sgRNA,其中 LAMP 引物包含 6 条序列,分别为 GBS-F3(5′-AGAAGCCTTAACAGATGTGA-3′)、GBS-B3(5′-TCAGTTGGTTTTAAATCAGGA-3′)、GBS-FIP(5′-TCCCAAATCCCATATCAATATTTGCAGCAATCACTTTTTCAACTCA-3′)、GBS-BIP(5′-ATTCGCATTTTAGATCCATTTGCTACYTTTTGTTCTAATGCCTT-3′)、GBS-LF(5′-TGACTAACCTTATTTGYTAAATG-3′)和 GBS-LB(5′-ATTAAAGCTCAAGTTAACGATG-3′)。

GBS sgRNA 序列为 5′-GUCUAGAGGACAGAAUUUUUCAACGGGUGUGCCAAUGGCCACUUUCCAGGUGGCAAAGCCCGUUGAGCUUCUCAAAUCUGAGAAGUGGCACAAGCUCAAGUUAACGAUGUA-3′,其中下划线部分为 AapCas12b sgRNA 的间隔序列。

(5)GBS HOLMESv2 一管法反应体系的配制:包括 10× 恒温扩增缓冲液 2.5μL、10mmol/L 脱氧核糖核苷三磷酸(deoxyribonucleoside triphospahte,dNTP)mix 2.5μL、100mmol/L MgSO$_4$ 2μL、10×GBS LAMP 引物 2.5μL、10μmol/L AapCas12b 1.25μL、10μmol/L GBS sgRNA 1.25μL、10μmol/L HOLMES ssDNA 报告分子(FAM)1.25μL、8 000U/mL Bst DNA 聚合酶 1μL、样本核酸 5μL 以及无核酸酶水,总反应体系为 25μL。

信号读取:选择荧光定量 PCR 仪的 FAM 荧光通道,60℃ 检测 45min,每隔 1min 读取一次荧光信号。根据检测的荧光信号情况判定检测结果的阴性或阳性。其中,阴性样本的检测体系只产生背景荧光信号,而阳性样本检测体系则会出现明显的荧光扩增曲线。通常情况下,HOLMESv2 系统荧光扩增曲线的出峰时间与靶标核酸浓度具有一定的正相关性。

(二) Cas13 诊断系统

SHERLOCK 是首个基于 Cas13 的反式剪切活性(或旁路剪切活性)开发的靶标核酸快速检测方法。Cas13 在引导 RNA 的引导下,特异识别靶标 RNA 分子,激发反式剪切活性,对体系中的非靶标 RNA 分子进行非特异性剪切。当体系中加入 RNA 报告分子后,激活的 Cas13 对 RNA 报告分子进行反式剪切,通过检测 RNA 报告分子剪切情况来推断靶标 RNA 分子的存在(图 1-2)。与 HOLMES 类似,在后续的研究中开发了多种与 SHERLOCK 类似的检测方法。

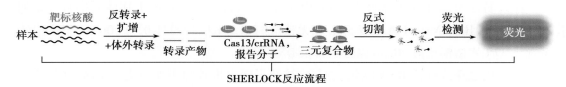

图 1-2 SHERLOCK 分子检测原理图

RNA 或 DNA 分别经过逆转录重组酶聚合酶恒温扩增(RT-RPA)或重组酶聚合酶恒温扩增(RPA),扩增产物的检测体系中含有 T7 RNA 聚合酶、Cas13、针对靶标核酸分子的 crRNA 和 RNA 报告分子,潜在靶标核酸分子能够激活 Cas13 的反式剪切活性,RNA 报告分子被切断后释放出荧光信号。

SHERLOCK 方法也包括样品核酸提取、核酸扩增和 CRISPR 靶标核酸检测三个环节。SHERLOCK 与 HOLMES 类似,既能检测 DNA 靶标序列,也能检测 RNA 靶标序列。不同的是,在 SHERLOCK 方法中,扩增产物需再经过一步体外转录过程产生 Cas13 可识别的 RNA 模板,进而激活 Cas13 的反式剪切活性,剪切 ssRNA 报告分子,释放可被检测的信号。与 HOLMES 相比,SHERLOCK 的检测流程多了体外转录步骤,因此体系更复杂,时间更长;同时,SHERLOCK 使用的 ssRNA 报告分子比 HOLMES 体系中使用的 ssDNA 报告分子成本更高,也相对不稳定。但由于增加了体外转录使核酸模板增加,检测灵敏度理论上比 HOLMES 略高。

在 SHERLOCK 方法的基础上,张锋团队开发了 SHERLOCKv2,整合了多个 Cas13 蛋白和 AsCas12a 蛋白,实现了一管多重检测。同时,为了进一步提升检测灵敏度,SHERLOCKv2 还首次引入了 Csm6 蛋白。该酶是Ⅲ型 CRISPR/Cas 系统的辅助效应核酸酶,可被 Cas13 的反式剪切产物激活,进一步剪切核酸报告分子,放大了检测信号。

1. SHERLOCK 技术平台

(1)体外转录寡聚核苷酸的制备:体外转录合成 LwaCas13a crRNA 需要先合成 2 条序列,包括 LwaCas13a-T7-F 序列和与 LwaCas13a-T7-F 序列反向互补配对的 crRNA-R 靶标序列,T7-F 通用序列为 5′-TAATACGACTCACTATAG-3′,LwaCas13a-crRNA-R 序列为 5′-N$_{28}$G TTTTAGTCCCCTTCGTTTTTGGGGTAGTCTAAATCTATAGTGAGTCGTATTA-3′,其中 N$_{28}$ 为

28 个碱基长度的 LwaCas13a crRNA 的间隔序列,引导 LwaCas13a 特异识别靶标序列,需要根据检测靶标序列进行设计。将上述合成的引物用无核酸酶水稀释至 10μmol/L 备用。

(2)退火:用退火缓冲液配制 LwaCas13a-T7-F 与 LwaCas13a-crRNA-R 引物的退火体系,其中引物终浓度为 0.5μmol/L,1× 退火缓冲液配方为 10mmol/L Tris(pH 7.5,25℃),50mmol/L NaCl,10mmol/L EDTA。在 PCR 仪上,按照以下程序完成退火,95℃ 2min,然后以每个循环下降 0.2℃并停留 5s 的速度降至 25℃。

(3)crRNA 制备:以上述退火产物为模板,用 T7 RNA 聚合酶进行体外转录。通常可以配制 20μL 反应体系,包含 1× 转录反应缓冲液[40mmol/L Tris-HCl(pH 7.9,25℃),6mmol/L MgCl$_2$,1mmol/L DTT,2mmol/L 亚精胺],10mmol/L NTP,和 100U T7 RNA 聚合酶和 2μL 退火产物。

通常情况下,体外转录可以在 37℃条件下 4~6h 内完成。转录完成后,向上述体系中直接添加 2U DNase Ⅰ,10×DNase Ⅰ 缓冲液 5μL 和无核酸酶水 23μL,总体积为 50μL。将反应体系置于 37℃水浴锅反应 30min 以去除转录 DNA 模板。

最后用磁珠或柱式 RNA 纯化试剂盒,按照说明书推荐的步骤纯化 sgRNA,并使用微量紫外可见分光光度计或类似设备进行浓度测定。

2. 样本核酸提取 只要样本核酸中的核酸酶被灭活,不管是提取纯化的样本核酸,还是粗提取样本核酸都可与 SHERLOCK 检测体系相兼容。

3. 基于 RPA 的样本核酸扩增 下面以检测 SARS-CoV-2 为例,所用 *N* gene RPA 引物序列如下:

SC2-N-F:5′-GAAATT<u>AATACGACTCACTATAGGG</u>TGCTGCTCTTGCTTTGCTGCTGCTTGACAG-3′;

SC2-N-R:5′-TCTGCCGAAAGCTTGTGTTACATTGTATGC-3′,下划线部分为 T7 启动子序列。所用 *N* gene crRNA 序列和 FQ-reporter 序列如下:

SC2-N-crRNA:5′-GAUUUAGACUACCCCAAAAACGAAGGGGACUAAAAGCCGAGGCU<u>UCUUAGAAGCCUCAGCAGC</u>-3′,下划线部分为间隔序列。SHERLOCK-FQ-reporter:5′-/6-FAM/rUrUrUrUrU/BHQ1/-3′。按试剂盒说明书配制 RT-RPA 反应体系:使用试剂盒中提供的溶解缓冲液 29.5μL 重悬冻干的 RPA 微球或粉末,然后加入 100U 的逆转录酶、SC2-N 引物(终浓度 480nmol/L)4.8μL、样本核酸 5μL 以及无核酸酶水 7.7μL,最后加入 280mmol/L Mg(OAc)$_2$。

将上述 RT-RPA 反应体系充分混匀,在 39℃水浴中放置 5min,振荡混匀后再离心,最后 39℃反应 20min。待反应结束后,将反应体系放置到冰盒中待后续进行 SHERLOCK 检测。

4. SHERLOCK 检测 配制 SHERLOCK 反应体系,包括 10×Cleavage 缓冲液(400mmol/L Tris pH 7.4)2μL、10μmol/L LwaCas13a 1μL、50U/μL T7 RNA 聚合酶 1μL、40U/μL RNase 抑制剂 0.5μL、10μmol/L SC2-N-crRNA 1μL、10μmol/L SHERLOCK-FQ-reporter

1μL、25mmol/L NTP 1μL、120mmol/L MgCl$_2$ 1μL 和无核酸酶水 9.5μL。将上述试剂振荡混匀后离心,将 RPA 反应产物 2μL 加入 SHERLOCK 反应体系中进行检测。选择荧光定量 PCR 仪的 FAM 荧光通道,37℃检测 10min,每隔 30s 读取一次荧光信号。根据检测的荧光信号情况来判定检测结果的阴性或阳性,SHERLOCK 系统信号值增长的速率与靶标核酸的浓度呈正相关。

(三) 其他 CRISPR 诊断系统

除了 Cas12 和 Cas13 外,Cas9 也可被用于靶标核酸的检测。早在 2016 年,Collins 团队便将 Cas9 与 NASBA(nucleic acid sequence-based amplification)恒温扩增技术结合,利用纸基无细胞 Toehold 传感器系统检测寨卡病毒。由于 Cas9 的高特异性,基于 Cas9 的检测方法通常也可以区分单碱基变异,可用于不同病毒株或微生物耐药检测。此后,研发人员还陆续开放了基于 nCas9 或 dCas9 的核酸检测方法,其原理都是利用 Cas9 蛋白识别靶标序列的高特异性和可编程优点。由于 Cas9 没有反式剪切活性,这类诊断体系都缺乏 HOLMES 和 SHERLOCK 系统的信号放大作用。Cas9 诊断技术的研发和应用总体上相对较少,且都是用于靶标核酸的直接检测。

Cas14 蛋白现已经被归入 Cas12 家族,并被命名为 Cas12f。由于其功能和检测方法与 Cas12a、Cas12b 类似,具体使用方法可参照 HOLMES 方法。近年来,还有一些 Cas 蛋白,包括部分 1 类 Cas 蛋白(如 Cascade/Cas3)都被发现具有反式剪切活性,但目前都还未成为主流检测方法,此处不再赘述。整体上,CRISPR 分子诊断技术的研发与应用刚刚起步,有待持续研发与完善。

(王 金 李梦哲 郭会芬 韩绪春 彭亚丹)

参 考 文 献

[1] MAKAROVA K S,WOLF Y I,IRANZO J,et al. Evolutionary classification of CRISPR-Cas systems:a burst of class 2 and derived variants[J]. Nat Rev Microbiol,2020,18(2):67-83.

[2] LI P,WANG L,YANG J,et al. Applications of the CRISPR-Cas system for infectious disease diagnostics[J]. Expert Rev Mol Diagn,2021,21(7):723-732.

[3] KAMINSKI M M,ABUDAYYEH O O,GOOTENBERG J S,et al. CRISPR-based diagnostics[J]. Nat Biomed Eng,2021,5(7):643-656.

[4] KAZLAUSKIENE M,KOSTIUK G,VENCLOVAS Č,et al. A cyclic oligonucleotide signaling pathway in type Ⅲ CRISPR-Cas systems [J]. Science,2017,357(6351):605-609.

[5] CROWLEY V M,CATCHING A,TAYLOR H N,et al. A type Ⅳ-A CRISPR-Cas system in *Pseudomonas aeruginosa* mediates RNA-guided plasmid interference in vivo[J]. CRISPR J,2019,2(6):434-440.

[6] PANDA G,RAY A. Decrypting the mechanistic basis of CRISPR/Cas9 protein[J]. Prog Biophys Mol Biol,2022,172:60-76.

[7] NISHIMASU H,CONG L,YAN W X,et al. Crystal structure of *Staphylococcus aureus* Cas9[J]. Cell,2015,162(5):1113-1126.

［8］ TONG B,DONG H,CUI Y,et al. The versatile type Ⅴ CRISPR effectors and their application prospects［J］. Front Cell Dev Biol,2020,8：622103.

［9］ PAUSCH P,AL-SHAYEB B,BISOM-RAPP E,et al. CRISPR-CasΦ from huge phages is a hypercompact genome editor［J］. Science,2020,369（6501）：333-337.

［10］ KARVELIS T,BIGELYTE G,YOUNG J K,et al. PAM recognition by miniature CRISPR-Cas12f nucleases triggers programmable double-stranded DNA target cleavage［J］. Nucleic Acids Res,2020,48（9）：5016-5023.

［11］ WÖRLE E,JAKOB L,SCHMIDBAUER A,et al. Decoupling the bridge helix of Cas12a results in a reduced trimming activity,increased mismatch sensitivity and impaired conformational transitions［J］. Nucleic Acids Res,2021,49（9）：5278-5293.

［12］ LI S Y,CHENG Q X,LIU J K,et al. CRISPR-Cas12a has both cis-and trans-cleavage activities on single-stranded DNA［J］. Cell Res,2018,28（4）：491-493.

［13］ ABUDAYYEH O O,GOOTENBERG J S,KONERMANN S,et al. C2c2 is a single-component programmable RNA-guided RNA-targeting CRISPR effector［J］. Science,2016,353（6299）：aaf5573.

［14］ SMARGON A A,COX D B T,PYZOCHA N K,et al. Cas13b is a type Ⅵ-B CRISPR-associated RNA-guided RNase differentially regulated by accessory proteins Csx27 and Csx28［J］. Molecular Cell,2017,65（4）：618-630.

［15］ ZHANG B,YE W,YE Y,et al. Structural insights into Cas13b-guided CRISPR RNA maturation and recognition［J］. Cell Res,2018,28（12）：1198-1201.

［16］ SLAYMAKER I M,MESA P,KELLNER M J,et al. High-resolution structure of Cas13b and biochemical characterization of RNA targeting and cleavage［J］. Cell Rep,2019,26（13）：3741-3751.

［17］ KONERMANN S,LOTFY P,BRIDEAU N J,et al. Transcriptome engineering with RNA-targeting Type Ⅵ-D CRISPR effectors［J］. Cell,2018,173（3）：665-676.

［18］ YAN W X,CHONG S,ZHANG H,et al. Cas13d is a compact RNA-targeting type Ⅵ CRISPR effector positively modulated by a WYL-domain-containing accessory protein［J］. Molecular Cell,2018,70（2）：327-339.

［19］ ZHANG B,YE Y,YE W,et al. Two HEPN domains dictate CRISPR RNA maturation and target cleavage in Cas13d［J］. Nat Commun,2019,10（1）：2544.

［20］ ZHANG C,KONERMANN S,BRIDEAU N J,et al. Structural basis for the RNA-guided ribonuclease activity of CRISPR-Cas13d［J］. Cell,2018,175（1）：212-223.

［21］ YUAN C,TIAN T,SUN J,et al. Universal and naked-eye gene detection platform based on the clustered regularly interspaced short palindromic repeats/Cas12a/13a system［J］. Anal Chem,2020,92（5）：4029-4037.

［22］ DAI Y,SOMOZA R A,WANG L,et al. Exploring the trans-cleavage activity of CRISPR-Cas12a（cpf1）for the development of a universal electrochemical biosensor［J］. Angew Chem Int Ed Engl,2019,58（48）：17399-17405.

［23］ GOOTENBERG J S,ABUDAYYEH O O,KELLNER M J,et al. Multiplexed and portable nucleic acid detection platform with Cas13,Cas12a,and Csm6［J］. Science,2018,360（6387）：439-444.

［24］ ACKERMAN C M,MYHRVOLD C,THAKKU S G,et al. Massively multiplexed nucleic acid detection with Cas13［J］. Nature,2020,582（7811）：277-282.

［25］ SHI K,XIE S,TIAN R,et al. A CRISPR-Cas autocatalysis-driven feedback amplification network for supersensitive DNA diagnostics［J］. Sci Adv,2021,7（5）：eabc7802.

［26］ YUE H,SHU B,TIAN T,et al. Droplet Cas12a assay enables DNA quantification from unamplified samples at the single-molecule level[J]. Nano Lett,2021,21(11):4643-4653.

[27] TIAN T,SHU B,JIANG Y,et al. An ultralocalized Cas13a assay enables universal and nucleic acid amplification-free single-molecule RNA diagnostics[J]. ACS Nano,2021,15(1):1167-1178.

[28] SHINODA H,TAGUCHI Y,NAKAGAWA R,et al. Amplification-free RNA detection with CRISPR-Cas13 [J]. Commun Biol,2021,4(1):476.

[29] YANG J,SONG Y,DENG X,et al. Engineered LwaCas13a with enhanced collateral activity for nucleic acid detection[J]. Nat Chem Biol,2023,19(1):45-54.

[30] ZHANG J,LV H,LI L,et al. Recent improvements in CRISPR-based amplification-free pathogen detection [J]. Front Microbiol,2021,12:751408.

[31] HAO L,ZHAO R T,WELCH N L,et al. CRISPR-Cas-amplified urinary biomarkers for multiplexed and portable cancer diagnostics[J]. Nat Nanotechnol,2023,18(7):798-807.

[32] LI Y,LI S,WANG J,et al. CRISPR/Cas systems towards next-generation biosensing[J]. Trends Biotechnol,2019,37(7):730-743.

[33] LI S Y,CHENG Q X,WANG J M,et al. CRISPR-Cas12a-assisted nucleic acid detection[J]. Cell Discov, 2018,4:20.

[34] LI L,LI S,WU N,et al. HOLMESv2:A CRISPR-Cas12b-assisted platform for nucleic acid detection and DNA methylation quantitation[J]. ACS Synth Biol,2019,8(10):2228-2237.

[35] LEUNG R K K,CHENG Q X,WU Z L,et al. CRISPR-Cas12-based nucleic acids detection systems[J]. Methods,2022,203:276-281.

[36] JOUNG J,LADHA A,SAITO M,et al. Detection of SARS-CoV-2 with SHERLOCK one-pot testing[J]. N Engl J Med,2020,383(15):1492-1494.

[37] DING X,YIN K,LI Z,et al. Ultrasensitive and visual detection of SARS-CoV-2 using all-in-one dual CRISPR-Cas12a assay[J]. Nat Commun,2020,11(1):4711.

[38] KELLNER M J,KOOB J G,GOOTENBERG J S,et al. SHERLOCK:nucleic acid detection with CRISPR nucleases[J]. Nat Protoc,2019,14(10):2986-3012.

[39] PARDEE K,GREEN A A,TAKAHASHI M K,et al. Rapid,low-cost detection of Zika virus using programmable biomolecular components[J]. Cell,2016,165(5):1255-1266.

[40] YOSHIMI K,TAKESHITA K,KODERA N,et al. Dynamic mechanisms of CRISPR interference by *Escherichia coli* CRISPR-Cas3[J]. Nat Commun,2022,13(1):4917.

第二章　CRISPR 技术与核酸现场快速检测

目前,定量聚合酶链反应(quantitative polymerase chain reaction,qPCR)仍然是病原体检测的"金标准",但 qPCR 需要专业人员和复杂仪器设备,检测时间长,往往需要数小时,同时存在检测过程被污染的风险。相较于 qPCR,CRISPR 核酸现场快速检测具有操作方便、节省时间、肉眼可视化读取结果、不受检测场地限制等优点,是一种极具前景的快速检测方法。CRISPR 技术常与恒温扩增、侧向流层析(lateral flow assay,LFA)等联用,通过肉眼、智能手机等方式读取结果。本章重点介绍 CRISPR 现场快速核酸检测技术。

第一节　智能手机 CRISPR 技术

Collins 团队基于 CRISPR 技术设计制作了可检测严重急性呼吸系统综合征冠状病毒 2 型(severe acute respiratory syndrome coronavirus 2,SARS-CoV-2)及其 B.1.1.7、P.1 和 B.1.351 变异株的 miSHERLOCK(minimally instrumented specific high sensitivity enzymatic reporter unlocking)设备。该设备以唾液为检测样本,检测限(limit of detection,LOD)为 1 240 拷贝/mL [95% 置信区间(confidence interval,CI):730~10 000],检测 B.1.1.7(含 N501Y 突变)、P.1(含 Y144 缺失突变)和 B.1.351(含 E484K 突变)变异株的检测限分别为 4.9×10^4 拷贝/mL($95\%CI$:2.1×10^4~8.1×10^4)、1.1×10^3 拷贝/mL($95\%CI$:590~15 000)和 1.2×10^3 拷贝/mL($95\%CI$:660~19 000)。

一、技术原理

如前所述,SHERLOCK 由恒温核酸扩增和 CRISPR 技术两部分组成。SARS-CoV-2 RNA 模板通过逆转录重组酶聚合酶恒温扩增(reverse transcription recombinase polymerase amplification,RT-RPA)技术实现靶基因的快速扩增,激

活 Cas12 并反式剪切荧光报告分子,产生的荧光信号可通过手机应用程序读取。

RPA 是一种依赖重组酶、单链结合蛋白和 DNA 聚合酶的恒温扩增方法,可在常温(37~42℃)下反应。其中重组酶蛋白分别与正向引物和反向引物结合形成两个重组酶-引物复合体,用于识别靶基因并解开双链进行链置换反应。单链结合蛋白附着在置换出的 DNA 单链上,而 DNA 聚合酶用于引物延伸。由于 RPA 能在常温下反应,操作简便,因此常与 CRISPR 技术联用,来检测多种病原体。CRISPR/Cas12a 系统的特异性 CRISPR RNA(crRNA)通过靶向 SARS-CoV-2 刺突蛋白 N-末端结构域(N-terminal domain,NTD)和受体结合域(receptor-binding domain,RBD)上的关键突变(N501Y、Y144 缺失和 E484K 突变)来检测 SARS-CoV-2 变异株。

miSHERLOCK 是结合了 SHERLOCK 技术的一体化检测设备(图 2-1),由样品室(95℃

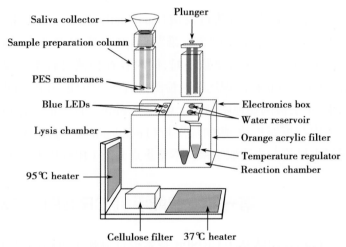

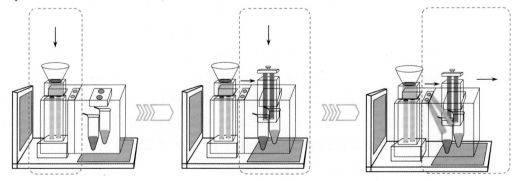

图 2-1　miSHERLOCK 设备原理与操作步骤图

Saliva collector:唾液收集器;Sample preparation column:样品制备柱;Plunger:推杆;PES membranes:聚醚砜膜;Blue LEDs:蓝色 LED 灯;Electronics box:电子盒;Water reservoir:水槽;Lysis chamber:裂解室;Orange acrylic filter:橙色亚克力滤器;Temperature regulator:温度调节器;Reaction chamber:反应室;heater:加热;Cellulose filter:纤维素滤器;Add saliva:添加唾液;Activate and incubate reaction:激活并孵育反应;Read reaction:读取反应结果。

高温裂解区域）和反应室（37℃低温反应区域）两个部分组成，结合手机应用程序，可通过荧光信号判定检测结果。其中，样品室中的聚醚砜（polyethersulfone，PES）膜用于捕获和浓缩靶标RNA，PES膜的直径会影响样品流动速率。样品流速超过1mL/min时，RNA捕获效率会降低。该设备选用直径为4mm、孔径为0.22μm的PES膜，流速为1.5~3.0mL/min。二硫苏糖醇（dithiothreitol，DTT）和乙二醇双（2-氨基乙醚）四乙酸［ethy leneglycol bis（2-aminoethylether）tetraac etic acid，EGTA］用于裂解病毒颗粒并消除由唾液中核酸酶导致的假阳性信号。miSHERLOCK检测设备体积小（长5cm、宽5.5cm、高2cm）、便于携带、无需核酸提取步骤、操作简便，因此适用于现场快速检测SARS-CoV-2。

二、技术方法

（一）SARS-CoV-2基因组分析与RPA引物、引导RNA设计

1. SARS-CoV-2基因组的生物信息学分析 从美国国家生物技术信息中心（National Center for Biotechnology Information，NCBI）下载SARS-CoV-2全基因组序列，用MAFFT进行序列比对。从全球共享流感数据倡议组织（global initiative on sharing all influenza data，GISAID）下载SARS-CoV-2变异株基因组，用MAFFT进行序列比对。

2. 引导RNA（guide RNA，gRNA）和RPA引物的设计 Cas12a gRNA由两部分组成，即与Cas蛋白识别并结合的重复区域（UAAUUUCUACUAAGUGUAGAU）以及决定靶标特异性的间隔区域。每个突变靶点设计了10~21个正向和反向RPA引物。引物长度为25~40nt，总扩增产物长度为100~200bp（表2-1）。

表2-1　报告分子、gRNA和RPA引物序列

名称	序列（5′→3′）
SARS-CoV-2核衣壳蛋白正向引物	CGGCAGTCAAGCCTCTTCTCGTTCCTCATC
SARS-CoV-2核衣壳蛋白反向引物	CAGACATTTTGCTCTCAAGCTGGTTCAATC
N501Y正向引物	GGTGTTGAAGGTTTTAATTGTTACTTTCCTTTACAATC
N501Y反向引物	TTTAGGTCCACAAACAGTTGCTGGTGCATGTAGAAGTT
Y144正向引物	AAGACCCAGTCCCTACTTATTGTTAATAACGC
Y144反向引物	AAAGTGCAATTATTCGCACTAGAATAAACTCTGAACTC
E484K正向引物	CCTTTTGAGAGAGATATTTCAACTGAAATCTAT
E484K反向引物	ACCATATGATTGTAAAGGAAAGTAACAATTAAAAC
人源RNase P正向引物	GGAGACAGCCGCTCACCTTGGCTATTCAGTTG
人源RNase P反向引物	GAAGAAGTTGCTCTCAAAACATTGCAGTGAGATGG
核衣壳蛋白gRNA	UAAUUUCUACUAAGUGUAGAUUUGAACUGUUGCGACUACGU
N501Y gRNA	UAAUUUCUACUAAGUGUAGAUCAACCCACUUAUGGUGUUGG

名称	序列（5′→3′）
Y144 gRNA	UAAUUUCUACUAAGUGUAGAUUGUUUUGUGGUAAACACC
E484K gRNA	UAAUUUCUACUAAGUGUAGAUACACCAUUACAAGGUGUGCU
人源 RNase P gRNA	UAAUUUCUACUAAGUGUAGAUCCAAUUGUACAGGGAAAAUC
ssDNA 报告分子	6-FAM/TTATT/IABkFQ

gRNA：引导 RNA；RPA：重组酶聚合酶恒温扩增；ssDNA：单链 DNA；6-FAM：6-羧基荧光素；IABkFQ：爱荷华黑色荧光淬灭剂。

（二）冻干试剂制备

200nmol/L LbCas12a、400nmol/L gRNA、1×NEBuffer2.1、430nmol/L RPA 引物、逆转录酶（5U/μL）、RNase H（0.05U/μL）、20mmol/L 羟乙基哌嗪乙磺酸［（hydroxyethyl piperazine ethanesulfonic acid，HEPES）（pH 6.8）］、60mmol/L NaCl、5% 聚乙二醇、1μmol/L ssDNA 荧光报告分子（5′,6-FAM/TTATT/3′IABkFQ）和 1 粒 RPA 微球放置在 0.2mL PCR 管中，快速冷冻制备冻干微球，再加入 14mmol/L Mg（OAc）$_2$，快速冷冻 4~6h 后用冻干机冻干。

（三）miSHERLOCK 诊断装置的构建

样品室包括聚酰亚胺加热装置、电源（12V 电池）、过滤器（PES 膜）；反应室包括推杆、LED 灯、聚酰亚胺加热装置、电源（12V 电池）、橙色丙烯酸滤光器、温度控制器。装置的外壳和组件使用 3D 打印机打印。选择黑色树脂打印外壳，以减少读取荧光分析时的反射率。使用激光将橙色丙烯酸片剪切至 2.75cm×2.25cm、2.75cm×3.20cm、2.75cm×4.00cm，以制备双重、三重和四重透射滤光片。用双面胶带将铝箔与储存有 50μL 无核酸酶水的泡罩紧密贴合。将 20 张 WhatmanGB003 等级的凝胶印迹纸装入样品制备区，以吸收过滤后的唾液。通过 1 个 120kΩ 的电阻器，将温度控制为恒定温度 37℃。依赖手机应用程序，连续捕获荧光图像并分析结果。

（四）操作步骤

将 4mL 唾液加到样品制备室（每个过滤器 2mL），加入 40μL 1mol/L DTT 和 500mmol/L EGTA，95℃加热 3min。唾液通过重力和毛细管作用流过膜孔尺寸为 0.22μm 的 PES 膜，用于捕获和浓缩靶标 RNA，流过总时间为 3~6min，浓缩纯化的 RNA 会留在 PES 膜上。取出收集器，将 PES 膜转移到反应室内。将 50μL 无核酸酶水释放到 SHERLOCK 冻干粉末中，激活 SHERLOCK 反应，37℃反应 55min 后，使用手机应用程序读取荧光信号，判定检测结果。

该设备能够实现特异性 SARS-CoV-2 及其变异株的现场快速检测（point-of-care testing，POCT），联合 CRISPR 技术、RPA 和智能手机，测试结果可发送到在线数据库。miSHERLOCK 设备的组件能根据需要进行替换，检测不同的病原体。

第二节 基于环介导恒温扩增/侧向流层析的 CRISPR 技术

美国加利福尼亚大学旧金山分校邱华彦团队和 Mammoth Biosciences 公司成功研发出以呼吸道拭子为样本、检测时间短（30~40min）、检测准确度高的 CRISPR/Cas12 侧向流层析试纸条。该试纸条检测 SARS-CoV-2 的灵敏度可达到 95%，特异性为 100%，检测限为 10^4 拷贝/mL。

一、技术原理

以鼻咽或口咽拭子为样本，SARS-CoV-2 的 *E* 和 *N* 基因为靶标，基于逆转录-环介导恒温扩增检测（reverse transcription-loop mediated isothermal amplification，RT-LAMP）技术扩增靶基因。靶向 *N* 基因的 gRNA 对 SARS-CoV-2 具有很强的特异性，而靶向 *E* 基因的 gRNA 能够同时检测 SARS-CoV-2（NC_045512）、蝙蝠严重急性呼吸综合征（severe acute respiratory syndrome，SARS）样冠状病毒（bat-SL-CoVZC45，MG772933）和 SARS-CoV（NC_004718）三种 SARS 冠状病毒株。

当样品中存在靶基因时，crRNA 识别靶基因后诱导 Cas12 剪切 FAM 和生物素标记的报告分子，被剪切的报告分子依次被捕获在试纸条控制线、测试线，且测试线、控制线都显色，结果呈阳性；反之，当样品中不存在靶基因时，完整的报告分子链会被捕获并拦截在控制线，此时只有控制线显色，结果呈阴性（图 2-2）。

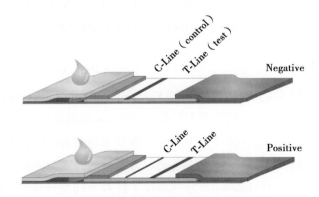

图 2-2　侧向流层析试纸条检测结果示意图
C-Line：C 线；control：对照；T-Line：T 线；test：检测；Negative：阴性；Positive：阳性。

二、技术方法

（一）RT-LAMP 反应

反应体系包括 6.5mmol/L 的 $MgSO_4$ 10μL、0.2μmol/L 的正向外引物 F3 和反向外引物 B3、1.6μmol/L 的正向内引物（forward inner primer，FIP）和反向内引物（backward inner primer，BIP）、0.8μmol/L 的正向环引物（forward loop primer，LF）和反向环引物（backward loop primer，LB）、靶标 RNA 2μL。62℃反应 20~30min。

（二）CRISPR/Cas 反应

CRISPR/Cas 反应体系包括 50nmol/L 毛螺菌科细菌（*Lachnospiraceae bacterium*）Cas12a（LbCas12a）、62.5nmol/L crRNA、1×NEBuffer 2.1，37℃预孵育 10min。crRNA-Cas12a 复合物形成后，加入 500nmol/L 报告分子。

（三）结果读取

扩增子 2μL 与 LbCas12a-crRNA 复合物 18μL 和 1×NEBuffer 2.1 80μL 混合，37℃反应 10min。将 LFA 试纸条放入反应管中，2min 后观察结果。靠近样品垫的单条控制带显色，表示结果为阴性；而远离样品垫的控制带、测试带同时显色，表示结果为阳性。

该方法将 CRISPR/Cas12a 与 LFA、RT-LAMP 技术相结合，能在短时间（30~40min）内得到检测结果。结果可肉眼直接读取，不需要复杂的实验设备，适用于 POCT。

第三节　基于重组酶聚合酶恒温扩增/侧向流层析的 CRISPR 技术

将 CRISPR/Cas13 系统与 RPA、LFA 技术联用，设计出可检测 SARS-CoV-2 变异株的方法，该检测方法被命名为 SHINE v.2。SHINE v.2 以鼻咽拭子为样本，SARS-CoV-2 的 *S* 基因为靶标基因，检测灵敏度为 90.5%，特异性为 100%，检测限为 $2×10^5$ 拷贝/mL。SHINE v.2 操作方便，无需复杂的设备和具有专业知识的操作人员，能满足 POCT 的需求。当样本中扩增子数量高于 $2×10^5$ 拷贝/mL 时，SHINE v.2 与 RT-qPCR 的检测结果一致。

一、技术原理

鼻拭子样本用添加 5% RNase 抑制剂的 FastAmp 裂解液处理，FastAmp 裂解液在室温下具有良好的灭活 SARS-CoV-2 病毒颗粒的能力，RNase 抑制剂能使 RNase 活性降低 85%以上。SHINE v.2 所使用的反应试剂采用冷冻干燥技术保存，冻干保存液中的非还原性二糖（如蔗糖）作为稳定剂，甘露醇等作为膨胀剂。为了检测并区分不同 SARS-CoV-2 变异株（Alpha、Beta、Gamma、Delta 和 Omicron），分别设计了针对不同变异株的 crRNA 和 RPA 引物，使得该方法具有良好的特异性。

SHINE v.2 反应温度为 37℃，无需加热设备，在腋下孵育即可完成扩增过程（图 2-3）。当样品中存在靶基因时，RPA 扩增靶基因，随后 crRNA 识别靶基因并诱导 Cas13a 剪切修饰 FAM 和生物素标记的报告分子，被剪切的报告分子被测试线捕获，结果呈阳性；反之，当样品中不存在靶基因时，完整的报告分子链会被捕获并拦截在控制线，结果呈阴性。

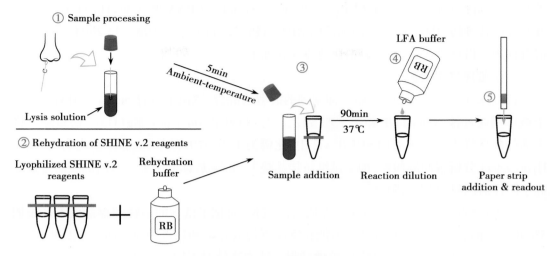

图 2-3　SHINE v.2 操作步骤示意图

Sample processing：样本处理；Lysis solution：裂解液；Rehydration of SHINE v.2 reagents：SHINE v.2 试剂溶解；
Lyophilized SHINE v.2 reagents：SHINE v.2 冻干试剂；Rehydration buffer：溶解液；Ambient Temperature：室温；
Sample addition：加样；Reaction dilution：稀释反应液；LFA buffer：侧向流层析缓冲液；Paper strip：试纸条；
addition & readout：加样和读取。

二、技术方法

（一）crRNA 活性分析

反应体系包括 1× 优化反应缓冲液（20mmol/L HEPES pH 8.0，60mmol/L KCl，3.5% 聚乙二醇-8000），45nmol/L Cas13a，125nmol/L 多聚尿嘧啶核苷酸[（polyuridine nucleotides，polyU），6 个尿嘧啶，修饰 FAM 和荧光淬灭基团]，1U/μL RNase 抑制剂，22.5nmol/L crRNA，14mmol/L Mg（OAc）$_2$。待检测的 RNA 以 1:20 的比例加入每个反应体系中，37℃反应条件下，用酶标仪或 qPCR 仪（激发波长 485nm，发射波长 520nm），每 5min 检测一次。

（二）FastAmp 裂解液抑制 RNase 的能力评估

将通用运输介质（universal transport medium，UTM）保存的唾液样本与 1× 裂解试剂和体积分数 1%、2% 或 5% 小鼠 RNase 抑制剂混合。将 100mmol/L 三（2-羧乙基）膦[tris（2-carbonylethyl）phosphorus，TCEP]、1mmol/L 乙二胺四乙酸（ethylenediaminetetra-acetic acid，EDTA）、0.8U/μL 小鼠 RNase 抑制剂添加到鼻液/UTM 混合物或混合唾液样本中，40℃孵育 5min，作为阳性对照。使用 PBS 代替 TCEP、EDTA 和小鼠 RNase 抑制剂，作为无处理对照。将所有处理过的产物与 400mmol/L RNase Alert v2 底物 1:1 混合，25℃孵育，同时使用微孔板检测仪测荧光（激发波长 485nm，发射波长 520nm），每 5min 检测一次。

（三）冻干实验

反应体系包括 1× 优化冻干缓冲液（20mmol/L HEPES pH 8.0、质量浓度 5% 蔗糖和

150mmol/L 甘露醇），45nmol/L Cas13a，1μmol/L 生物素与 FAM 标记的报告分子，2nmol/L 核糖核苷三磷酸（NTP），1U/μL 鼠 RNase 抑制剂，1U/μL T7 RNA 聚合酶，1U/μL RNase H，2U/μL 逆转录酶，180nmol/L 正向和反向 RPA 引物，22.5nmol/L crRNA。每 20μL 上述反应混合物为一份反应体系，在液氮中快速冷冻并冻干。

（四）临床样本检测

将临床样本与含有 5% RNase 抑制剂的裂解液混合，室温下孵育 5min。SHINE v.2 冻干微球用缓冲液［60mmol/L KCl，3.5% 聚乙二醇-8000 和 14mmol/L Mg（OAc）$_2$］重悬。将失活的临床样本加入重悬的 SHINE v.2 中，比例为 1:9，37℃孵育 90min。反应物用 80μL HybriDetect 分析缓冲液稀释，加至试纸条样品垫上，5min 后读取结果。当测试线信号强度高于阴性对照时，判别为阳性。

冻干检测试剂无需冷链运输且保质时间更长，简化了试剂的运输和存储成本。添加 5% RNase 抑制剂的 FastAmp 裂解液能在室温下使 RNase 和病毒颗粒失活。SHINE v.2 无需加热设备，在腋下孵育即可完成扩增过程。该方法针对不同变异株分别设计 RPA 引物和 crRNA，能检测并区分不同 SARS-CoV-2 突变体，具有良好的特异性。

第四节　可穿戴的 CRISPR 诊断装备

呼吸道飞沫和气溶胶是 SARS-CoV-2 传播的主要途径，感染 SARS-CoV-2 的患者每分钟呼出的病毒 RNA 可达 10^3~10^5 拷贝。Collins 团队设计了基于 CRISPR 技术的可穿戴冷冻干燥无细胞系统（wearable freeze-dried cell-free，wFDCF），即口罩传感器。通过呼吸采样技术，能直接检测由于咳嗽、说话或正常呼吸而积累的病毒。该检测设备灵敏度高、特异性强、检测时间短，检测限为 500 拷贝/mL。

一、技术原理

口罩传感器由四个部分组成：储液器、样品收集垫、纸基微流控分析装置（paper-based microfluidic analytical device，μPAD）和 LFA。储液器层用于储存无核酸酶水。大面积样品收集垫可用于收集病毒，采集 30min 后，样品垫上能积累 10^{16}~10^{17} 个拷贝的病毒颗粒。μPAD 又分为三个区域，依次是储存冻干病毒裂解试剂的裂解区、对 SARS-CoV-2 S 基因进行 RT-RPA 的 "RT-RPA" 区和包含 Cas12、crRNA、ssDNA 的 SHERLOCK 区。μPAD 的每个区域用聚乙烯醇分隔开，以延迟反应液流动时间并调节每个反应的孵育时间。最后，依靠 LFA 读出检测结果。四个部分除样品收集垫必须处于口罩内部收集患者口鼻处释放的病毒外，其他部分既可以面向口罩内部也可以面向口罩外部（图 2-4）。

反应体系被制备成能在常温下保存的冻干粉末并装配在口罩内。检测时按下位于储液器前端的传感器激活按钮，释放无核酸酶水，反应液依次流过样品收集垫、μPAD 和 LFA。当样品收集垫中存在病毒颗粒时，无核酸酶水洗脱病毒颗粒并流动到储存有冻干粉

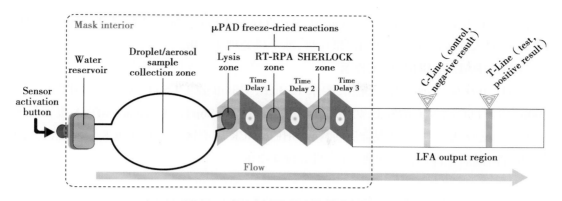

图 2-4 检测 SARS-CoV-2 口罩传感器的组件示意图

Mask interior：口罩内侧；Sensor activation button：传感器激活按钮；Water reservoir：储水室；Droplet/aerosol sample collection zone：微滴/气溶胶样品收集区；μPAD freeze-dried reactions：μPAD 冻干反应；Lysis zone：裂解区；RT-RPA zone：逆转录-重组酶聚合酶扩增区域；SHERLOCK zone：SHERLOCK 区；Time Delay：延时；Flow：流向；C-Line（Control，negative result）：控制线（对照和阴性结果）；T-Line（Test，positive result）：测试线（检测，阳性结果）；LFA output region：LFA 输出区。

末的 μPAD 区，随后 SHERLOCK 区的 6-FAM-（TTATTATT）-生物素 ssDNA 报告分子被激活的 Cas12a 剪切，包被有 FAM 抗体的胶体金被捕获在测试线（标记 FAM 二抗）。反之，完整的 ssDNA 报告分子与胶体金形成的复合物被捕获在测试线。

二、技术方法

（一）口罩传感器的构建与制备

多孔纤维介质（厚度 0.5mm，密度 0.07g/cm³，孔隙率 92%）被激光剪切成面积约 50mm×25mm 的椭圆形，用于吸附病毒颗粒。μPAD 中反应区的色谱纸孔径为 5mm，聚乙烯醇延迟区的色谱纸孔径为 3mm。将每个 μPAD 条带折叠成反应区与聚乙烯醇延迟区相互重叠的手风琴形 μPAD 装置。在聚乙烯醇延迟区的色谱纸上滴加 4μL 聚乙烯醇（10%，平均分子量为 67 000），并在室温下干燥过夜。将裂解缓冲液、RT-RPA 和 SHERLOCK 反应的试剂添加到各自的 μPAD 反应区后冻干。泡罩包装储液器-样品采集区-μPAD-LFA 并被固定在 N95 口罩上。样品采集区位于口罩内部。传感器激活按钮被贴在储液器的外面。按下激活按钮，可以刺穿泡罩上的箔片，以释放无核酸酶水。

（二）μPAD 的裂解区

裂解体系包括 5mmol/L Tris-HCl（pH 7.5），1% TritonX-100，1% NP-40，0.2% CHAPS，100μg/mL 溶菌酶，5% 蔗糖，总体积 15μL。所有试剂混合后转移到 RT-RPA 区，并浸入液氮中冷冻，随后立即用箔纸包裹，冻干机处理 4~24h。

（三）μPAD 的 RT-RPA 区

每个冻干 RPA 颗粒用复溶缓冲液 29.6μL 和引物混合物（10μmol/L RT-RPA-F4、10μmol/L RT-RPA-R4 和 20μmol/L RT-RPA-R3）9.6μL 复溶。加入 RNase 抑制剂 1μL、逆

转录酶 1μL、RNase H 1μL 和 280mmol/L Mg（OAc）$_2$ 2.5μL。所有试剂混合后转移到 RT-RPA 区，浸入液氮冷冻后立即用箔纸包裹，冻干机处理 4~24h。

（四）μPAD 的 SHERLOCK 区

将以下反应试剂混合：无核酸酶水 12.3μL、NEBuffer2.1 1.5μL、0.5mol/L DTT 0.3μL、100μmol/L LbCas12a 0.075μL、40μmol/L S 基因 gRNA 0.26μL。将 1pmol ssDNA 报告分子加入上述反应试剂中，完全混合后转移到 SHERLOCK 反应区。SHERLOCK 反应区浸入液氮中冷冻，随后立即用箔纸包裹，冻干机处理 4~24h。

第五节　CRISPR 分子诊断一体机快检系统

分子诊断一体机涵盖核酸提取、核酸扩增、检测和结果输出等环节。基于 PCR 或恒温扩增原理的分子诊断一体机快检系统已经进入临床应用，如 FilmArray 系列、GeneXpert 系列、ID NOW，国内的 iFIND 系列、AutoSAT 等。CRISPR 分子诊断一体机快检系统的研发与应用受到重视，国外研发了 SmartRanger 一体机，国内 CRISPR 分子诊断一体机 BG-Nova-X8 也获批上市。

一、SmartRanger 一体机

SmartRanger 一体机有特殊的卡盒（图 2-5），集成核酸提取区、扩增区和检测区，并将核酸提取试剂、冻干扩增试剂、冻干 CRISPR 试剂和缓冲液等封装其中，内置的微流控移液装置按可设置程序进行核酸提取、扩增、CRISPR 检测等步骤，同时保证所有核酸产物在密封的卡盒中不会外泄导致气溶胶污染。该卡盒具有 8 个 CRISPR 检测仓，可同时检测 8 种病原体核酸，实现多重检测。

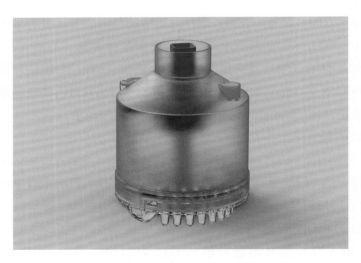

图 2-5　SmartRanger 一体机卡盒展示图

只需将待检测临床样本加入卡盒中,将其转移至 SmartRanger 一体机(图 2-6)进行检测,达到"样本进,结果出"。SmartRanger 一体机分为 A 和 B 两种机型,A 机型为单控温模块,适用于恒温扩增/CRISPR 分子检测技术平台,B 机型为双控温模块,适用于变温扩增/CRISPR 分子检测的技术平台。

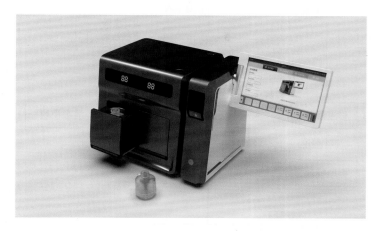

图 2-6　SmartRanger 一体机

二、BG-Nova-X8 一体机

BG-Nova-X8 一体化核酸快速检测系统是一款基于磁珠法核酸提取技术、恒温扩增和 CRISPR 实时荧光检测技术的全自动核酸检测设备。该一体化核酸快速检测系统采用模块化设计,主要由工控模块、扫描模块、移液模块、提取模块、恒温扩增检测模块、紫外消毒模块、空气过滤模块、控制模块、机架、外壳及随机软件组成,如图 2-7 所示。该设备具有 3 个独立运行的检测单元,每个检测单元可检测 1~8 个样本。检测单元可以同时运行或分批运行,一次可检测 24 个样本(图 2-8)。

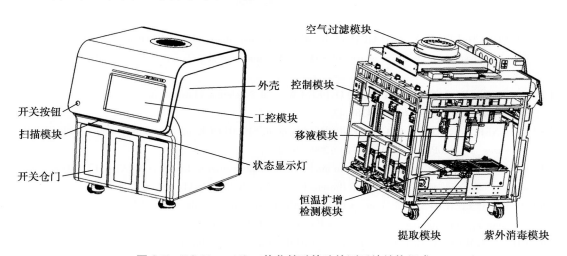

图 2-7　BG-Nova-X8 一体化核酸快速检测系统结构组成

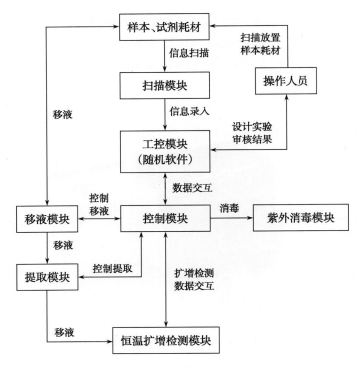

图 2-8　BG-Nova-X8 一体化核酸快速检测系统工作流程原理图

　　近年来,CRISPR 技术被广泛应用于病原体检测,促进了核酸 POCT 的发展。基于 CRISPR 技术的即时检测方法,具有操作方便、节省时间、不受检测场地限制和无需专业操作人员等优点,是一种极具发展前景的核酸检测平台。

（赵百慧　童贻刚　贺育敢　王禹儿　杨璨　周逸）

参 考 文 献

［1］DE PUIG H,LEE R A,NAJJAR D,et al. Minimally instrumented SHERLOCK（miSHERLOCK）for CRISPR-based point-of-care diagnosis of SARS-CoV-2 and emerging variants［J］. Sci Adv,2021,7（32）: eabh2944.

［2］GOOTENBERG J S,ABUDAYYEH O O,LEE J W,et al. Nucleic acid detection with CRISPR-Cas13a/C2c2 ［J］. Science,2017,356（6336）:438-442.

［3］KELLNER M J,KOOB J G,GOOTENBERG J S,et al. SHERLOCK:nucleic acid detection with CRISPR nucleases［J］. Nat Protoc,2019,14（10）:2986-3012.

［4］KANG T,LU J,YU T,et al. Advances in nucleic acid amplification techniques（NAATs）:COVID-19 point-of-care diagnostics as an example［J］. Biosens Bioelectron,2022,206:114109.

［5］HU F,LIU Y,ZHAO S,et al. A one-pot CRISPR/Cas13a-based contamination-free biosensor for low-cost and rapid nucleic acid diagnostics［J］. Biosens Bioelectron,2022,202:113994.

［6］CHEN J S,MA E,HARRINGTON L B,et al. CRISPR-Cas12a target binding unleashes indiscriminate single-stranded DNase activity［J］. Science,2018,360（6387）:436-439.

［7］ STELLA S,MESA P,THOMSEN J,et al. Conformational activation promotes CRISPR-Cas12a catalysis and resetting of the endonuclease activity［J］. Cell,2018,175（7）:1856-1871.

［8］ BROUGHTON J P,DENG X,YU G,et al. CRISPR-Cas12-based detection of SARS-CoV-2［J］. Nat Biotechnol,2020,38（7）:870-874.

［9］ BAKER A N,HAWKER-BOND G W,GEORGIOU P G,et al. Glycosylated gold nanoparticles in point of care diagnostics:from aggregation to lateral flow［J］. Chem Soc Rev,2022,51（16）:7238-7259.

［10］ DE PUIG H,BOSCH I,GEHRKE L,et al. Challenges of the nano-bio interface in lateral flow and dipstick immunoassays［J］. Trends Biotechnol,2017,35（12）:1169-1180.

［11］ ALI M M,SILVA R,WHITE D,et al. A lateral flow test for *Staphylococcus aureus* in nasal mucus using a new DNAzyme as the recognition element［J］. Angew Chem Int Ed Engl,2022,61（3）:e202112346.

［12］ SOHRABI H,MAJIDI M R,KHAKI P,et al. State of the art:Lateral flow assays toward the point-of-care foodborne pathogenic bacteria detection in food samples［J］. Compr Rev Food Sci Food Saf,2022,21（2）: 1868-1912.

［13］ BRAZACA L C,MORETO J R,MARTÍN A,et al. Colorimetric paper-based immunosensor for simultaneous determination of fetuin B and clusterin toward early Alzheimer's diagnosis［J］. ACS Nano,2019,13（11）: 13325-13332.

［14］ ARIZTI-SANZ J,BRADLEY A,ZHANG Y B,et al. Simplified Cas13-based assays for the fast identification of SARS-CoV-2 and its variants［J］. Nat Biomed Eng,2022,6（8）:932-943.

［15］ NGUYEN P Q,SOENKSEN L R,DONGHIA N M,et al. Wearable materials with embedded synthetic biology sensors for biomolecule detection［J］. Nat Biotechnol,2021,39（11）:1366-1374.

［16］ PARDEE K,GREEN A A,FERRANTE T,et al. Paper-based synthetic gene networks［J］. Cell,2014,159 （4）:940-954.

第三章　CRISPR 多重检测技术

多重检测是针对某一种疾病或者临床症状选取一些在生物学上具有关联意义或需要鉴别诊断的生物标志物,从单个样本中并行检测这些靶标,获取样本中所携带的靶标信息,用于疾病诊断。

多重检测技术和平台很多,总体上分为两种。第一种是在单一反应容器中检测多种标志物和输出信号,将不同检测靶标采用合适标记或关联上特异信号分子,使靶标与输出信号对应,通过识别不同检测信号完成检测。多重荧光定量聚合酶链反应(quantitative polymerase chain reaction,qPCR)技术是目前应用广泛的多重核酸检测技术之一。另一种方法是将检测反应容器进行物理分隔,将样本或反应液平行分配,在各自独立的反应仓室中完成对应靶标的单一检测,进而对每种检测靶标的信号进行平行收集和识别分析。近年来发展迅速的微流控检测技术,采用微机电加工方法在芯片上构建微流通路,构建微型反应器,并利用微机械、电力等方法驱动芯片中液体流动,在一个芯片上形成集成体系和多通道的平行分析。

CRISPR 分子检测和诊断技术也适用多重检测,分为单管多重检测和多反应容器平行检测两种方式。

第一节　单管多重 CRISPR 分子检测

单管多重检测是基于不同 Cas 的反式剪切活性对信号分子的核酸序列要求不同,通过不同 Cas 联用,实现单管多重 CRISPR 分子检测和诊断。

一、单管四重 CRISPR 分子检测

2018 年,张锋团队在 SHERLOCK 分子诊断平台基础上,利用 PsmCas13b、LwaCas13a、CcaCas13b、AsCas12a 四种 Cas 针对的信号核酸序列不同,能够

避免交叉反应（表 3-1），可在一个 CRISPR 反应体系中特异性检测四个靶标（图 3-1），形成单管四重检测系统，检测限可达到阿摩尔（amol）级别。

表 3-1　四种 Cas 的反式剪切特点

	PsmCas13b	LwaCas13a	CcaCas13b	AsCas12a
反式剪切活性	有	有	有	有
报告分子类型	RNA	RNA	RNA	DNA
报告分子序列偏好	GA	AU	UC	TT

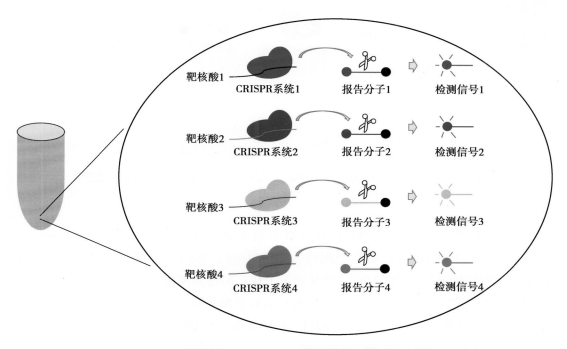

图 3-1　基于四种 Cas 的 CRISPR 单管多重检测示意图

二、单管双重 CRISPR 分子检测

CRISPR/Cas12a、CRISPR/Cas13a 系统是当前广泛使用的两种分子诊断工具，它们的反式剪切靶标分别为单链 DNA（single-strand DNA，ssDNA）和单链 RNA（single-stranded RNA，ssRNA），核酸序列完全不同，没有交叉反应，适用于单管双重检测（图 3-2）。

发热伴血小板减少综合征是由新型布尼亚病毒感染引起的一种新发传染病，基于 Cas12a 和 Cas13a 的新型布尼亚病毒双基因检测平台可以同时检测病毒 L 和 M 基因，结合便携式多重检测试纸报告检测结果。经 52 例临床样本验证，灵敏度和特异性均为 100%，表明 CRISPR/Cas12a、CRISPR/Cas13a 系统能够高效地融合在单管反应中，实现双靶点平行检测。

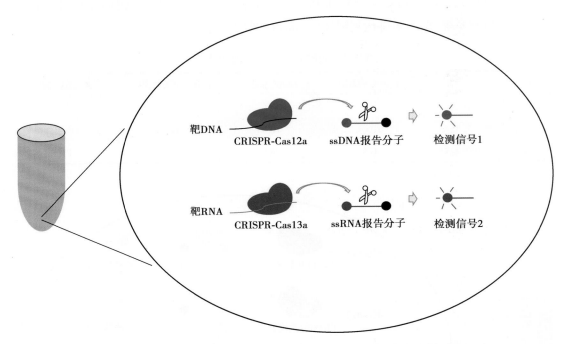

图 3-2　基于 CRISPR/Cas12a、CRISPR/Cas13a 系统的单管双重检测示意图

基于 CRISPR/Cas13a、CRISPR/Cas12a 双系统检测人乳头瘤病毒（human papilloma virus，HPV）16 型和 HPV18 型，检测限均为 1 拷贝/μL。采用 55 份临床样本进行验证，双重检测方法的灵敏度为 97.06%，特异性为 100%，阳性预测值为 100%，阴性预测值为 96.55%。此外，利用 CRISPR/Cas12a、CRISPR/Cas13a 系统开发了单管双基因检测技术，并设计了基于智能手机的手持式荧光成像设备。检测结果可以肉眼判断，检测限为 8 拷贝/μL，检测临床样本的灵敏度和特异性均为 100%。

在农业领域，利用多重聚合酶链反应对转基因农作物的 *CaMV35S* 和 *T-nos* 基因进行扩增，在单管中利用 CRISPR/Cas13a、CRISPR/Cas12a 双系统检测两种靶标，检测 *T-nos* 基因检测限为 11 拷贝/μL，*CaMV35S* 基因检测限为 13 拷贝/μL。此外，基于恒温扩增联合 CRISPR/Cas13d、CRISPR/Cas12a 双重检测技术，检测禾谷镰刀菌，检测限达到 amol 级别，并建立了基于可视荧光及层析试纸的现场检测方法。

三、恒温扩增联合 CRISPR 分子双重检测

由于 CRISPR/Cas13a 和 CRISPR/Cas12a 系统的最佳反应体系不同，相比单一 CRISPR 检测体系，单管双重检测体系并不是二者的最优反应体系，可能影响检测性能。恒温扩增反应联合 CRISPR 双重检测实现单管双重检测，能够最大限度满足 CRISPR 检测的灵敏度，是一种较为实用的设计思路。采用该方法检测人类持家基因，*GAPDH* 作为内参靶标，并用

CRISPR/Cas13a 系统检测病原体基因,建立了"病原体/人源内参基因"双重检测体系,检测病原体基因检测限为 0.25 拷贝/μL。引入内参靶标能够有效监控病原体检测的采样、核酸提取、扩增等环节,确保检测结果可靠性。还设计了"三线法"CRISPR 免疫层析试纸,能够在试纸上同时指示病原体检测线、试纸质控线以及内参质控线,形成了具有内参质控的病原体 CRISPR 现场检测方法。

第二节 多反应容器多重 CRISPR 分子检测

一、基于并联反应管的多重 CRISPR 分子检测

CRISPR 检测方法首先通过核酸扩增反应提升检测靶标浓度,再将扩增产物转移至 CRISPR 反应体系中完成检测并收集检测信号。联合多重 PCR 和 Cas12a 反应组成多病原体靶标并联检测阵列,利用多重 PCR 对病原体及其携带的多个耐药基因同时扩增,将产物转移至不同 Cas12a 反应中。针对不同的基因靶标设计不同 crRNA,Cas12a 反应阵列产生多重荧光信号,实现并联反应管多重检测(图 3-3)。这种多重 PCR-Cas12a 的设计提高了传统的多重 PCR 检测的灵敏度,在 2h 内单管反应能检测到 50CFU/mL 病原菌。

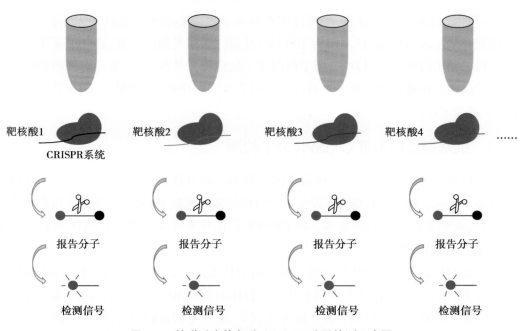

图 3-3 并联反应管多重 CRISPR 分子检测示意图

基于多重逆转录-环介导恒温扩增检测（RT-LAMP）和 CRISPR/Cas12a 反应的多重病原体核酸检测平台，通过多重 RT-LAMP 对四种猪腹泻病毒核酸进行扩增，继而在四个反应体系中利用 CRISPR/Cas12a 检测四种病毒。为实现现场检测，还建立了基于 ROX 标记探针的肉眼判读技术，检测限为 1 拷贝/μL，总检测时间为 25min。

二、微流控多重 CRISPR 分子检测平台

微流控检测平台采用泵或离心力等机械装置驱动液体溶液沿着固相芯片通道精确地流入不同反应室，完成多重检测反应，极大地简化 CRISPR 多重检测过程。比如，包含多重反应池的微流控芯片，可以同时检测 24 个病原体样本。该芯片没有加热模块，能够在 5min 内完成免扩增的 CRISPR/Cas13a 检测，但检测限仅为 10^7 拷贝/mL。另一种离心力驱动微流控圆盘芯片技术可同时分析 16 个样本，重组酶聚合酶恒温扩增（RPA）和 CRISPR/Cas12a 冻干检测试剂均以冻干形式预加载到反应室中。通过精确调整圆盘芯片的转速，样本核酸流经微通道并进入反应室与检测试剂混合，在 1.5h 内可检测到 10^3 CFU/mL 的病原菌。离心力驱动微流控系统可以通过控制旋转方向和速度来调节流体流动的方向和速度，利用圆盘芯片的对称性进一步实现多重检测。

整合核酸提纯是进一步提升检测效率的重要方法，也是微流控检测平台的优势。将核酸提取、核酸恒温扩增和 CRISPR/Cas12a 反应整合到一张芯片，采用可逆阀控制液体的流动方向。通过控制三个阀门的"开"或"关"状态，使裂解缓冲液、洗涤缓冲液和洗脱缓冲液按顺序流过芯片上的硅膜，核酸洗脱产物再通过离心溶解预加载的冻干扩增试剂。整个过程在 50min 内完成，检测限为 30 拷贝/反应。采用类似的原理，建立了基于离心圆盘芯片的多重 CRISPR 检测方法，用于检测多个癌症相关基因，或者鉴定多种病原体。微流控平台搭载的单通道荧光探测器可以实时记录多重 CRISPR 检测结果，避免信号交叉干扰，大大提高了检测效率。

三、纸基微流控多重 CRISPR 分子检测

层析试纸技术本质上就是一种简化的纸基微流控分析装置（paper-based microfluidic analytical device，μPAD），纸基微流控是一种特殊的微流控技术，利用纸基微流控芯片作为检测平台，能够有效降低检测成本。将 CRISPR 检测技术融合至多重 μPAD，可以实现多重纸基微流控 CRISPR 检测。

纸基微流控芯片 CRISPR 检测仓是使用蜡印技术设计和制造的，CRISPR/Cas12a 检测试剂与特异性 crRNA 预冻干在检测仓中，3D 打印制造的 RPA 反应仓通过纸基蔗糖阀与纸基 CRISPR 检测室进行物理分离。RPA 完成后，芯片上的糖阀会自动打开，RPA 产物移动到 CRISPR 检测室，激活 CRISPR/Cas12a 的反式剪切活性，剪切 ssDNA 并产生荧光信号。荧光信号可以用肉眼直接读取或用智能手机记录。该平台检测 RNA 病毒耗时不到 1h，检测临床拭子样本的结果与反转录聚合酶链反应（RT-PCR）结果一致。

四、全自动多重 CRISPR 分子检测

使用电驱动微流控芯片实现 CRISPR 自动化检测,可极大提升 CRISPR 检测效率。MAPnavi 微流控多重检测分析平台利用巢式 RPA 和 CRISPR/Cas12a 系统检测临床拭子样本中的多种病原体,包括 SARS-CoV-2(N 基因和 ORF1ab 基因)、呼吸道合胞病毒(respiratory syncytial virus,RSV)、甲型流感病毒(influenza A virus,IA)、乙型流感病毒(influenza B virus,IB)、2009H1N1、H3N2,以及人源内控基因,检测时间仅需 40min,检测限达 1 拷贝/μL。另一个电化学微流控生物传感器,采用微流控多路芯片检测 miRNA,无核酸扩增步骤,可定量检测多达 8 个 miRNA 靶标。微流控平台还可以通过搭载电化学报告系统,实现更高灵敏度的多重检测。国内研发的 LOC-CRISPR 全封闭、集成式微流控检测系统,包含核酸提取、核酸扩增和 CRISPR 荧光检测三个功能区,利用反应流路的设计实现了 2 个样本输入和 10 个结果输出的多重检测。利用 LOC-CRISPR 检测 50 份鼻咽拭子样本,灵敏度为 97.8%,特异度为 100%。

五、CARMEN 微流控 CRISPR 分子检测平台

2020 年 Nature 等杂志报道了"核酸多重评估的组合阵列反应"(combinatorial arrayed reactions for multiplexed evaluation of nucleic acids,CARMEN)检测平台。这是一种新的多重 CRISPR 检测平台,该平台以 SHERLOCK 分子诊断平台为基础,结合微滴式检测芯片,从提取核酸到获得结果约需 8h,一个芯片一次可以检测 1 000 多个样本,或同时检测 169 种病毒,实现高通量检测和多重感染分析。

CARMEN 平台利用微液滴生成系统,将检测反应体系制备为大量的纳升级油包水液滴,并将核酸靶标扩增产物和 CRISPR/Cas13a 反应体系封装到采用不同颜色编码的纳升级液滴,并加载到由聚二甲基硅氧烷模制的微孔阵列芯片,每个微孔可以容纳两个液滴。液滴在微孔中自发配对使得样本能够与不同 crRNA 引导的 CRISPR/Cas13a 反应体系进行配对检测。通过纳升级微滴的生成,进一步缩小了反应容器,在单个芯片中完成超多重 CRISPR 检测。

基于 CARMEN 平台和更加成熟的商业化集成流体电路系统,研发了基于微流控的 mCARMEN 平台。商用芯片、控制系统和分析软件进一步减少了人工操作,简化了 mCARMEN 检测过程,在高通量和多重检测方面具有更大的优势。在 mCARMEN 开发的呼吸道病毒检测模块,可检测 21 种呼吸道病毒,并能识别重要病原体变异位点。mCARMEN 检测 100 拷贝/μL 和 10 拷贝/μL 靶标核酸的阳性率分别为 100% 和 98.4%;检测临床样本,mCARMEN 与 RT-qPCR 方法的一致性为 100%。快速识别细菌病原体的 bCARMEN,检测 52 种细菌和几个关键的抗生素抗性基因,使用手机读取结果,为床旁细菌病原体及抗性基因快速检测提供了新方法。此外,在 mCARMEN 基础上开发了定量检测的 qCARMEN,与 RT-qPCR 定量检测结果相比,两种方法的 Pearson 相关系数达到 0.9。

CARMEN 平台借鉴了数字 PCR 技术中的微滴式反应设计思路,使样本和 CRISPR 检测反应体系最小化并封装在单独的油包水液滴反应容器中,搭载荧光信号读取装置,并收集每个微滴的检测信号,形成了超广谱的多重检测阵列,甚至达到了样本宏基因组测序的检测识别效果。

(宋宏彬　刘鸿博　邱少富　李伯安)

参 考 文 献

[1] TIAN T,QIU Z,JIANG Y,et al. Exploiting the orthogonal CRISPR-Cas12a/Cas13a trans-cleavage for dual-gene virus detection using a handheld device[J]. Biosens Bioelectron,2022,196:113701.

[2] LI L,DUAN C,WENG J,et al. A field-deployable method for single and multiplex detection of DNA or RNA from pathogens using Cas12 and Cas13[J]. Sci China Life Sci,2022,65(7):1456-1465.

[3] LIU H,CHANG S,CHEN S,et al. Highly sensitive and rapid detection of SARS-CoV-2 via a portable CRISPR-Cas13a-based lateral flow assay[J]. J Med Virol,2022,94(12):5858-5866.

[4] 王玉凤. 多重 PCR 联合 CRISPR-Cas12a 快速检测多重耐药鲍曼不动杆菌的新方法研究[D]. 重庆:重庆医科大学,2021.

[5] LIU J,TAO D,CHEN X,et al. Detection of four porcine enteric coronaviruses using CRISPR-Cas12a combined with multiplex reverse transcriptase loop-mediated isothermal amplification assay[J]. Viruses,2022,14(4):833.

[6] QIN P,PARK M,ALFSON K J,et al. Rapid and fully microfluidic ebola virus detection with CRISPR-Cas13a[J]. ACS Sens,2019,4(4):1048-1054.

[7] CHEN Y,MEI Y,ZHAO X,et al. Reagents-loaded,automated assay that integrates recombinase-aided amplification and Cas12a nucleic acid detection for a point-of-care test[J]. Anal Chem,2020,92(21):14846-14852.

[8] LI P,ZHANG J,LIN Q,et al. Rapid differential diagnosis of the B.1.617.2(delta) variant of SARS-CoV-2 using an automated Cas12a-microfluidic system[J]. Chem Commun(Camb),2021,57(92):12270-12272.

[9] WU H,CHEN Y,YANG Q,et al. A reversible valve-assisted chip coupling with integrated sample treatment and CRISPR/Cas12a for visual detection of *Vibrio parahaemolyticus*[J]. Biosens Bioelectron,2021,188:113352.

[10] YIN K,DING X,LI Z,et al. Autonomous lab-on-paper for multiplexed,CRISPR-based diagnostics of SARS-CoV-2[J]. Lab Chip,2021,21(14):2730-2737.

[11] LIU J,WANG H,ZHANG L,et al. Sensitive and rapid diagnosis of respiratory virus coinfection using a microfluidic chip-powered CRISPR/Cas12a system[J]. Small,2022,18(26):e2200854.

[12] SHEN J C Z,XIE R,LI J,et al. CRISPR/Cas12a-assisted isothermal amplification for rapid and specific diagnosis of respiratory virus on an microfluidic platform[J]. Biosens Bioelectron,2023,237:115523.

[13] ACKERMAN C M,MYHRVOLD C,THAKKU S G,et al. Massively multiplexed nucleic acid detection with Cas13[J]. Nature,2020,582(7811):277-282.

［14］WELCH N L,ZHU M,HUA C,et al. Multiplexed CRISPR-based microfluidic platform for clinical testing of respiratory viruses and identification of SARS-CoV-2 variants［J］. Nat Med,2022,28（5）:1083-1094.

［15］THAKKU S G,ACKERMAN C M,MYHRVOLD C,et al. Multiplexed detection of bacterial nucleic acids using Cas13 in droplet microarrays［J］. PNAS Nexus,2022,1（1）:pgac021.

第四章　免核酸扩增 CRISPR 分子诊断

CRISPR 检测技术往往与核酸扩增技术相结合,通过预扩增增加靶标核酸浓度,以此提高检测灵敏度。虽然可以采用优化扩增条件与设备将核酸扩增反应和 CRISPR 反应整合至同一反应体系,但依然存在着耗时较长、气溶胶污染风险以及假阳性等问题。因此,免核酸扩增的 CRISPR 检测技术备受关注。

第一节　免核酸扩增检测技术

免核酸扩增 CRISPR 检测技术的研究主要集中在以下几个方向:①减小反应体积以增加单位体积靶标核酸浓度;②结合高灵敏的电化学生物传感器提高检测的灵敏度;③通过级联反应放大输出信号;④通过基因工程改构获得高效 Cas。

一、Cas9 免核酸扩增检测

CRISPR/Cas9 系统可顺式剪切带有电化学标记的靶标双链 DNA(double-stranded DNA,dsDNA),产生可侦测的信号。基于 Cas9 的电化学生物传感器可用于检测单链 DNA(single-strand DNA,ssDNA)病毒,如细小病毒 B19。通过在 ssDNA 报告序列末端添加亚甲基蓝标记并将其耦联在金电极表面,靶标 ssDNA 可与其杂交形成 dsDNA。一旦形成 dsDNA,CRISPR/Cas9 系统就能够将其剪切并产生电化学信号,通过检测电化学标记的电子转移速率变化完成靶标核酸的检测,该方法的检测限为 100fmol/L,检测动态范围可以达到 7 个数量级(图 4-1)。

与 Cas9 不同,缺乏剪切核酸酶活性的 Cas9(dCas9)由于 RuvC1 和 HNH 核酸酶域没有活性,不能剪切 dsDNA,但保留了结合靶标核酸能力,使 dCas9 成为强大的识别工具,通过产生识别信号用于高灵敏度检测。

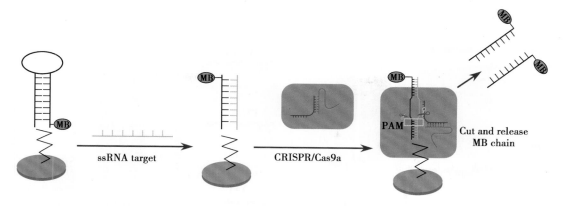

图 4-1　Cas9a 介导的电化学 DNA 传感器

ssRNA target：单链 RNA 靶标；MB：亚甲基蓝；PAM：原型间隔邻近域序列；Cut and release MB chain：剪切释放亚甲基蓝链。

　　CRISPR/dCas9 作为结合元件形成 dCas9 蛋白、sgRNA 和靶标序列的复合物，该复合物可以固定在电极或磁珠的表面，进一步与电化学、电学或者光学检测方法结合输出检测信号。2020 年，Uygun 等将 CRISPR/dCas9 系统与电化学阻抗法（electrochemical impedance spectroscopy，EIS）结合，用于检测血液循环肿瘤 DNA（circulating tumor deoxyribonucleic acid，ctDNA）。该方法将 dCas9/sgRNA 复合物预先固定在氧化石墨烯丝网印刷电极上，可以特异性识别和结合 ctDNA，这种生物识别导致表面电子转移和电阻变化，随后使用 EIS 读取数据。该方法检测速度快，40s 即可完成检测，但是检测限仅为 0.65nmol/L。

　　2019 年，Hajian 等基于石墨烯基场效应晶体管（graphene-based field-effect transistors，gFET）传感器开发了一种 CRISPR 芯片，将 dCas9/sgRNA 复合物固定在源极和漏极之间的石墨烯通道上，与靶标序列结合导致源极和漏极之间电流变化，产生可检测的信号。该芯片可在 15min 内完成检测，检测限为 1.7fmol/L。2021 年，Balderston 等在此基础上，使用 dCas9 变异体和同源基因提高对单核苷酸多态性（single nucleotide polymorphism，SNP）的识别效率，同时优化电信号采集方式，检测限为 10ng/μL。

　　另一种检测方法是将固态纳米孔与 CRISPR/dCas9 系统结合，CRISPR/dCas9 系统特异性识别的特性弥补了固态纳米孔特异性不足的缺陷。2018 年，Yang 等首先建立了基于 dCas9 的固态纳米孔检测平台。2019 年，Weckman 等基于该原理设计了一个多靶标检测平台，将多个 dCas9/sgRNA 复合物与不同的靶标序列结合串联在一条 DNA 链上，利用固态纳米孔传感器分析 DNA 分子的离子电流特征，产生双峰或三峰用于识别特异性靶标（图 4-2），这一方法可以避免细菌基因组的干扰，特异性识别靶标核酸。但多个 dCas9/sgRNA 复合物增加了脱靶风险，可能出现多峰串扰。

　　此外，表面增强拉曼散射（surface-enhanced Raman scattering，SERS）和荧光原位杂交（fluorescence in situ hybridization，FISH）技术也用于基于 dCas9 蛋白的免核酸扩增检测。2021 年，Kim 等开发了 CRISPR/dCas9 系统介导的 SERS 检测方法（图 4-3），用于检测

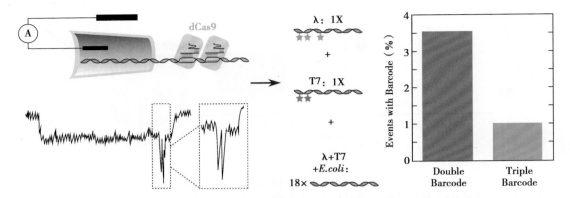

图 4-2　通过结合双 dCas9 探针或三 dCas9 探针实现多重固态纳米孔检测

引自 WECKMAN N E,ERMANN N,GUTIERREZ R,et al. Multiplexed DNA identification using site specific dCas9 barcodes and nanopore sensing[J]. ACS Sensors,2019,4(8):2065-2072.

Double Barcode:双标签;Triple Barcode:三标签;*E.coli*:大肠埃希菌;Events with Barcode:带标签百分率。

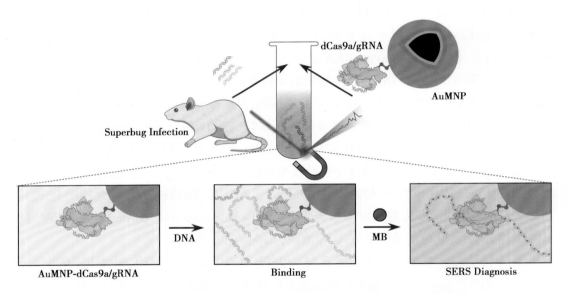

图 4-3　CRISPR/dCas9a 系统介导的表面增强拉曼散射超级细菌检测

引自 KIM H,LEE S,SEO H W,et al. Clustered Regularly Interspaced Short Palindromic Repeats-Mediated Surface-Enhanced Raman Scattering Assay for Multidrug-Resistant Bacteria[J]. ACS Nano,2020,14(12):17241-17253.

dCas9a/gRNA 复合物与 AuMNP 形成的复合体能特异性识别超级细菌靶标基因序列,经过磁分选后,拉曼检测 AuMNP-dCas9a/gRNA 与靶标基因形成的复合体的 SERS 信号,确定目的基因的存在。gRNA:引导 RNA;AuMNP:镀金磁性纳米颗粒;SERS:表面增强拉曼散射;Superbug Infection:超级病原体感染;Binding:结合;SERS Diagnosis:SERS 诊断;MB:亚甲基蓝。

多药耐药（multi drug resistance，MDR）细菌，包括金黄色葡萄球菌、鲍曼不动杆菌和肺炎克雷伯菌等。细菌基因与结合有 dCas9/gRNA 复合物的镀金磁性纳米颗粒（Au-magnetic nanoparticle，AuMNP）相结合，通过外部磁力将复合物从未结合的序列中分离出来，采用 SERS 方法检测，最低检测限达到 fmol/L 级别，与 2017 年 Guk 等利用 CRISPR/dCas9 系统在 FISH 平台检测耐甲氧西林金黄色葡萄球菌（methicillin resistant Staphylococcus aureus，MRSA）的原理相似，区别是 Guk 等用 SYBR Green I 染料代替 Kim 等使用的亚甲基蓝对 dsDNA 进行染色，检测时间为 30min，检测限为 10CFU/mL。

二、Cas12 免核酸扩增检测

（一）微液滴 CRISPR/Cas12 检测系统

2021 年，Yue 等开发了一种免核酸扩增的 DNA 定量检测系统。为了提高 CRISPR/Cas12a 系统的检测效率，优化反应参数：缓冲液［10mmol/L Tris-HCl（pH 9.0）、10mmol/L NaCl、15mmol/L $MgCl_2$、1mmol/L 二硫苏糖醇（dithiothreitol，DTT）、5% 聚乙二醇-200］，FQ6C 报告分子，45℃反应温度，检测灵敏度较常规的 Cas12a 反应体系提高了 50 倍。将这种高效的 Cas12a 反应体系与微液滴检测技术结合，实现免核酸扩增的数字化 DNA 定量检测。该方法已被用于直接定量猪血清样本中非洲猪瘟病毒（African swine fever virus，ASFV）DNA、人血清临床样本中乙型肝炎病毒（hepatitis B virus，HBV）和 EB 病毒（Epstein-Barr virus，EBV）DNA 等。这种数字化的 Cas12a 检测技术实现了在免核酸扩增的情况下对单分子水平 DNA 的绝对定量。2023 年，Jiang 等在该检测体系中引入双 CRISPR RNA（crRNA），以提高灵敏度，用于检测血浆循环游离 DNA（circulating free deoxyribonucleic acid，cfDNA）中的 EBV，其可能成为通用的单分子 DNA 定量检测方法。

（二）基于电化学的 CRISPR/Cas12a 检测系统

电化学检测技术与 CRISPR/Cas 系统相结合，可用于开发免核酸扩增的电化学传感器。2019 年，Dai 等研发了基于 Cas12a 的电化学生物传感器（图 4-4），该传感器使用 ssDNA 作为报告分子，与亚甲基蓝共轭金纳米粒子（methylene blue-Aunanoparticle，MB-AuNP）相连，利用反式剪切产生电信号变化。检测人乳头瘤病毒（human papilloma virus，HPV）16 和细小病毒 B-19，检测时间 4h，检测限为 pmol/L 级别。但是，Cas12a 与线性 ssDNA 之间的空间位阻效应可能导致剪切效率较低。2020 年，Zhang 等针对这一方法进行优化，使用发夹 DNA 探针提高 Cas12a 剪切效率，信号检测使用差分脉冲伏安法（differential pulse voltammetry，DPV），可在 60min 内检测到低至 30pmol/L 的靶标 DNA，检测范围为 50pmol/L~100nmol/L。2021 年，Lee 等用该方法检测登革热病毒，检测限为 100fmol/L。

方波伏安法（square wave voltammetry，SWV）是电化学传感器中良好的分析方法，该方法集成多种伏安法信号检测的优点，具备 DPV 级的灵敏度。SWV 在缓慢改变的直流电压上叠加一个低频小振幅的方形波电压，并在方形波电压改变方向前的一瞬间记录电流信号，消除了脉冲电压产生的电容电流的干扰，提高了分析灵敏度。与直接电化学测量不

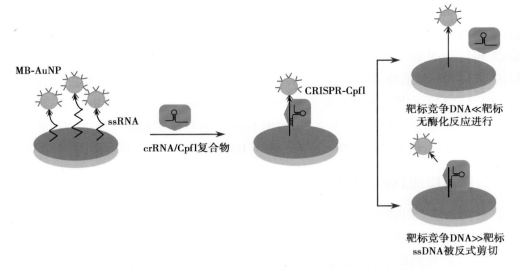

图 4-4　以 MB-AuNP 产生电化学信号变化为原理的电化学生物传感器

在目的基因存在的情况下,由于被激活的 CRISPR/Cas12a 复合物降解 SH-ssDNA-生物素,MB-AuNP 的电化学信号会减弱。MB:亚甲基蓝;AuNP:金纳米粒子。

同,该方法检测的是 ssDNA 剪切前后电化学信号百分比差异数值,避免了设备和耗材带来的差异。2021 年,Suea-Ngam 等构建了一种基于 SWV 和银金属化的电化学生物传感器,用于检测 MRSA 的 *mecA* 基因,检测限和定量限分别为 3.5fmol/L 和 10fmol/L,检测时间约 90min,该方法可以直接检测血清样本中靶标核酸。该方法将 ssDNA 固定在电极上,当靶标基因存在时,被 Cas12 酶复合物剪切,进而在 Ag^+ 和 $NaBH_4$ 的作用下启动"双金属化",产生最小的 SWV 信号(阳性信号)。

电化学发光法(electrochemiluminescence,ECL)也可与 CRISPR/Cas12a 系统结合用于检测未扩增的靶标核酸。ECL 是由电化学方法触发的化学发光,它利用电子转移反应形成激发态,在电极表面发光,可以主动控制,不需外部光源。电化学与化学发光结合具备一定的优势,如背景信号低、检测范围宽、检测设备简单等。2021 年,Liu 等利用金纳米团簇(L-methionine stabilized gold nanoclusters,Met-AuNC)作为高效电化学发光发射器建立了电化学发光生物传感器(图 4-5),用于检测 HPV16。二茂铁标记的巯基化单链 DNA(SH-ssDNA-Fc)作为非特异性 ssDNA 被固定在 Met-AuNC 电极表面以淬灭其电化学发光信号,当识别到靶标 HPV16 DNA 时,Cas12a 的反式剪切活性被激活,导致 SH-ssDNA-Fc 被剪切成短片段,产生可检测的 ECL 信号。整个检测可以在 70min 内完成,检测限为 0.48μmol/L。

固态纳米孔传感器在检测单分子方面显示出巨大潜力,是放大信号输出的一种方法。2020 年,Nouri 等开发了基于固态纳米孔的 Cas12a 辅助检测人类免疫缺陷病毒(human immunodeficiency virus,HIV)-1。将 Cas12a 介导的反式剪切和玻璃纳米孔传感器结合到电子传感平台上,当 Cas12a 与靶标 HIV-1 分子结合时,会激活其反式剪切活性并非特异

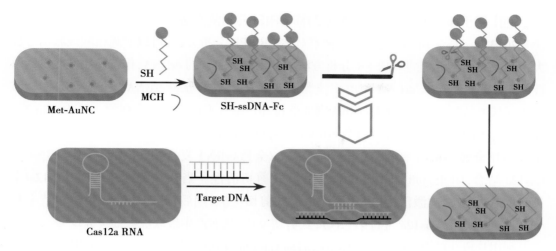

图 4-5　ECL 检测靶标 DNA

在靶标基因存在的情况下,SH-ssDNA-Fc 会被目的基因激活的 Cas12a 切割,使得通过 L-蛋氨酸实现稳定的 Met-AuNC 作为 ECL 发射体产生 ECL 信号。ECL:电化学发光;SH-ssDNA-Fc:二茂铁标记的巯基化单链 DNA;Met-AuNC:金纳米团簇;ssDNA:单链 DNA;MCH:平均红细胞血红蛋白量;Target DNA:靶标 DNA。

性剪切完整的环状 ssDNA 报告分子,导致环状 ssDNA 的有效浓度降低,用纳米孔检测剩余完整的环状 ssDNA,以检测 HIV-1。检测可在 1h 内完成,检测限为 10nmol/L。

(三) 基于光学的 CRISPR/Cas12 检测系统

2021 年,Choi 等通过 SERS 辅助的超灵敏检测系统开发了基于 CRISPR/Cas12a 的免核酸扩增生物传感器。AuNP 被 ssDNA 固定在氧化石墨烯/三角形金纳米花(graphene oxide/triangle Au nanoflower,GO-TANF)阵列上,Cas12a 反式剪切 ssDNA,释放 AuNP,进而引发 SERS 效应降低,产生可检测的信号变化。使用该拉曼检测系统提高了对 HBV、HPV16、HPV18 等多种病毒 DNA 的检测灵敏度,检测限范围为 1amol/L~100pmol/L。基于 SERS 效应,2021 年,Liang 等使用高活性银离子纳米材料来构建拉曼传感器(SERS-CRISPR)检测 SARS-CoV-2 *N* 基因,检测时间为 30~40min,检测限为 1fmol/L。

2021 年,Choi 等开发了基于 CRISPR/Cas12a 的免核酸扩增荧光生物传感器,利用标记的 AuNP 产生金属增强荧光(metal-enhanced fluorescence,MEF)检测 cfDNA。被激活的 Cas12a 复合物会剪切 AuNP 和荧光团之间的 ssDNA,引起 MEF 发生颜色变化(紫色变为红紫色)。使用该系统,可以在 30min 内高灵敏度检测乳腺癌基因 1(*BRCA1*),检测限达 0.34fmol/L。He 等开发了一种基于 Cas12a 的自动化集成设备,具有定制的荧光传感单元,可用于现场检测非洲猪瘟病毒。该荧光传感单元采用抛物面反射镜,其荧光采集效率等于 40 倍普通物镜,价格约为标准物镜的 10%。该装置可在 2h 内达到 1pmol/L 的灵敏度,当检测时间延长至 24h 时,可达到 100fmol/L 的灵敏度。荧光法存在的问题是附着在 ssDNA 上的荧光团存在背景信号,使用量子点代替荧光团可以有效地规避这个问题。

(四) 用于核酸级联信号放大的不对称 CRISPR 检测方法

2023 年, Moon 和 Liu 设计了一种不对称 CRISPR 分析方法, 可以实现核酸级联信号放大检测。不同于传统的 CRISPR 分析方法中使用单个完整的 crRNA, 作者使用了两组竞争性的 crRNA——全长 crRNA 与由 5′ 支架和 3′ 间隔组成的分裂 crRNA。全长 crRNA 能够与靶标核酸特异性结合, 分裂 crRNA 则能够特异性结合不同于靶标序列的 ssDNA(split-T)。在不对称 CRISPR 方法中, 当两个 crRNA 与 split-T 混合时, 由于全长 crRNA 与 Cas12a 的亲和力比分裂 crRNA 更强, 首先形成 Cas12a/全长 crRNA 复合物, 并抑制分裂 crRNA 与 Cas12a 结合, 阻止 split-T 激活 Cas12a 的反式剪切活性。当存在靶标核酸时, Cas12a/全长 crRNA 复合物被激活, 并启动第一个反式剪切反应; 随后, 分裂 crRNA 可以取代全长 crRNA, 重新激活 Cas12a 进行第二次反式剪切反应, 从而产生级联放大的荧光信号。

利用片段化的 RNA/DNA 靶标策略启动 Cas12a 反式剪切活性的原理, 检测靶标 RNA, 并利用不对称 CRISPR 方法, 实现无核酸扩增检测 miRNA-19a, 检测限可达 856amol/L, 比普通 CRISPR 检测灵敏度高 1 000 倍。

(五) 其他方法

2021 年, Silva 等开发了一种基于手机的免核酸扩增系统(cellphone-based amplification-free system with CRISPR/CAS-dependent enzymatic, CASCADE), 用于 Cas12a 检测 SARS-CoV-2 *ORF1ab* 基因。该方法使用过氧化氢酶-ssDNA, 当靶标基因存在时, 激活 Cas12 复合物反式剪切活性, 探针上的 H_2O_2 酶将 H_2O_2 歧化成水和氧气, 基于氧气气泡产生信号, 在微流体通道中可以通过智能手机检测输出信号, 检测限为 50 拷贝/μL。增加常规核酸扩增后, 该方法的检测限可达 5 拷贝/μL, 满足大规模核酸筛查需要。在该方法中, 气泡计数只是可以量化的光学信号的一个参数, 对于具有不同病毒载量的样本, 气泡大小、几何形状和分布可能不同。目前机器学习方法可用于定性评估此类光信号, 传统的基于计算机视觉技术可以用来开发自动样本评估的智能手机应用程序, 在普通手机上使用。

2019 年, Shao 等利用铂纳米粒子(platinum nanoparticles, PtNP)报告分子研制了一种基于 Cas12a 的微流控芯片检测方法(图 4-6), 该方法能够在 60min 内检测纯 DNA 样本中 0.01% 的肝癌突变基因, 检测限为 10pmol/L。在微流控芯片第一室中, 激活的 Cas12a 降解 ssDNA 报告分子后, PtNP 分子被外部磁铁转移到第二室, 进而引发 H_2O_2 分解生成氧气的催化反应。氧气的积累导致微流控通道中表征信号的红色墨迹体积增大。氧气的量代表了释放的 PtNP 的量, 进而指示靶标 DNA 的量。

三、Cas13 免核酸扩增检测

(一) 微液滴 CRISPR/Cas13 检测系统

2021 年, Tian 等基于 Cas13a 建立了单分子 RNA 检测系统(图 4-7), 将催化系统限制在细胞大小的反应器中, 构建微流控液滴反应器, 提高靶标和报告分子的局部浓度。与普通 CRISPR/Cas13a 相比, 灵敏度提高了 10 000 倍, 可定量检测单分子 RNA, 检测动态范

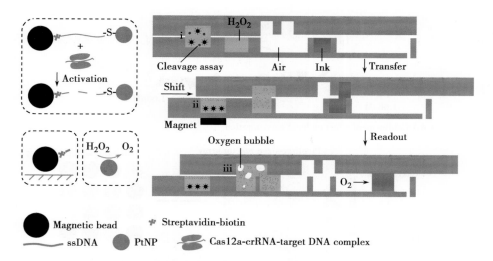

图 4-6 PtNP 报告分子辅助检测过程与基于 Cas12a 的体积柱形图检测芯片工作流程

引自 SHAO N,HAN X,SONG Y,et al. CRISPR-Cas12a Coupled with platinum nanoreporter for visual quantification of SNVs on a volumetric bar-chart chip [J]. Analytical Chemistry,2019,91:12384-12391.

激活的 Cas12a 可以降解磁珠-ssDNA-PtNP 中的 DNA 连接子,从而释放 PtNP。磁珠和释放的 PtNP 将被外部磁体分开,然后,PtNP 启动 H_2O_2 酶/PtNP 与 H_2O_2 的反应,产生氧气,从而移动红墨水,实现可视化检测。Activation:激活;Cleavage assay:剪切反应;Air:空气;Ink:墨水;Transfer:转移;Shift:移动;Magnet:磁铁;Readout:读出;Oxygen bubble:氧气泡;Magnetic bead:磁珠;Streptavidin-biotin:链酶生物素;ssDNA:单链 DNA;Cas12a-crRNA-target DNA complex:Cas12a-crRNA-靶标 DNA 复合物;PtNP:铂纳米粒子。

围达 4 个数量级,覆盖 miRNA 表达的动态范围。该方法仅需要一步上样,即可提供数字化定量检测结果,有助于精准诊断。2021 年,Shinoda 等将 CRISPR/Cas13 与微阵列技术相结合开发了免核酸扩增数字 RNA 检测平台(CRISPR-based amplification-free digtal RNA detection,SATORI),其能够在单分子水平上准确检测 ssRNA,检测限为 5fmol/L RNA。通过自动膜基分割(self-digitization through automated membrane-based partitioning,STAMP)方法研发了数字化 CRISPR/Cas13a 检测技术,使用纳米孔聚碳酸酯膜将反应体系分割成微小单一液滴,完成 Cas13a 的反式剪切反应,利用荧光显微镜拍摄的荧光图像进行分析,定量检测 HIV-1 RNA 范围为 1fmol/L~10pmol/L(4 个数量级)。

2023 年,Wang 等使用微孔阵列技术与 Cas13a 相结合检测单分子靶标。通过软蚀刻出成型的微孔,大小约为传统微滴体积的 1/1 000,浓缩效果更好,在飞升级大小的孔中产生的荧光,增强了局部信号强度,可检测 2amol/L SARS-CoV-2 RNA。

(二)基于电化学的 CRISPR/Cas13 检测系统

Cas13a 可用于检测 RNA,比如 miRNA。由于 miRNA 长度较短,难以扩增,因此适合作为免扩增核酸检测的靶标。2019 年,Bruch 等构建了基于 Cas13a 检测 miRNA 的微流控集成电化学生物传感器,检测灵敏度可达到 10pmol/L。作为反式剪切靶标的 RNA 报告

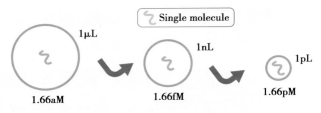

（A）Confinement effect on local concentration

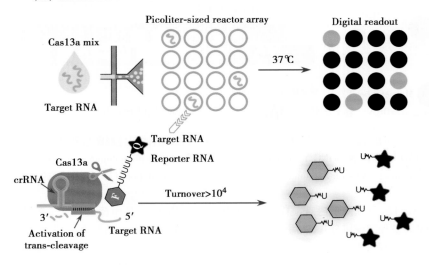

（B）Ultralocalized Cas13a assay

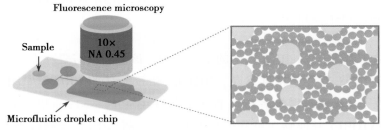

（C）Workflow of Ultralocalized Cas13a assay

图 4-7　CRISPR/Cas13a 系统结合荧光信号读取实现绝对数字化单分子定量

引自 TIAN T,SHU B,JIANG Y,et al. An ultralocalized Cas13a assay enables universal and nucleic acid amplification-free single-molecule RNA diagnostics［J］. ACS Nano,2021,15（1）:1167-1178.

（A）由体积的减小导致的局部浓度增加;（B）基于荧光信号读取的绝对数字定量检测原理:CRISPR/Cas13a、RNA 靶标和报告分子被微滴微流体限制在细胞样大小的反应器中,以提高其局部浓度,报告分子被目的基因激活的 Cas13a 反式剪切,产生荧光信号,每个具有荧光的反应器代表样品中的一个目的基因;（C）液滴微流体芯片的工作流程。Confinement effect on local concentration:局部浓度增强效应;Single molecule:单分子;Ultralocalized Cas13a assay:超浓缩 Cas13a 反应;Picoliter-sized reactor array:皮升级的反应阵列;Digital readout:数字读取;Cas13a mix:Cas13a 混合物;Target RNA:靶标 RNA;Reporter RNA:RNA 报告分子;Turnover:转化效率;Activation of trans-cleavage:激活反式剪切;Workflow of Ultralocalized Cas13a assay:超浓缩 Cas13a 反应流程图;Fluorescence microscopy:荧光显微镜;Sample. 样本;Microfluidic droplet chip:微流控液滴芯片。

分子（reporter RNA,reRNA），两端分别标记葡萄糖氧化酶和生物素，当识别到靶标 miRNA 后，激活的 Cas13a 反式剪切 reRNA。只有未降解的 reRNA 才能将葡萄糖氧化酶绑定在用链霉亲和素固定的芯片表面。随后，葡萄糖被葡萄糖氧化酶氧化生成可检测到的过氧化氢，产生的电流信号与 miRNA 的浓度成反比。在此基础上对芯片结构进行了改进，研制了一种多路检测的微流控芯片，创建了一个微流控多路复用芯片实验室设备，检测限为 2~18pmol/L。

2021 年，Cui 等构建了基于 Cas13a 的 miRNA-21 电化学检测方法，利用催化发夹组装（catalytic hairpin assembly,CHA）反应引发级联信号放大提高检测灵敏度（图 4-8）。在 CHA 反应中，发夹 DNA 0（H0）与 RNA 片段一起被激活的 Cas13a 剪切，释放出第二个靶 DNA（ST）。ST 序列被用作 CHA 的引发剂，首先与金电极表面的发夹 DNA 1（H1）杂交。然后，打开的 H1 与亚甲基蓝标记的发夹 DNA 2（H2）杂交，释放 ST 链。靠近金电极的亚甲基蓝可以产生电化学信号，用于检测 miRNA-21。该方法的灵敏度更高，检测限为 2.6fmol/L，线性检测范围 10fmol/L~1nmol/L。但是，该方法的探针设计复杂，限制了其广泛应用。2021 年，Sheng 等利用催化发夹 DNA 电路（catalytic hairpin DNA circuit,CHDC）和 Cas13a 构建双信号放大系统，激活的 Cas13a 剪切多个触发器并释放中介体，后者通过多个周期的链置换反应催化 C-H1 和 C-H2 的杂交，生成大量 C-I2 分子。C-I2 分子与电极表面硫代 DNA 结合，形成硫代 DNA/C-I2 复合物，增强电极和氧化还原报告器之间的电化学电流，产生可检测的电信号。该检测方法可以在 6min 内达到 50amol/L 的检测限。该芯片可以在

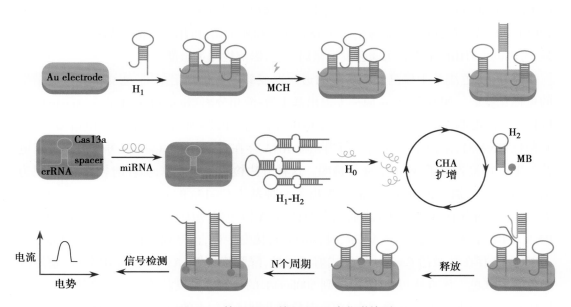

图 4-8 基于 CHA 的 miRNA 电化学检测

当靶标 miRNA-21 出现，Cas13a/crRNA 复合物就会与其结合，并开启剪切活性，释放 CHA 循环的起始序列，开启 CHA 扩增循环，进而产生级联放大的电化学信号。Au electrode:金电极;MCH:红细胞平均血红蛋白量;CHA:催化发夹组装;MB:亚甲基蓝。

酶促再生反应和背景信号矫正的基础上多次重复使用，不影响检测灵敏度。

2022 年，Heo 等开发了一种基于 CRISPR/Cas13a 反式剪切活性的电化学生物传感器，在免核酸扩增情况下，检测 SARS-CoV-2 RNA。该方法将 ssRNA 报告分子固定在纳米复合材料和花形金纳米结构（Au-NF）修饰的电极上，利用 Cas13a 识别结合靶标 RNA，Cas13a 反式剪切 ssRNA 报告分子，产生电信号。该检测方法检测 SARS-CoV-2 *ORF1ab* 基因和 *S* 基因的检测限分别为 4.4×10^{-2}fg/mL 和 8.1×10^{-2}fg/mL。

（三）基于光学的 CRISPR/Cas13 检测系统

与 CRISPR/Cas12a 检测系统类似，CRISPR/Cas13 检测系统也可使用荧光法进行检测。2019 年，Qin 等报道了检测埃博拉病毒（Ebola virus，EBoV）RNA 的现场快速检测系统，利用自动微流控芯片完成样本混合、杂交和反应，使用一台利用离轴抛物面反射镜采集荧光信号的荧光仪进行测量，在 5min 内，检测 EBoV RNA 的检测限达到 20pfu/mL（相当于 5.45×10^{7} 拷贝/mL）。2021 年，Fozouni 等利用多重 crRNA 构建了免核酸扩增的检测方法，可直接检测鼻拭子中的 SARS-CoV-2 RNA，利用手机读取荧光信号，可在不到 30min 的测量时间内达到 100 拷贝/μL 的检测灵敏度，可快速、低成本、即时筛查 SARS-CoV-2。

为了进一步提高荧光信号强度，2021 年，Liu 等将 CRISPR/Cas13a 系统与超亮荧光纳米标签等离子荧光相结合，开发了一种超灵敏且免核酸扩增的 RNA 定量检测方法。等离子体荧光比传统荧光报告基团的信号强度高 6 700 倍，基于等离子体荧光的 CRISPR/Cas13a 检测方法比普通荧光法检测限提高近 1 000 倍。2021 年，Zhang 等提出利用 DFHBI-1T 染料标记的发光 RNA 报告分子检测蜡样芽孢杆菌活菌的新方法，可检测出 10CFU/mL 蜡状芽孢杆菌，能够精确区分活细菌和死细菌，可用于食品样品检测。不足的是，游离的 DFHBI-1T 染料可能会发出微弱荧光，影响检测灵敏度。

此外，比色法基于检测反应产物的透明度或颜色变化判定结果，能够实现检测结果的可视化读取。2021 年，Spoelstra 等提出基于液-液相分离（liquid-liquid phase separation，LLPS）的浊度测量方法（图 4-9）。该液相包含长的核酸序列和带正电的聚电解质，在没有靶标 RNA 时，溶液是混浊的。而当靶标 RNA 存在时，激活的 Cas13a 可以消化带正电荷的聚合物报告分子，使溶液变得透明。这种方法检测步骤简单，但耗时较长，检测限为纳摩尔每升级别。2020 年，Yuan 等提出了一种基于 Cas13a 的 miRNA-17 比色检测方法（图 4-10）。首先在 AuNP 颗粒表面结合两种 DNA 短序列，短序列分别与连接 RNA（linker RNA）两端互补。在连接 RNA 存在时，AuNP 直接发生聚合，呈现一种颜色。当靶标基因 miRNA-17 存在并激活 Cas13a 的反式剪切活性，降解连接 RNA，导致 AuNP 分散，使溶液颜色变成红色。该方法可在 1h 内达到 500fmol/L 的检测灵敏度。该方法也可使用 Cas12a 取代 Cas13a，不同的是连接序列为 DNA，其检测非洲猪瘟病毒的检测限可达 200 拷贝/μL。

（四）高活性 Cas13 分子检测方法

2022 年，Yang 等利用结构导向的蛋白质改造工程对 LwaCas13a 进行工程化改造，选取 7 个 RNA 结合域（RNA binding domain，RBD）插入 LwaCas13a 活性中心附近的一个

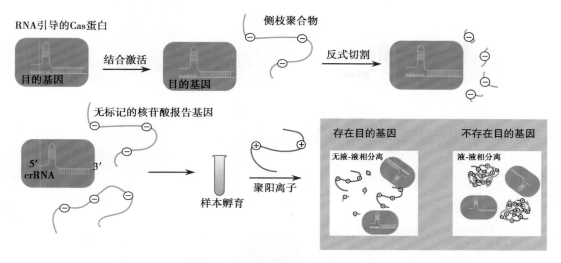

图 4-9　利用 LLPS 引起的溶液浊度读数变化的 CRISPR 辅助检测方法
靶标序列通过激活 Cas 的反式剪切活性以剪切消化核苷酸报告分子:当没有目的基因存在时,由于报告分子和聚阳离子的 LLPS 作用,溶液会变混浊;而当目的基因存在时,由于报告分子被反式剪切导致了 LLPS 作用的消失,溶液会变透明。

β-发夹环结构顶端,4 个融合蛋白的反式剪切活性显著增强,最终得到两个高活性 RBD-LwaCas13a 变体。与野生型 LwaCas13a 相比,改变结构的 Cas13a 变体蛋白可检测低至 amol/L 级别浓度的 SARS-CoV-2 RNA,检测灵敏度相比野生型 Cas13a 提高了 10^5 倍。该检测技术不依赖核酸提取和靶标扩增,有望应用于现场检测。

四、多重 CRISPR/Cas 系统级联法检测

在免核酸扩增条件下,通过 Cas 的级联扩增可以提高检测的灵敏度。基于这一原理,2021 年,Sha 等开发出级联 CRISPR/Cas 系统,联合 Cas13a 和 Cas12f(亦称 Cas14a)(图 4-11),其中 Cas13a 反式剪切产物作为 Cas12f 的激活剂,触发 Cas12f 介导的报告分子反式剪切,放大荧光信号。该系统的检测限达到 1.33fmol/L,比单独使用 Cas13a 的检测灵敏度高 1 000 倍。

2021 年,Liu 等将 Cas13 和 Csm6 结合,创建了一种快速集成的核酸酶串联检测(fast integrated nuclease detection in tandem,FIND-IT)方法,能够在 20min 内检测 SARS-CoV-2 RNA,检测限达到 30 拷贝/μL。Csm6 是一种来自Ⅲ型 CRISPR/Cas 系统的二聚体 RNA 核酸内切酶,以前用于 SHERLOCKv2 系统以提高 CRISPR 检测灵敏度。Cas13 激活后反式剪切 ssRNA,导致 Csm6 激活剂的多聚尿嘧啶核苷酸(polyuridine nucleotides,polyU)区域被修剪并释放带有 2′,3′-环磷酸的寡腺苷酸激活剂,该激活剂与 Csm6 CARF 结构域结合,激活高真核和原核生物核苷结合(higher eukaryotes and prokaryotes nucleotide-binding,HEPN)并剪切 RNA 报告分子,起到信号放大作用。

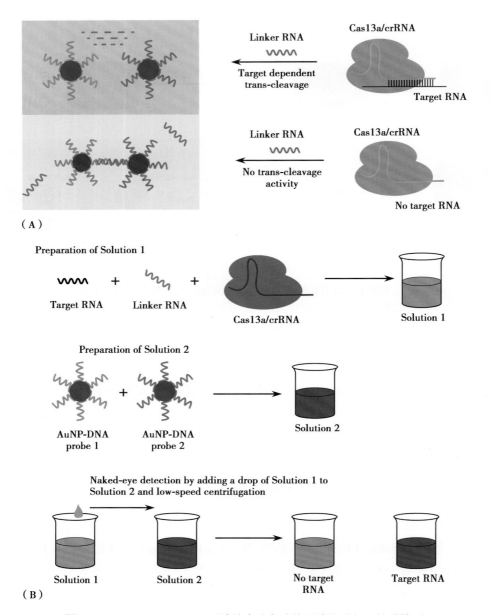

（A）

（B）

图 4-10　CRISPR/Cas13a 系统结合比色法信号读取进行无扩增检测

引自 YUAN C,TIAN T,SUN J,et al. Universal and naked-eye gene detection platform based on the clustered regularly interspaced short palindromic repeats/Cas12a/13a system［J］. Analytical Chemistry,2020,92 （5）:4029-4037.

（A）基于 CRISPR/Cas 系统的比色检测示意图;（B）金纳米粒子（AuNP）介导的比色值检测的工作流程。AuNP:金纳米粒子;Linker RNA:连接 RNA;Target dependent trans-cleavage:依赖靶标的反式剪切;Target RNA:靶标 RNA;No trans-cleavage activity:无反式剪切活性;No target RNA:无靶标 RNA;Preparation of Solution 1:溶液 1 的配制;Solution 1:溶液 1;Preparation of Solution 2:溶液 2 的配制;Solution 2:溶液 2;probe 1:探针 1;probe 2:探针 2;Naked-eye detection by adding a drop of Solution 1 to Solution 2 and low-speed centrifugation:一滴溶液 1 加入溶液 2 中,低速离心,裸眼观测。

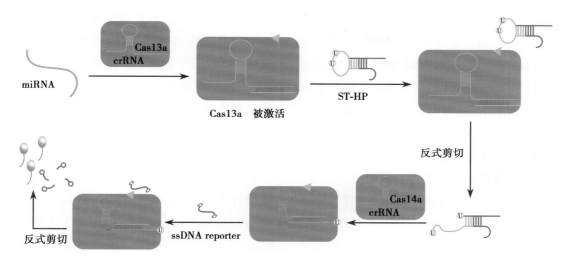

图 4-11　荧光检测的 Cas13a 和 Cas12f 级联系统

在目的 miRNA 存在的情况下,激活的 Cas13a 会剪切茎环 DNA(ST-HP)上 rU 的磷酸二酯键;该反应产物可激活 Cas12f 的反式剪切活性,剪切 DNA 报告分子,释放荧光信号。

上述检测方法均使用不同的 Cas 达到级联放大效果。但是,使用一种 Cas 也能达到级联放大。2021 年,Shi 等构建了具有信号放大能力的 CRISPR/Cas12a 自催化核酸正反馈系统(CRISPR/Cas-only amplification network,CONAN),Cas12a 激活后反式剪切经过特殊设计的靶标 RNA,产生荧光信号并生成新的 gRNA;新生成的 gRNA 与辅助 DNA 结合,持续激活 Cas12a 的反式剪切活性,形成正反馈循环,使产生的荧光信号以指数级累积,极大提高检测的灵敏度,其检测限可达 amol/L 级别。

第二节　免核酸扩增 CRISPR 分子诊断技术的应用

免核酸扩增 CRISPR 系统是研发的热点,有多种方式可以提升反应效率和检测灵敏度,如结合液滴微流控技术的定量检测方法、多种 Cas 介导的多重检测、多条 crRNA 参与的多位点检测以及联合纳米金探针的检测系统等。

一、液滴微流控定量检测方法

(一) 技术原理

2021 年,Yue 和 Tian 等分别基于 Cas12a 和 Cas13a 的反式剪切特性与液滴微流控技术研发了单分子免扩增的核酸绝对定量检测方法。CRISPR 反应体系通过微液滴均匀分散到数十万个独立、平行的细胞大小的微反应单元(皮升级别),单个微反应单元中待检测的靶标分子不超过 1(0 或者 1)。由于限域效应,即使每个微反应单元中只存在单个分子,在皮升体积的反应中,其摩尔浓度可达到皮摩尔每升级别。将反应体系局限在一个超小的局域单元内进一步缩短了反应体系内分子的扩散距离,增加了彼此碰撞概率。与均相体系相比,微反应单元的反应速度更快。借助 Cas12a、Cas13a 高效反式剪切介导的信号放大机制以及微小反应体积产生的限域效应,含有单个待测分子的微反应单元足以产生可以被检测到的荧光信号。根据泊松分布原理,通过读取阳性微滴个数及比例,可以得到靶标分子的初始拷贝数或浓度。该方法可达到与聚合酶链反应(PCR)相当的单分子检测能力,且能更准确地定量检测。

(二) 技术方法

1. 微流控芯片制作 使用液滴发生和后续成像一体化的微流控芯片,按照计算机辅助设计(computer-aided design,CAD)绘制的通道设计图制作 SU-8 光刻胶反模,将聚二甲基硅氧烷(polydimethylsiloxane,PDMS)按预聚物与固化剂体积分数比例为 10∶1 充分混匀,经真空烘箱抽气后,倒入锡纸包边的 SU-8 光刻胶反模中,放入 80℃预热的真空烘箱中固化 55min。取出冷却到室温,脱模后得到带有凹陷管道结构的芯片。随后用 15F 打孔器制作微流道的进出口,经氧气等离子体清洗后,和玻璃进行不可逆键合封装,得到完整的微流控芯片。

完成微流控芯片的制作和键合封装后,使用 Aquapel 对微流控芯片的表面作疏水处理。Aquapel 是一种含氟的硅烷化试剂(氟元素可以降低与水的反应活性),可以在常温、常湿、常压下对玻璃表面进行疏水处理,并且不会堵塞微流道。用注射器抽取 300~400μL Aquapel 试剂,将液体注入微流道,确保液体充满整个微流道并从出口溢出后,拔出管路,将微流道静置 5min,然后用压缩氮气将微流道中的液体吹出,完成微流道疏水处理。将微流控芯片放入 80℃烘箱至少 2h,取出后放置在干净阴凉的地方随时备用。

2. crRNA 设计 选择适合的 crRNA 可以显著提高检测的速度和灵敏度,因此 crRNA 的设计和筛选十分重要。Cas12a 和 Cas13a 的 crRNA 都由 5′ 端固定的重复区和 3′ 端可变的间隔区两部分组成,设计 crRNA 一般根据所检测的靶标序列更换对应 crRNA 的间隔区域即可。Cas12a 的 crRNA 靶向区受到 PAM 位点的限制,通常认为 TTTN 的 PAM 位点效率最优,crRNA 的间隔区长度一般为 20nt。Cas13a 的 crRNA 的靶向位置可以放在待测靶标的任何位置,只需要与靶标反向互补即可,没有特殊的序列偏好,LbuCas13a 的 crRNA 间隔区长度一般也为 20nt。

crRNA 设计的要点是:①要尽量保证 crRNA 的固定区可以形成正确的二级结构,并确保间隔区域不会产生错误的二级结构,推荐用 RNAfold 等在线工具分析 crRNA 的结构;②要尽量避免靶标序列可能形成二级结构的区域,从而提高 crRNA 与靶标序列结合的效率和后续的检测效率;③选择适合的 crRNA 合成方式,crRNA 比较短,可以通过化学合成和体外转录方式得到,体外转录方法比合成方法成本更低,且可以大批量生产;④引导序列对检测效率影响较大,建议在靶标序列的不同位置设计多条 crRNA 用于后续筛选、评价。

3. CRISPR 反应体系

（1）CRISPR/Cas12a 反应液：200nmol/L LbCas12a、500nmol/L crRNA1、500nmol/L crRNA2、500nmol/L 羧基荧光素（carboxyfluorescein，FAM）-6C-BHQ1 ssDNA 报告分子和靶标 DNA 在 1×Cas12a 增强型缓冲液［10mmol/L Tris-HCl pH 9.0，10mmol/L NaCl，15mmol/L MgCl$_2$，1mmol/L 二硫苏糖醇（dithiothreitol，DTT），体积分数 5% 聚乙二醇-200］中混匀。

（2）CRISPR/Cas13a 反应液：20nmol/L LbuCas13a、10nmol/L crRNA1、500nmol/L crRNA、500nmol/L FAM-5U-BHQ1 ssRNA 报告分子和靶标 RNA 在 1×Cas13a 反应缓冲液（10mmol/L Tris-HCl pH 8.5，50mmol/L KCl，1.5mmol/L MgCl$_2$）中混匀。

4. 微液滴的生成　首先用油相（含有 3% 的 ABIL EM 90 和质量分数 0.1% Triton X-100 的矿物油）填充微流控芯片，将一次性注射器用一定长度的特氟龙管（0.6mm 内径 ×0.9mm 外径）与芯片出口相连。当毛细管力驱动的油相到达样品入口时，将第 3 步中准备好的 Cas12a、Cas13a 反应液加入进样口，立即拉出注射器活塞并锁定活塞到固定位置以保持恒定的负压。待均一大小的液滴充满并平铺到整个芯片时即可终止液滴生成，随后用油相封闭微流控通道出口，将芯片放置在恒温金属浴上 37℃反应 60min。

5. 微液滴成像　用倒置荧光显微镜对微流控芯片进行连续成像，记录液滴的明场和荧光图像。利用 10 倍放大率的物镜单次可以对 1 045μm×1 390μm 的区域进行成像，根据液滴密度不同，一个图片框中可以捕捉到 1 200~2 400 个微液滴。含有待测靶标分子的微液滴有强的荧光信号，信噪比超过 3，判定为阳性液滴。为了确定微液滴的平均大小，需要用 40 倍放大率的物镜对随机选取的三个区域进行成像，并用 cellSens 软件测量和记录所采集的微液滴的直径。

6. 数据处理和分析　当微液滴以均一、稳定的方式生成时，微液滴内靶标分子的拷贝数分布概率呈泊松分布，靶标分子的浓度计算公式见式 4-1。

$$C=-\frac{\ln(1-PPD)}{V} \qquad （式 4-1）$$

其中，V 代表微液滴的平均体积，体积计算公式见式 4-2。

$$V=\frac{1}{6}\pi D^3 \qquad （式 4-2）$$

D 为测量的液滴平均直径。PPD 代表阳性液滴占总采集液滴的比例（proportion of positive droplet）。

二、多条 crRNA 联合检测

2021 年，Fozouni 等基于多个 crRNA 联合使用，设计了一种免核酸扩增 CRISPR/Cas13a 检测方法，可以从患者鼻拭子样本中检测和定量 SARS-CoV-2 RNA，而不需要预先扩增步骤，30min 内完成检测，检测限可达到 100 拷贝/μL。

（一）技术原理

在 CRISPR 反应中，Cas12a、Cas13a 蛋白与 crRNA 组成核糖核蛋白复合体（ribonucleoprotein complex，RNP），识别靶标序列特定区域，激活 Cas 的反式剪切活性，剪切报告分子从而产生检测信号。如果使用靶向待检测分子不同位置的多条 crRNA，多个 RNP 靶向同一模板的不同位点，可同时激活多个 RNP 中的 Cas，提高反式剪切效率和检测灵敏度。在免扩增核酸检测时，多条 crRNA 联合尤其重要。

（二）技术方法

1. crRNA 设计 根据 Cas13a 识别的原间隔区侧翼序列（protospacer flanking sequence，PFS）序列（3′-A/U/C），选取其上游互补序列作为间隔序列，长度为 20~28nt，通过美国国家生物技术信息中心（National Center for Biotechnology Information，NCBI）BLAST 工具确定其特异性，以保证不会脱靶。在其上游添加 30 个核苷酸的 crRNA 茎环序列：5′-GACCACCCCAAAAAUGAAGGGGACUAAAAC-3′。

2. CRISPR/Cas13a 检测体系 将 1.33mmol/L 的 LbuCas13a 和 1.33mmol/L 的 crRNA 在室温下孵育 15min，预组装 LbuCas13a-crRNA RNP。使用酶切缓冲液［20mmol/L 羟乙基哌嗪乙磺酸钠盐（hydroxyethyl piperazine ethanesulfonic acid sodium salt，HEPES-Na）pH 6.8，50mmol/L KCl，5mmol/L $MgCl_2$ 和 5% 甘油］对复合物进行稀释，调整 LbuCas13a 和 crRNA 终浓度至 100nmol/L，并加入 RNA 报告分子（5′-FAM-rUrUrUrUrU-lowaBlack FQ-3′）至终浓度 400nmol/L，加入 1U/mL RNase 抑制剂以及不同量的靶标 RNA。加入 384 孔板中，37℃ 孵育 120min，置于荧光检测仪下读取数据，每 5min（或每 2.5min）测量一次荧光（激发波长 485nmol/L；发射波长 535nmol/L）。使用仅添加 RNA 报告分子和缓冲液组用于背景荧光值的校正，反应组荧光值为实际荧光值减去背景荧光值所得。

同时包含多个 crRNA 的反应，应首先通过共孵育获得 LbuCas13a-crRNA RNP，再将各组复合物混合，保持混合后的 RNP 总浓度不变。

3. 筛选最佳 crRNA 按照上述步骤评价每个 crRNA 的检测效率。靶标 RNA 浓度为 480fmol/L（$2.89×10^5$ 拷贝/μL），对照组中不添加靶标 RNA，其余组分相同。根据实时荧光曲线选取斜率（荧光值/反应时间）最高，背景荧光值最低的 crRNA 为最佳 crRNA。

（1）单个 crRNA 的检测限的评价：首先对作为模板的靶标 RNA 进行梯度稀释，反应后确定每个 crRNA 的检测限。

（2）多个 crRNA 联用的检测限评价：对多个 crRNA 联用的检测限评价可以评估两个或多个不同的 RNP 是否可以提高 Cas13a 的检测效率和灵敏度。将前期筛选的几个高效 crRNA 组合在同一个反应中，保持 Cas13a RNP 的总浓度不变，使用梯度稀释的靶标基因 RNA 作为模板，评价 crRNA 联用方法的检测限。

4. 定量检测 Cas13a 检测产生的荧光信号强度依赖 Cas13a 的 RNase 活性、Cas13a 剪切效率以及靶标 RNA 浓度。因此，反应的线性速率近似于 Michaelis-Menten 酶动力学。使用不同靶标 RNA 浓度下线性回归确定的斜率，建立标准曲线，从测量荧光信号输出曲线的斜率可以估算靶标 RNA 浓度,完成靶标 RNA 定量检测。

三、基于纳米金探针的免核酸扩增检测

2021 年,Fu 等根据 Cas12a 在金纳米粒子(AuNP)上的反式剪切活性,开发了基于球形核酸(sphericalnucleic acids,SNA)报告器的免核酸扩增 CRISPR 检测方法。

(一) 技术原理

核酸探针与纳米颗粒结合可提高其在生物环境中稳定性和灵敏度。AuNP 在基于纳米金探针的免核酸扩增检测系统扮演着两个关键角色:首先,纳米颗粒表面的负电荷和局部高盐离子浓度可以显著提高核酸探针的稳定性。其次,AuNP 具有更高的荧光淬灭效率,可以降低信号背景并提高信噪比,尤其是 SNA 在纳米颗粒表面定向排布的核酸外壳,比单链核酸能更好防止核酸降解和淬灭荧光发光基团。此外,还可以调整核酸探针在 SNA 表面覆盖率改善检测灵敏度和响应范围。因此,SNA 报告系统有望提高 CRISPR 的灵敏度,达到免核酸扩增的目的。

(二) 技术方法

1. 金纳米粒子(AuNP)的合成　使用柠檬酸钠还原四氯金酸的方法。将 100mL 0.01% 的 $HAuCl_4$ 加入干净的三口烧瓶中,加热至沸腾回流,迅速加入 1mL 新鲜配制的 3% 柠檬酸钠溶液,继续加热 30min,待溶液变为酒红色后冷却至室温,4℃保存。

或者用超纯水配制 1% 浓度的 $HAuCl_4$ 溶液($HAuCl_4$ 极易潮解,需要一次溶解),将溶液完全倒入 1L 的锥形瓶中。将金属测温棒擦净放入锥形瓶中,实时监测反应过程温度变化。当温度达到 98℃时,加入 0.5% 的柠檬酸钠溶液,加入后溶液呈现紫色,当溶液由紫色变为红色时停止加热,持续搅拌 30min。冷却至室温,4℃保存。金颗粒直径可以用动态光散射(dynamic light scattering,DLS)法进行测量。

2. SNA 报告分子(探针)的制备　使用传统的盐老化方法将 FAM 标记的巯基化报告分子(DNA 探针)连接到 AuNP 表面。首先用 TCEP［Tris(2-carboxyethyl)phosphine］处理巯基化 DNA 链 1h,将 5μmol/L 处理的巯基化探针与 2.5nmol/L AuNP 混合,然后添加 0.01% 吐温-20 和 10μL 柠檬酸钠缓冲液(0.5mol/L,pH7.0)。随后,滴加 3mol/L NaCl 至最终浓度 0.5mol/L,反应持续 6h 以上。最后,将制备的产物离心(16 200×g,15min,4℃)三次,洗去未结合的 DNA。

3. SNA 表面 DNA 修饰密度分析　使用系列稀释的游离荧光探针,根据其浓度和荧光信号强度,建立标准曲线。

在室温下用 20mmol/L 2-巯基乙醇(mercapto-ethanol,ME)处理 AuNP,轻轻摇晃过夜。通过离心法分离 AuNP,并在荧光检测仪上测量上清液的荧光强度,根据拟合的标准曲线计算 AuNP 表面 DNA 修饰密度。

4. SNA 稳定性测试　在 SNA(含 0.5nmol/L AuNP 和 20nmol/L 报告分子)或 ssDNA 报告分子(20nmol/L)中添加稀释的胎牛血清(对照组)或 DNase I(5U/mL),立即使用荧光检

测仪测量荧光信号,表征 SNA 和 ssDNA 稳定性。

5. Cas12a 在 SNA 上的裂解活性 将 Cas12a 与相应的 crRNA 在 1×NEBuffer2.1 中以 1nmol/L、10nmol/L 的浓度比孵育 30min。然后,Cas12a/crRNA 复合物与靶标核酸在 37℃再混合孵育 30min。30min 后,将 SNA 探针或 ssDNA 添加到体系中并孵育 60min。最后,使用荧光检测仪读取反应终点荧光值。计算反应组(Cas12a/crRNA+SNA+ 靶标序列)荧光值 F 和本底(SNA+ 靶标序列,无 Cas12a/crRNA 复合物)荧光值 F0,F/F0 比值作为反应效率的表征。

6. 检测限评价 用 Cas12a SNA 系统检测不同浓度靶标核酸样本,确定检测限。以无靶标核酸组为空白对照,多个空白对照的平均值 +3 倍标准差作为 Cut-off 值,确定最低可检测到的靶标核酸浓度,即为反应检测限。

7. 优化 SNA 探针 优化 SNA 表面修饰的 DNA 长度、密度等参数。在 SNA 报告分子的制备阶段,将不同碱基数目的 DNA(如 10nt、15nt、20nt)探针修饰到 SNA 表面,根据反应荧光变化曲线表征的剪切效率以及检测限,选择最佳长度的 DNA 探针;在 SNA 报告分子的制备阶段,将不同量的 DNA 探针与 AuNP 混合共孵育,测定实际密度,根据反应荧光变化曲线表征的剪切效率以及检测限,确定最佳的 SNA 探针。

8. 评价方法灵敏度、特异性 使用临床样本评价基于纳米金探针的免核酸扩增检测方法的灵敏度和特异性。如无临床样本,可使用模拟样本,即将不同浓度的靶标序列 DNA 与阴性血清、咽拭子等样本混合,以模拟临床样本进行评价。

(李越希 齐永 周小明 许四宏 吕瑞辰 夏欣一)

参 考 文 献

［1］XU W,JIN T,DAI Y,et al. Surpassing the detection limit and accuracy of the electrochemical DNA sensor through the application of CRISPR Cas systems［J］. Biosens Bioelectron,2020,155:112100.

［2］UYGUN Z O,YENIAY L,GIRGIN SAĞIN F. CRISPR-dCas9 powered impedimetric biosensor for label-free detection of circulating tumor DNAs［J］. Anal Chim Acta,2020,1121:35-41.

［3］HAJIAN R,BALDERSTON S,TRAN T,et al. Detection of unamplified target genes via CRISPR-Cas9 immobilized on a graphene field-effect transistor［J］. Nat Biomed Eng,2019,3(6):427-437.

［4］WECKMAN N E,ERMANN N,GUTIERREZ R,et al. Multiplexed DNA identification using site specific dCas9 barcodes and nanopore sensing［J］. ACS Sens,2019,4(8):2065-2072.

［5］KIM H E,SCHUCK A,LEE S H,et al. Sensitive electrochemical biosensor combined with isothermal amplification for point-of-care COVID-19 tests［J］. Biosens Bioelectron,2021,182:113168.

［6］YUE H,SHU B,TIAN T,et al. Droplet Cas12a assay enables DNA quantification from unamplified samples at the single-molecule level［J］. Nano Lett,2021,21(11):4643-4653.

［7］JIANG C,ZHENG X,LIN L,et al. CRISPR Cas12a-mediated amplification-free digital DNA assay improves the diagnosis and surveillance of nasopharyngeal carcinoma［J］. Biosens Bioelectron,2023,237:115546.

［8］ZHANG D,YAN Y,QUE H,et al. CRISPR/Cas12a-mediated interfacial cleaving of hairpin DNA reporter for electrochemical nucleic acid sensing［J］. ACS Sens,2020,5(2):557-562.

[9] SUEA-NGAM A, HOWES P D, DEMELLO A J. An amplification-free ultra-sensitive electrochemical CRISPR/Cas biosensor for drug-resistant bacteria detection [J]. Chem Sci, 2021, 12 (38): 12733-12743.

[10] LIU P F, ZHAO K R, LIU Z J, et al. Cas12a-based electrochemiluminescence biosensor for target amplification-free DNA detection [J]. Biosens Bioelectron 2021, 176: 112954.

[11] NOURI R, JIANG Y, LIAN X L, et al. Sequence-specific recognition of HIV-1 DNA with solid-state CRISPR-Cas12a-assisted nanopores (SCAN) [J]. ACS Sens, 2020, 5 (5): 1273-1280.

[12] CHOI J H, SHIN M, YANG L, et al. Clustered regularly interspaced short palindromic repeats-mediated amplification-free detection of viral DNAs using surface-enhanced Raman spectroscopy-active nanoarray [J]. ACS Nano, 2021, 15 (8): 13475-13485.

[13] LIANG J, TENG P, XIAO W, et al. Application of the amplification-free SERS-based CRISPR/Cas12a platform in the identification of SARS-CoV-2 from clinical samples [J]. J Nanobiotechnology, 2021, 19(1): 273.

[14] CHOI J H, HA T, SHIN M, et al. Nanomaterial-based fluorescence resonance energy transfer (FRET) and metal-enhanced fluorescence (MEF) to detect nucleic acid in cancer diagnosis [J]. Biomedicines, 2021, 9 (8): 928.

[15] MOON J, LIU C. Asymmetric CRISPR enabling cascade signal amplification for nucleic acid detection by competitive crRNA [J]. Nat Commun, 2023, 14 (1): 7504.

[16] SILVA F S R, ERDOGMUS E, SHOKR A, et al. SARS-CoV-2 RNA detection by a cellphone-based amplification-free system with CRISPR/CAS-dependent enzymatic (CASCADE) assay [J]. Adv Mater Technol, 2021, 6 (12): 2100602.

[17] SHAO N, HAN X, SONG Y, et al. CRISPR-Cas12a Coupled with platinum nanoreporter for visual quantification of SNVs on a volumetric bar-chart chip [J]. Anal Chem, 2019, 91 (19): 12384-12391.

[18] TIAN T, SHU B, JIANG Y, et al. An ultralocalized Cas13a assay enables universal and nucleic acid amplification-free single-molecule RNA diagnostics [J]. ACS Nano, 2021, 15 (1): 1167-1178.

[19] SHINODA H, TAGUCHI Y, NAKAGAWA R, et al. Amplification-free RNA detection with CRISPR-Cas13 [J]. Commun Biol, 2021, 4 (1): 476.

[20] NOURI R, JIANG Y, POLITZA A J, et al. STAMP-based digital CRISPR-Cas13a for amplification-free quantification of HIV-1 plasma viral loads [J]. ACS Nano, 2023, 17 (11): 10701-10712.

[21] DOU W, XUEDONG W, FEIDI Y, et al. An integrated amplification-free digital CRISPR/Cas-assisted assay for single molecule detection of RNA [J]. ACS Nano, 2023, 17 (8): 7250-7256.

[22] CUI Y, FAN S, YUAN Z, et al. Ultrasensitive electrochemical assay for microRNA-21 based on CRISPR/ Cas13a-assisted catalytic hairpin assembly [J]. Talanta, 2021, 224: 121878.

[23] SHENG Y, ZHANG T, ZHANG S, et al. A CRISPR/Cas13a-powered catalytic electrochemical biosensor for successive and highly sensitive RNA diagnostics [J]. Biosens Bioelectron, 2021, 178: 113027.

[24] HEO W, LEE K, PARK S, et al. Electrochemical biosensor for nucleic acid amplification-free and sensitive detection of severe acute respiratory syndrome coronavirus 2 (SARS-CoV-2) RNA via CRISPR/Cas13a trans-cleavage reaction [J]. Biosens Bioelectron, 2022, 201: 113960.

[25] QIN P, PARK M, ALFSON K J, et al. Rapid and fully microfluidic Ebola virus detection with CRISPR-Cas13a [J]. ACS Sens, 2019, 4 (4): 1048-1054.

[26] FOZOUNI P, SON S, DÍAZ DE LE 6 N DERBY M, et al. Amplification-free detection of SARS-CoV-2 with CRISPR-Cas13a and mobile phone microscopy [J]. Cell, 2021, 184 (2): 323-333.

[27] LIU L, WANG Z, WANG Y, et al. Plasmonically enhanced CRISPR/Cas13a-based bioassay for amplification-free detection of cancer-associated RNA [J]. Adv Healthc Mater, 2021, 10 (20): e2100956.

［28］ ZHANG T,ZHOU W,LIN X,et al. Light-up RNA aptamer signaling-CRISPR-Cas13a-based mix-and-read assays for profiling viable pathogenic bacteria［J］. Biosens Bioelectron,2021,176:112906.

［29］ SPOELSTRA W K,JACQUES J M,GONZALEZ-LINARES R,et al. CRISPR-based DNA and RNA detection with liquid-liquid phase separation［J］. Biophys J,2021,120(7):1198-1209.

［30］ YUAN C,TIAN T,SUN J,et al. Universal and naked-eye gene detection platform based on the clustered regularly interspaced short palindromic repeats/Cas12a/13a system［J］. Anal Chem,2020,92(5):4029-4037.

［31］ YANG J,SONG Y,DENG X,et al. Engineered LwaCas13a with enhanced collateral activity for nucleic acid detection［J］. Na Chem Biol,2023,19(1):45-54.

［32］ SHA Y,HUANG R,HUANG M,et al. Cascade CRISPR/Cas enables amplification-free microRNA sensing with fM-sensitivity and single-base-specificity［J］. Chem Commun(Camb),2021,57(2):247-250.

［33］ LIU T Y,KNOTT G J,SMOCK D C J,et al. Accelerated RNA detection using tandem CRISPR nucleases［J］. Nat Chem Biol,2021,17(9):982-988.

［34］ SHI K,XIE S,TIAN R,et al. A CRISPR-Cas autocatalysis-driven feedback amplification network for supersensitive DNA diagnostics［J］. Sci Adv,2021,7(5):eabc7802.

［35］ FU X,SHI Y,PENG F,et al. Exploring the trans-cleavage activity of CRISPR/Cas12a on gold nanoparticles for stable and sensitive biosensing［J］. Anal Chem,2021,93(11):4967-4974.

第五章 CRISPR 分子诊断系统信号输出

CRISPR 分子诊断的生物传感器能够以多种方式输出信号,如光学信号、电化学信号、侧向流层析(lateral flow assay, LFA)显色等,也可以将各种信号与智能手机结合,实现便携式信号读出,便于多场景应用。不同的信号输出方式各有特点,比如荧光信号既可以定性也可以定量检测,检测时间短,但是需要依赖荧光光源激发。而 LFA 显色操作简单、价格便宜,但一般只能定性检测。

第一节 检测信号输出方式

一、光学信号

光学信号包括荧光、比色、化学发光法等(表 5-1),基于光学信号的检测方法检测快速、操作过程简单,应用于多种疾病早期诊断。

荧光分析方法是根据荧光团的光致发光特性所建立的传感方法,具有灵敏度高、操作简单、分析速度快、选择性好等优势。荧光信号读出方式已广泛应用于 CRISPR/Cas 系统中,主要包含荧光强度信号和荧光数字信号。荧光强度信号描述一段时间内大量荧光分子的平均行为,是模拟信号的平均检测模式,待测物质越多,荧光信号强度越强。荧光数字信号是基于信号有或无来统计信号数量,构建信号数量与靶标物的浓度或质量之间的关联。

利用 SYBR Green Ⅰ 以非共价形式与 DNA 结合产生荧光信号,Huang 等在 2018 年建立了 CRISPR/Cas9 指数扩增反应(exponential amplification reaction, EXPAR),结合 Cas9/sgRNA 位点特异性剪切和 EXPAR 快速扩增动力学的优点,可在 1h 内检测 DNA。

单链 DNA（single-strand DNA，ssDNA）或 RNA 等单链型荧光报告分子结构简单，易于设计。2019 年，Wang 等利用 Cas12a 反式剪切活性，以 ssDNA（HEX-N12-BHQ1）作为荧光报告分子，开发了 HOLMES 系统，通过测定荧光信号，快速检测 DNA 和 RNA，灵敏度为 0.1nmol/L，与聚合酶链反应（polymerase chain reaction，PCR）结合后灵敏度提高至 10amol/L（图 5-1）。

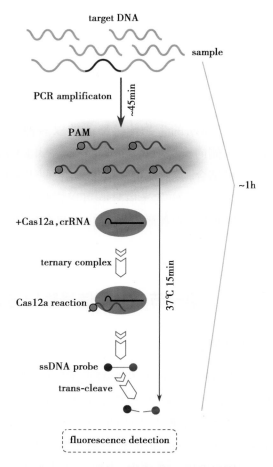

图 5-1　HOLMES 系统检测方法示意图

target DNA：靶标 DNA；sample：样品；PCR amplificaton：PCR 扩增；ternary complex：三聚体；Cas12a reaction：Cas12a 反应；ssDNA probe：单链 DNA 探针；trans-cleave：反式剪切；fluorescence detection：荧光检测。

　　2020 年，Yigit 等证明激活的 CRISPR/Cas12a 可以非特异性剪切 ssDNA 和 dsDNA。dsDNA 无论是否带有经典的 ssDNA 片段（TTATT），Cas12a 均可非特异性剪切 dsDNA 荧光报告分子。因此设计了基于 Cas12a 反式剪切活性的 dsDNA 荧光报告分子（图 5-2）。
　　富含鸟嘌呤（Guanine，G）的 DNA 序列能够通过 Hoogsteen 氢键折叠成 G 四联体（G-quadruplex，G4）。在 G4 结构两端标记荧光基团和荧光淬灭基团，也可用作 CRISPR/Cas

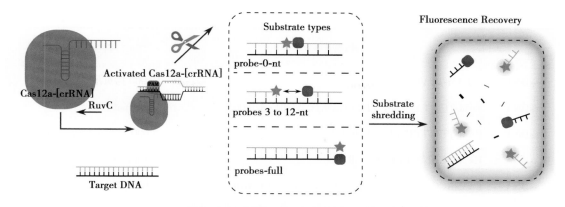

图 5-2　CRISPR/Cas12a 剪切 dsDNA 荧光报告分子示意图

Cas12a-[crRNA]:Cas12a-crRNA 复合体;Activated Cas12a-[crRNA]:激活的 Cas12a-crRNA 复合体;Target DNA:靶标 DNA;Substrate types:底物类型;Probe-0-nt:无核苷酸探针;Probes 3 to 12-nt:3~12 个核苷酸的探针;Probe-full:全长探针;Substrate shredding:底物剪切;Fluorescence Recovery:释放荧光。

荧光报告分子。2021 年,Liu 等在 G4 [(TTAGGG)4] 的 5′ 端和 3′ 端分别标记羧基荧光素(carboxyfluorescein,FAM)和羧基四甲基罗丹明(tetramethylcarboxyrhodamine,TAMRA),基于荧光共能量转移(fluorescence resonance energy transfer,FRET)原理构建荧光报告分子,证明 Cas12a 能够非特异性剪切 G4。由于 G4 结构非常稳定,需要数小时才能裂解,不适合用于快速检测系统。G 三联体(G-triplex,G3)由富含三段连续 G 碱基序列组成,与 G4 结构有相似的生物学和化学功能。但是 Cas12a 在 10min 内就可以反式剪切 G3。联合 Cas12a 和 G3 的荧光生物传感器,检测未扩增与扩增的人乳头瘤病毒 16 型(human papilloma virus 16,HPV16),检测灵敏度分别为 50pmol/L、0.1amol/L,比基于 ssDNA 荧光报告分子 CRSPR/Cas12a 系统灵敏度高 20 倍。

分子信标(molecular beacon,MB)是荧光标记、带发夹结构的核酸报告分子,发夹结构使其比 ssDNA 或 dsDNA 荧光报告分子的背景信号更低,检测灵敏度更高(表 5-1),且 Cas12a 也能反式剪切 MB。在相同实验条件下,ssDNA、dsDNA 和 MB 荧光报告分子的检测限不同。标记德克萨斯红(Texas Red)和黑洞淬灭基团 2(BHQ2)的 MB 荧光报告分子在免核酸扩增的 CRISPR/Cas12a 系统,检测限达到 100fmol/L,比 ssDNA 和 dsDNA 荧光报告分子的检测灵敏度高 3 个数量级。以冠状病毒 GX/P2V 代替 SARS-CoV-2 为实验样品,检测限低至 27 拷贝/mL。

表 5-1　不同类型荧光报告分子信号分析性能比较

报告分子类型	核酸序列	检测限
G3	FAM-GGT TGG TGT GG-TAMRA	50pmol/L;10^3 拷贝/mL(扩增后)
G4	FAM-T TAG GGT TAG GGT TAG GGT TAG GG-TAMRA	0.02nmol/L

报告分子类型	核酸序列	检测限
ssDNA	FAM-TTATT-BHQ1	10 000 拷贝/mL（扩增后）
ssDNA	FAM-TCG TAT CCA GTG CGA ATC ACT C-BHQ1	0.03nmol/L
ssDNA	FAM-TTTTTTTTTTTT-BHQ1	2 000 拷贝/mL（扩增后）
ssDNA	HEX-NNNNNNNNNNNN-BHQ1	0.1nmol/L
ssDNA	FAM-ACC CCG CAT TAC GTT TGG TGG ACC-BHQ1	5 000 拷贝/mL（扩增后）
ssDNA	FAM-TTATT-3IABkFQ	600 拷贝/mL（扩增后）
dsDNA	FAM-AGA ACC GAA TTT G TG TAG CTT ATC AGA CTG and CAG TCT GAT-AAG CTA CAC AAA TTC GGT TCT -IABkFQ	10pmol/L
MB	Texas Red-TGG GAT AT CTT TAA TTT TAT TTT AAC AAG ATA TCC CA-BHQ	100fmol/L；27 拷贝/mL（扩增后）

ssDNA：单链 DNA；dsDNA：双链 DNA；MB：分子信标；FAM：羧基荧光素；TAMRA：羧基四甲基罗丹明；HEX：六氯荧光素；BHQ1：黑洞淬灭基团 1；IABkFQ：爱荷华黑色荧光淬灭剂。

　　2021 年，Wang 等报道了基于荧光数字信号的数字化增强 CRISPR/Cas 一步法病毒检测系统（digitization-enhanced CRISPR/Cas-assisted one-pot virus detection，deCOViD）。利用商业化的微流控数字芯片，将 RT-RPA/Cas12a 反应液分散到 0.7nL 反应小孔中，将靶标 RNA 通过 RT-RPA 逆转录扩增成 DNA，激活 Cas12a-crRNA 复合物反式剪切活性，剪切 ssDNA 荧光报告分子产生荧光，在反应小孔内每个拷贝的靶标产生 1 个亮点信号。15min 内完成定性检测，30min 内完成定量检测。2021 年，Liu 等建立了一种数字化热启动 CRISPR（digital warm-start CRISPR，dWS CRISPR）分析方法，用于检测 SARS-CoV-2。利用商用 3D 数字芯片，将 dWS-CRISPR 反应混合物分散到 0.7nL 的反应小孔中，在 52℃孵育时产生强烈的绿色荧光（阳性点），而没有靶标的反应微孔不产生荧光（阴性点）。在 50~55℃时启动 dWS CRISPR 反应，可防止靶标核酸在室温下过早扩增，实现核酸精确数字化检测。此外，dWS-CRISPR 无需 RNA 提取，可直接检测热处理后唾液样本。2020 年，Ackerman 等利用数字化 Cas13 发展了 CARMEN（combinatorial arrayed reactions for multiplexed evaluation of nucleic acids）技术。微孔阵列芯片由聚二甲基硅氧烷（polydimethylsiloxane，PDMS）制成，具有大量微孔，每个核酸样本通过 RPA 或 PCR 扩增，通过荧光编码实现信号读出，能够同时区分 169 种人类相关病毒，可用于病原体高通量检测。

　　但是，多数基于荧光信号的 CRISPR/Cas12a 生物传感器仍然需要专业的荧光检测设备来读出信号。其他光学检测方法，如比色法，则无需专业仪器也可用于 CRISPR/Cas 系统，适用于非专业条件下快速定性与半定量检测，通过测量吸收光谱，也可实现较高灵敏度的定量检测。

比色法通过 AuNP 聚集前后吸收光谱的变化来检测靶标物,其最大的优势是可以裸眼读取结果,不需要特殊仪器设备。2020 年,Zhou 等研发了 CRISPR/Cas 系统的比色检测法,利用靶标与 CRISPR/Cas 识别前后 AuNP 聚集和溶液颜色改变,实现裸眼观察检测结果。

此外,纵横比不同的金纳米棒(gold nanorod,GNR)具有独特的横向表面等离子体共振和纵向表面等离子体共振模式,表现出不同的颜色和吸收光谱特性。2020 年,Xu 等建立了转化酶-葡萄糖氧化酶级联反应引起 GNR 变色和 Fenton 反应读出信号方式,结合 RPA 检测靶标 DNA 的灵敏度达 1amol/L。该方法的原理是 Cas12a 反式剪切活性切断了功能磁珠和转化酶之间的 ssDNA,磁分离后,上清液中释放的转化酶进行级联反应催化蔗糖水解,生成的葡萄糖立即被葡萄糖氧化酶氧化生成 H_2O_2。在酸性环境下,H_2O_2 通过 Fe^{2+} 诱导的 Fenton 反应迅速转化为活性中间体·OH。·OH 主要沿纵轴方向刻蚀 GNR,所产生的长径比发生明显变化,从而改变溶液颜色,可以通过肉眼区分。此外,纵向表面等离子体共振位移的峰值波长可通过紫外-可见分光光度测定实现对靶标 DNA 的半定量检测。

二、电化学信号

电化学生物传感器是利用表面生物探针在识别靶标后的构象变化,通过接触介导的电子转移距离变化,诱导电化学信号变化的一种传感器。与荧光信号相比,读出电化学信号的检测方法更加灵敏、价格低廉、操作简单、响应速度快、选择性多。CRISPR/Cas 与电化学信号结合,构建了多种 CRISPR/Cas 生物传感器。

亚甲基蓝标记的 ssDNA 报告分子可将脉冲信号转变为电信号,利用脉冲伏安法读出信号构建了 E-CRISPR。CRISPR/Cas12a 反式剪切亚甲基蓝标记的 ssDNA 报告分子,使其从电极表面分离,降低了亚甲基蓝信号的传导能力。反之,Cas12a 的反式剪切活性被抑制,亚甲基蓝-ssDNA 报告分子保留在电极表面。在此基础上,Zhang 等在 2020 年设计了发卡型 DNA 报告分子作为电化学信号转导元件,显著提高了分析灵敏度。2021 年,Taek 等将亚甲基蓝标记的 ssDNA 耦联到金纳米粒子(MB-AuNP)表面,一旦 ssDNA 被剪切,MB-AuNP 的方波伏安信号就会减弱,较单个亚甲基蓝分子探针产生更强的方波伏安信号,在 30min 内检测靶标病菌的灵敏度为 100fmol/L。2021 年,Lertanantawong 等报道了基于滚环扩增(rolling circle amplification,RCA)的电化学生物传感器,用差分脉冲伏安法输出信号,检测限为 1 拷贝/μL。

2021 年,Fuente-Nunez 等报道了一种手持式小型生物传感器 RAPID 1.0,通过阻抗法测量氧化还原探针对电荷转移的增强电阻,可在 4min 内检测 10μL 的 SARS-CoV-2 样本。2020 年,Williams 等使用阻抗传感平台快速检测 SARS-CoV-2 抗体,测量的阻抗值与标准酶联免疫吸附试验(enzyme-linked immunosorbent assay,ELISA)检测结果一致,两者之间有较强的相关性(R^2=0.9),在 5min 之内即可完成检测。

电化学发光（electrochemiluminescence，ECL）结合电化学反应和化学发光，在生物分析和临床诊断中越来越受到重视。2021 年，Zhang 利用催化发夹组装（catalytic hairpin assembly，CHA）扩增策略，结合 CRISPR/Cas12a 的反式剪切活性，构建了基于二维超薄 MXene 电化学发光生物传感器，检测灵敏度为 20.22fmol/L。

三、侧向流层析试纸条显色

侧向流层析法（lateral flow assay，LFA）是检测病原体、小分子、癌症标志物的常用方法，与 CRISPR/Cas 系统结合，已研发多种便携的生物传感器。其中，AuNP-LFA 试纸条是一种快速、低成本的检测方法。2020 年，Benjamin 等研发了一种半条（half-strip）形式的 LFA 试纸条，不需要样品垫和结合垫，将样本和金纳米粒子标记的抗体混合，插入硝酸纤维素膜和吸附垫组装而成的试纸条，用于检测 SARS-CoV-2 N 蛋白，检测限为 0.65ng/mL。2022 年，Wang 等利用核壳结构磁性量子点构建了一种双模式荧光 LFA 检测方法，可以同时检测 SARS-CoV-2 的 S 蛋白和 N 蛋白，检测限分别为 1pg/mL、0.5pg/mL，检测时间为 10min。2021 年，Garrit 等在 LFA 试纸条的基础上，采用同步辐射 X 射线荧光成像技术读取检测结果，灵敏度较裸眼读取方式提高 100 倍。2021 年，Wang 等在 SiO_2 核上包覆完整的 Ag 壳层（SiO_2@Ag），制备了双层拉曼染料标记的新型 SERS 标签，具有优异的 SERS 信号、良好的单分散性和较高的稳定性。将 IgM 和 IgG 固定在两条检测线上，捕获形成 SiO_2@Ag-Spike（S）蛋白-抗 SARS-CoV-2 IgM/IgG 免疫复合物。IgM、IgG 检测区域的 SERS 信号强度可通过便携式拉曼仪记录。SERS-LFA 的检测限比标准的金纳米粒子 LFA 高 800 倍。此外，纳米硒粒子（Se-NP）作为 LFA 的报告分子，具有更高的灵敏度和稳定性，比金纳米粒子更便宜。2020 年，Ma 等研发了基于 Se-NP 修饰的 SARS-CoV-2 核蛋白的 LFA 免疫检测试剂盒，可以检测人血清中抗 SARS-CoV-2 IgM 和 IgG，在 10min 内裸眼读取结果。

2017 年，张锋团队开发了基于 Cas13 的 SHERLOCK 技术，采用商业化的试纸条，通过裸眼直接观察颜色来判读结果，不需要特殊仪器。2020 年初，将 SHERLOCK 技术用于新型冠状病毒检测，以 LFA 试纸条读出检测结果，开发了 SHERLOCK™ CRISPR SARS-CoV-2 检测试剂，可在 1h 内完成检测。

四、其他信号输出方式

CRISPR/Cas 系统还有其他信号输出方法。2021 年，Huang 等利用血糖仪读出信号，结合 CRISPR/Cas12a 系统和葡萄糖生成反应，将病毒核酸信号转化成葡萄糖信号，从而在血糖仪定量读取信号。

此外，凝胶电泳分析也可以用作 CRISPR/Cas 的输出信号。2021 年，Yigit 等利用杂交链式反应与 Cas12a 结合，以烟草曲茎病毒（Tobacco curly shoot virus，TbCSV）和乙型肝炎病毒（hepatitis B virus，HBV）为模型靶标，Cas12a 识别靶标后激活反式剪切活性，剪切体系中存在的杂交链式反应启动链,抑制杂交链式反应,从凝胶电泳上无法看到杂交链式反应产物,利用凝胶电泳读出结果。检测限达 1.5fmol/L,比单纯的杂交链式反应提高了100 倍。

第二节　CRISPR 分子信标系统

CRISPR/Cas12a 能非特异性剪切单链型、双链型以及发卡型荧光报告分子,因此被用于 CRISPR/Cas 检测系统,但单链型、双链型以及发卡型荧光报告分子的设计原理不同(图 5-3)。

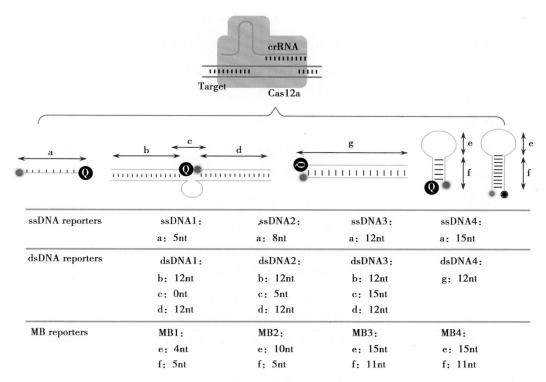

图 5-3　不同荧光报告分子设计原理

crRNA:CRISPR RNA;ssDNA:单链 DNA;dsDNA:双链 DNA;MB:分子信标;ssDNA reporters:单链 DNA 报告分子;dsDNA reporters:双链 DNA 报告分子;MB reporters:分子信标报告分子。

1. 主要材料　核酸序列均由生物公司合成并纯化(表 5-2),主要试剂包括焦碳酸二乙酯(diethyl pyrocarbonate,DEPC)处理水、Lba Cas12a 和缓冲液 3.1、RNase 抑制剂。用 Vero E6 细胞分离得到 GX/P2V Beta 冠状病毒。实时荧光曲线使用实时荧光定量 PCR 仪采集。

表 5-2　实验中所用的荧光报告分子核酸序列

名称	序列	修饰类型
5nt ssDNA 报告分子	TTATT	5'FAM,3'BHQ1
8nt ssDNA 报告分子	TTATTATT	5'FAM,3'BHQ1
12nt ssDNA 报告分子	GATCAAGAGCTA	5'FAM,3'BHQ1
15nt ssDNA 报告分子	TTATT TTATT TTATT	5'FAM,3'BHQ1
BP 引物	AGGGCTATACAT	5'BHQ1
FP 引物	CAGAATGCTGGT	3'6-FAM
dsDNA1	ATGTATAGCCCT ACCAGCATTCTG	无
dsDNA2	ATGTATAGCCCT TTATT ACCAGCATTCTG	无
dsDNA3	ATGTATAGCCCT TAATT TTATT TTAACACCAGCATTCTG	无
dsDNA4	ATGTATAGCCCT	3'6-FAM
dsDNA5-F	CACAAATTCGGTTCT	3'6-FAM
dsDNA5-Q	CAGTCTGATAAGCTA	3'BHQ1
dsDNA5	AGAACCGAATTTGTGTTATTTAGCTTATCAGACTG	无
MB1	TAC CA TT TT TGGT A	5'FAM;3'BHQ1
MB2	TAC CA TT AAC TTATT TGGT A	5'FAM;3'BHQ1
MB3	TGGGATATCTTTAATTTT ATTTTAACAAGATATCCCA	5'FAM;3'BHQ1
MB4	TGGGATATCTTTAA TTTTATTTTAACAAGATATCCCA	5'Texas red, 3'BHQ2

ssDNA:单链 DNA;dsDNA:双链 DNA;FAM:羧基荧光素;Texas red:德克萨斯红;BHQ:黑洞淬灭基团(black hole quencher)。

2. 荧光报告分子的信号输出性能　在一组微量离心管中加入 250nmol/L Cas12a 0.5μL、500nmol/L crRNA 0.5μL、500nmol/L 不同类型荧光报告分子 1μL、缓冲液 3.1 15μL 和 RNase 抑制剂 1μL,随后加入不同浓度的靶标物 2μL。最后,将所有微量离心管放入实时荧光 PCR 仪中,37℃ 温育 1h。

3. 单一或双 crRNA 的检测　将 20μmol/L crRNA 1μL、10μmol/L Cas12a 4μL、10μmol/L MB 荧光报告分子 1μL、不同浓度的靶标物 2μL、缓冲液 3.1 11μL 和 RNase 抑制剂 1μL 进行混合,或加入 20μmol/L crRNA-1 1μL、20μmol/L crRNA-2 1μL、10μmol/L Cas12a 4μL、10μmol/L MB 荧光报告分子 1μL、不同浓度的靶标物 2μL、缓冲液 3.1 10μL 和 RNase 抑制剂 1μL。将混合物放入实时荧光 PCR 仪器中,47℃ 温育 1h,采集荧光信号。

以新型冠状病毒的 *ORF1a* 基因中 13328~13437 的核酸序列为模型靶标物,评估 Cas12a 对不同长度 ssDNA 荧光报告分子的剪切性能。5nt ssDNA 荧光报告分子具有较低背景荧光和较高信噪比,当 ssDNA 长度增至 8nt 时,检测灵敏度提高至 100pmol/L;当 ssDNA 长度继续增加至 15nt,灵敏度并未进一步提升。随着荧光基团与荧光淬灭基团的距离增大,背景荧光逐渐升高(图 5-4)。

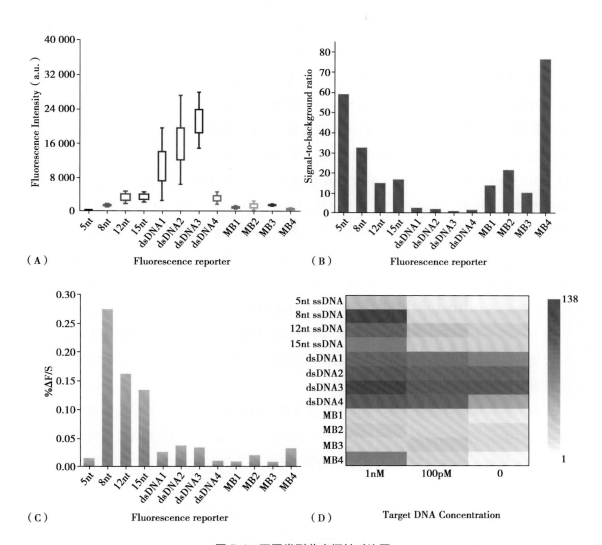

图 5-4　不同类型荧光探针对比图

(A)背景荧光值;(B)10nmol/L 时的信噪比;(C)10nmol/L 时所有荧光报告分子的荧光恢复率;(D)不同类型荧光报告分子荧光比率的热图,靶标 DNA 在 1nmol/L、100pmol/L 和 0 时,t=4 000s。MB:分子信标;Fluorescence Intensity(a.u.):荧光强度(a.u.);Fluorescence reporter:荧光报告分子;Signal-to-background ratio:信噪比;% ΔF/S:荧光恢复率(%);Target DNA Concentration:靶标 DNA 浓度。

不同长度单链型荧光报告分子的荧光恢复率和剪切速率也有所不同,5nt、8nt、12nt、15nt 荧光报告分子在 10nmol/L 时的剪切速率分别为 $0.016\,45s^{-1}$、$0.275s^{-1}$、$0.162s^{-1}$ 和 $0.135s^{-1}$,呈现随长度增加剪切速率先升后降的趋势,8nt 的 ssDNA 荧光报告分子具有最高的荧光剪切速率。

dsDNA 荧光报告分子在 CRISPR/Cas 的应用中也展现了良好潜力,对比四种不同的 dsDNA 报告分子的分析性能,dsDNA 荧光报告分子均能够在较短时间内恢复至特定水平,灵敏度约为 100pmol/L,但背景信号增加导致信噪比降低。

分子信标(molecular beacon,MB)是一种特殊设计的 DNA 发卡结构。发卡结构 MB1 具有较短的环状区(4nt)和茎干区(5nt),灵敏度达到 100pmol/L。为减少酶切过程的空间位阻影响,在 MB1 基础上增加环状区碱基数量,设计了 MB2(10nt)。MB2 的灵敏度和荧光恢复速率都有所提高。在 MB2 的基础上,保持环状区碱基不变,增加茎干区(11nt)设计了 MB3,MB3 的灵敏度和荧光恢复速率都有所提高。在 MB3 的基础上,改变荧光基团和荧光淬灭基团的种类,使用 Texas Red 标记的荧光报告分子比 FAM 标记具有更高的灵敏度和更低的背景荧光值。通过热图比较各种荧光报告分子的性能,将所有报告分子与 5nt ssDNA 荧光报告分子的荧光值进行归一化处理,颜色越深,荧光值越高。8nt ssDNA 和 MB4 在较高的靶标浓度下显示出较深的颜色,即使在低浓度靶标区域,与空白组均有显著差异。虽然 5nt ssDNA 报告分子在 10nmol/L 时表现出较高的信噪比,但其最低检测浓度仅为 1nmol/L。相同条件下,MB4 荧光报告分子具有良好的信噪比,检测限降低至 1pmol/L,具有优异的分析性能。基于此,使用 MB4 作为荧光报告分子,开发了高灵敏度的 SARS-CoV-2 检测方法。

为了进一步提升分析性能,优化了实验条件,包括 MB 荧光报告分子的浓度、反应温度以及 crRNA 与 Cas12a 的比例。在信号分子浓度为 500nmol/L、反应温度为 47℃、Cas12a 与 crRNA 比例为 2:1 时对 *ORF1a* 基因片段进行检测,在无 DNA 扩增的情况下,灵敏度为 1pmol/L(图 5-5)。

为了验证该方法的特异性,检测 SARS-CoV-2、流行性感冒病毒和其他冠状病毒核酸。结果表明,只有在 SARS-CoV-2 样本中观察到显著的荧光信号(图 5-6),其他病毒样本的荧光信号与空白对照组无显著差异。为了检验 CRISPR/Cas 系统在检测真实样本中 SARS-CoV-2 的可行性,选用 GX/P2V 进行实际样品验证,GX/P2V 与 SARS-CoV-2 基因相似性超过 85.8%,且对人无致病性。以 GX/P2V 基因组中 26719~26828 位点的 110bp 序列作为靶标,能够检测到低至 27 拷贝/mL 的靶标浓度。

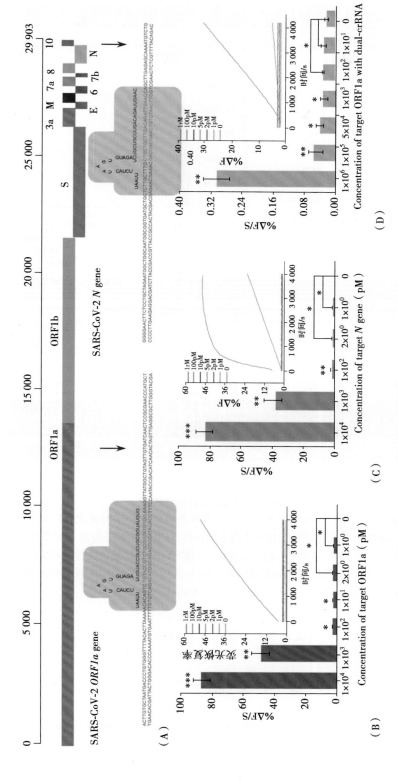

图 5-5 使用 MB4 荧光报告分子检测 SARS-CoV-2 *ORF1a* 和 *N* 基因片段示意图及数据图

(A) SARS-CoV-2 基因组中 *ORF1a* 基因和 *N* 基因示意图；(B) 使用 MB4 报告分子实时检测不同浓度 *ORF1a* 基因片段的荧光强度曲线和 4 000 s 终点荧光值；(C) 使用 MB4 报告分子实时检测不同浓度 *N* 基因片段的荧光强度曲线和 4 000 s 终点荧光值。(D) 使用双 crRNA 和 MB4 报告分子检测不同浓度 *ORF1a* 基因片段的荧光强度曲线和 4 000 s 终点荧光值。MB：分子信标（molecular beacon）；% ΔF：荧光恢复率（%）；Concentration of target *ORF1a* (pM)：*ORF1a* 靶标基因浓度（pM）；Concentration of target *N* gene (pM)：*N* 靶标基因浓度（pM）；Concentration of target *ORF1a* with dual-crRNA：带双 crRNA 的 ORF1a 靶标基因浓度。

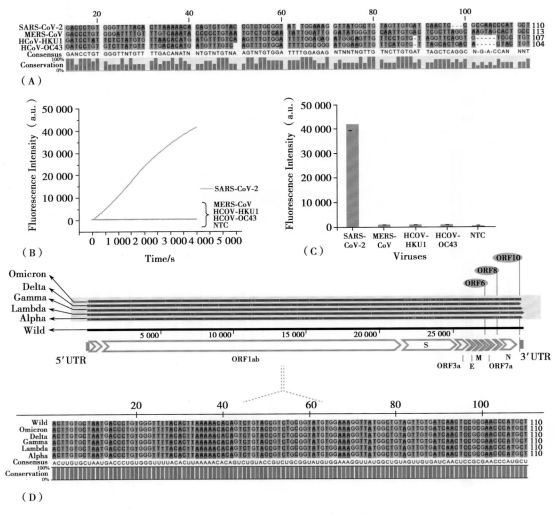

图 5-6　基于 CRISPR/Cas12a 的特异性检测

（A）SARS-CoV-2 靶区（*ORF1a* 基因）与其他冠状病毒相应区域的序列比；（B）实时荧光强度曲线特异性分析；（C）Cas12a 检测在 4 000s 时检测冠状病毒特异性直方图，*n*=3，柱状图代表平均值 ± 标准差（$\bar{x}\pm S$）；（D）SARS-CoV-2 靶标区域（*ORF1a* 基因）和变体的序列对比。SARS-CoV-2：严重急性呼吸系统综合征冠状病毒 2 型；MERS-CoV：中东呼吸综合征冠状病毒；HCoV-HKU1：人冠状病毒 HKU1 株；HCoV-OC43：人冠状病毒 OC43 株；Fluorescence Intensity（a.u.）：荧光强度（a.u.）；Viruses：病毒。

（裴晓静　刘思彤　黄朝鹤　徐丽　徐龙飞　张钰婕）

参 考 文 献

［1］WANG S Y, DU Y C, WANG D X, et al. Signal amplification and output of CRISPR/Cas-based biosensing systems：A review［J］. Anal Chim Acta, 2021, 1185：338882.

［2］HUANG M, ZHOU X, WANG H, et al. Clustered regularly interspaced short palindromic repeats/Cas9 triggered isothermal amplification for site-specific nucleic acid detection [J]. Anal Chem,2018,90(3):2193-2200.

[3] LI L,LI S,WU N,et al. HOLMESv2:a CRISPR-Cas12b-assisted platform for nucleic acid detection and DNA methylation quantitation[J]. ACS Synth Biol,2019,8(10):2228-2237.

[4] SMITH C W,NANDU N,KACHWALA M J,et al. Probing CRISPR-Cas12a nuclease activity using double-stranded DNA-templated fluorescent substrates[J]. Biochemistry,2020,59(15):1474-1481.

[5] LI Y,LI T,LIU B F,et al. CRISPR-Cas12a trans-cleaves DNA G-quadruplexes [J]. Chem Commun,2020,56(83):12526-12529.

[6] LI T,HU R,XIA J,et al. G-triplex:a new type of CRISPR-Cas12a reporter enabling highly sensitive nucleic acid detection[J]. Biosens Bioelectron,2021,187:113292.

[7] LIU S,XIE T,HUANG Z,et al. Systematically investigating the fluorescent signal readout of CRISPR-Cas12a for highly sensitive SARS-CoV-2 detection[J]. Sens Actuators B Chem,2022,373:132746.

[8] PARK J S,HSIEH K,CHEN L,et al. Digital CRISPR/Cas-assisted assay for rapid and sensitive detection of SARS-CoV-2[J]. Adv Sci,2021,8(5):2003564.

[9] DING X,YIN K,LI Z,et al. Sensitive quantitative detection of SARS-CoV-2 in clinical samples using digital warm-start CRISPR assay[J]. Biosens Bioelectron,2021,184:113218.

[10] ACKERMAN C M,MYHRVOLD C,THAKKU S G,et al. Massively multiplexed nucleic acid detection with Cas13[J]. Nature,2020,582(7811):277-282.

[11] VENTURA B D,CENNAMO M,MINOPOLI A,et al. Colorimetric test for fast detection of SARS-CoV-2 in nasal and throat swabs[J]. ACS Sens,2020,5(10):3043-3048.

[12] YUAN C,TIAN T,SUN J,et al. Universal and naked-eye gene detection platform based on the clustered regularly interspaced short palindromic repeats/Cas12a/13a system [J]. Anal Chem,2020,92(5):4029-4037.

[13] HUANG D,QIAN J,SHI Z,et al. CRISPR-Cas12a-assisted multicolor biosensor for semiquantitative point-of-use testing of the nopaline synthase terminator in genetically modified crops by unaided eyes [J]. ACS Synth Biol,2020,9(11):3114-3123.

[14] DAI Y,WU Y,LIU G,et al. CRISPR mediated biosensing toward understanding cellular biology and point-of-care diagnosis[J]. Angew Chem Int Ed,2020,59(47):20754-20766.

[15] XU W,JIN T,DAI Y,et al. Surpassing the detection limit and accuracy of the electrochemical DNA sensor through the application of CRISPR Cas systems [J]. Biosens Bioelectron,2020,155:112100.

[16] DAI Y,SOMOZA R A,WANG L,et al. Exploring the trans-cleavage activity of CRISPR-Cas12a (cpf1) for the development of a universal electrochemical biosensor[J]. Angew Chem Int Ed,2019,58(48):17399-17405.

[17] ZHANG D,YAN Y,QUE H,et al. CRISPR/Cas12a-mediated interfacial cleaving of hairpin DNA reporter for electrochemical nucleic acid sensing[J]. ACS Sens,2020,5(2):557-562.

[18] LEE Y,CHOI J,HAN H K,et al. Fabrication of ultrasensitive electrochemical biosensor for dengue fever viral RNA based on CRISPR/Cpf1 reaction[J]. Sens Actuators B Chem,2021,326:128677.

[19] CHAIBUN T,PUENPA J,NGAMDEE T,et al. Rapid electrochemical detection of coronavirus SARS-CoV-2 [J]. Nat Commun,2021,12(1):802.

［20］ TORRES M D T，DE ARAUJO W R，DE LIMA L F，et al. Low-cost biosensor for rapid detection of SARS-CoV-2 at the point of care［J］. Matter，2021，4（7）：2403-2416.

［21］ RASHED M Z，KOPECHEK J A，PRIDDY M C，et al. Rapid detection of SARS-CoV-2 antibodies using electrochemical impedance-based detector［J］. Biosens Bioelectron，2021，171：112709.

［22］ ZHANG K，FAN Z，YAO B，et al. Exploring the trans-cleavage activity of CRISPR-Cas12a for the development of a Mxene based electrochemiluminescence biosensor for the detection of Siglec-5［J］. Biosens Bioelectron，2021，178：113019.

［23］ BROUGHTON J P，DENG X，YU G，et al. CRISPR－Cas12-based detection of SARS-CoV-2［J］. Nat Biotechnol，2020，38（7）：870-874.

［24］ PATCHSUNG M，JANTARUG K，PATTAMA A，et al. Clinical validation of a Cas13-based assay for the detection of SARS-CoV-2 RNA［J］. Nat Biomed Eng，2020，4（12）：1140-1149.

［25］ CHEN M，LUO R，LI S，et al. Paper-based strip for ultrasensitive detection of OSCC-associated salivary microRNA via CRISPR/Cas12a coupling with IS-primer amplification reaction［J］. Anal Chem，2020，92（19）：13336-13342.

［26］ YUAN T，MUKAMA O，LI Z，et al. A rapid and sensitive CRISPR/Cas12a based lateral flow biosensor for the detection of Epstein－Barr virus［J］. Analyst，2020，145（19）：6388-6394.

［27］ MUKAMA O，WU J，LI Z，et al. An ultrasensitive and specific point-of-care CRISPR/Cas12 based lateral flow biosensor for the rapid detection of nucleic acids［J］. Biosens Bioelectron，2020，159：112143.

［28］ KAMINSKI M M，ALCANTAR M A，LAPE I T，et al. A CRISPR-based assay for the detection of opportunistic infections post-transplantation and for the monitoring of transplant rejection［J］. Nat Biomed Eng，2020，4（6）：601-609.

［29］ HUANG C，WEN T，SHI F J，et al. Rapid detection of IgM antibodies against the SARS-CoV-2 virus via colloidal gold nanoparticle-based lateral-flow assay［J］. ACS Omega，2020，5（21）：12550-12556.

［30］ GRANT B D，ANDERSON C E，WILLIFORD J R，et al. SARS-CoV-2 Coronavirus Nucleocapsid Antigen-Detecting Half-Strip Lateral Flow Assay Toward the Development of Point of Care Tests Using Commercially Available Reagents［J］. Anal Chem，2020，92（16）：11305-11309.

［31］ XIE Z，FENG S，PEI F，et al. Magnetic/fluorescent dual-modal lateral flow immunoassay based on multifunctional nanobeads for rapid and accurate SARS-CoV-2 nucleocapsid protein detection［J］. Anal Chim Acta，2022，1233：340486.

［32］ KOLLER G，MORRELL A P，GALãO R P，et al. More than the eye can see：shedding new light on SARS-CoV-2 lateral flow device-based immunoassays［J］. ACS Appl Mater Interfaces，2021，13（22）：25694-25700.

［33］ LIU H，DAI E，XIAO R，et al. Development of a SERS-based lateral flow immunoassay for rapid and ultra-sensitive detection of anti-SARS-CoV-2 IgM/IgG in clinical samples［J］. Sens Actuators B Chem，2021，329：129196.

［34］ WANG Z，ZHENG Z，HU H，et al. A point-of-care selenium nanoparticle-based test for the combined detection of anti-SARS-CoV-2 IgM and IgG in human serum and blood［J］. Lab Chip，2020，20（22）：4255-4261.

［35］ GOOTENBERG J S，ABUDAYYEH O O，LEE J W，et al. Nucleic acid detection with CRISPR-Cas13a/

C2c2［J］. Science, 2017, 356（6336）:438-442.

［36］HUANG D, SHI Z, QIAN J, et al. A CRISPR-Cas12a-derived biosensor enabling portable personal glucose meter readout for quantitative detection of SARS-CoV-2［J］. Biotechnol Bioeng, 2021, 118（4）:1587-1596.

［37］KACHWALA M J, SMITH C W, NANDU N, et al. Reprogrammable gel electrophoresis detection assay using CRISPR-Cas12a and hybridization chain reaction［J］. Anal Chem, 2021, 93（4）:1934-1938.

第六章　CRISPR 非核酸靶标检测技术

　　非核酸靶标包括多肽、多糖、抗生素、小分子化合物等,是环境污染监测、疾病诊断和食品污染检测的重要标志物。传统检测方法包括高效液相色谱、气相色谱、质谱、酶联免疫吸附试验等,这些方法往往耗时长、成本高,需要昂贵的仪器和专业操作人员,CRISPR 检测技术已用于非核酸靶标的检测(图 6-1)。

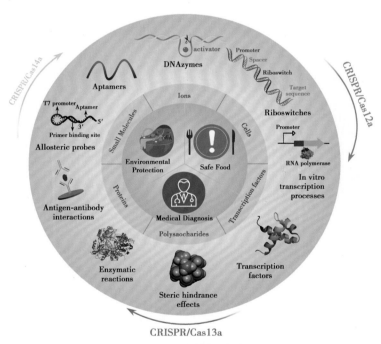

图 6-1　基于 CRISPR/Cas 的非核酸靶标检测生物技术

DNAzymes:脱氧核酶;Riboswitches:核糖体开关;In vitro transcription processes:体外转录;Transcription factors:转录因子;Steric hindrance effects:空间位阻效应;Enzymatic reactions:酶促反应;Antigen-antibody interactions:抗原抗体互作反应;Allosteric probes:变构探针;Aptamers:适配体;Ions:金属离子;Cells:细胞;Polysaccharides:多糖;Proteins:蛋白质;Small Molecules:小分子;Safe Food:食品安全;Medical Diagnosis:医学诊断;Environmental Protection:环境保护;activator:激活;Promoter:启动子;Spacer:间隔区;Target sequence:靶标序列;RNA polymerase:RNA 聚合酶;Primer binding site:引物结合位点。

第一节 离子检测

金属离子对环境污染物和人类健康有重大影响。Li 等开发了基于 CRISPR/Cas12a 和脱氧核酶（DNAzyme）的生物传感器（图 6-2A），依赖 Pb^{2+} 的 DNAzyme 具有催化核酸底物的功能。当 Pb^{2+} 存在时，DNAzyme 释放与其结合的 DNA 激活剂，激活 CRISPR/Cas12a 系统，产生荧光信号，其强度与 Pb^{2+} 浓度成正比。类似地，依赖 Na^+ 的 DNAzyme 也被用于 CRISPR/Cas12a 系统检测 Na^+（图 6-2B）。通过调整荧光报告分子和信号采集器，可以提高生物传感器的性能。Li 等开发了上转换发光纳米粒子（upconversion luminescent nanoparticle，UCNP）以克服背景信号干扰，或者采用新的全息光镊技术提高检测稳定性和检测通量，优化后的生物传感器检测 Na^+ 的检测限为 4.3nmol/L。

氟离子（F^-）响应性核糖体开关和 RNA 聚合酶之间的竞争性结合机制与 CRISPR/Cas13a 结合用于检测 F^-（图 6-2C）。RNA 聚合酶的识别位点被 F^- 核糖体开关占据，阻止其催化转录。当 F^- 存在时，它与核糖体开关结合，通过竞争结合和变构效应释放 RNA 聚合

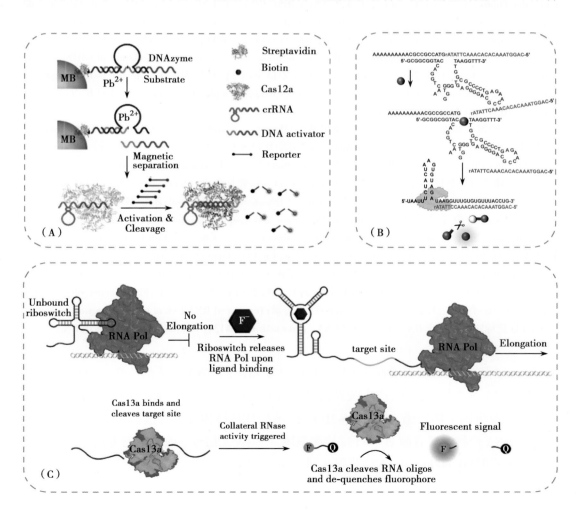

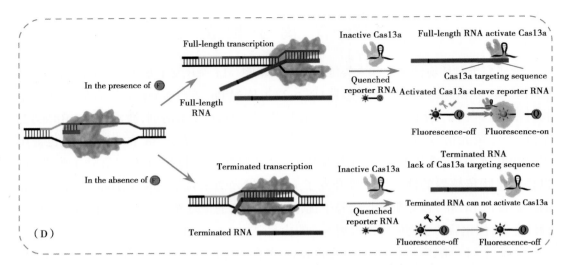

（D）

图 6-2　基于 CRISPR/Cas 检测离子的生物传感器示意图

引自 ZHAO J，TAN Z，WANG L，et al. A ligation-driven CRISPR-Cas biosensing platform for non-nucleic acid target detections［J］. Chem Commun，2021，57（57）：7051-7054；HU J，SONG H，ZHOU J，et al. Metal-tagged CRISPR/Cas12a bioassay enables ultrasensitive and highly selective evaluation of kanamycin bioaccumulation in fish samples［J］. Anal Chem，2021，93（42）：14214-14222；MAHAS A，WANG Q，MARSIC T，et al. Development of Cas12a-based cell-free small-molecule biosensors via allosteric regulation of CRISPR array expression［J］. Anal Chem，2022，94（11）：4617-4626；ZHANG C，YAO H，MA Q，et al. Ultrasensitive glucose detection from tears and saliva through integrating a glucose oxidase-coupled DNAzyme and CRISPR-Cas12a［J］. Analyst，2021，146（21）：6576-6581.

DNAzymes：脱氧核酶；Substrate：底物；MB：亚甲基蓝；Magnetic separation：磁性分离；Activation & cleavage：激活和剪切；Streptavidin：链霉亲和素；Biotin：生物素；DNA activator：DNA 激活子；Reporter：报告分子；Unbound riboswitch：非结合的核糖体开关；No Elongation：无延伸；Riboswitch releases RNA Pol upon ligand binding：配体结合后核糖体开关释放 RNA 聚合酶；target site：靶标位点；Elongation：延伸；Cas13a binds and cleaves target site：Cas13a 结合并剪切位点；Collateral RNase activity triggered：激活 RNA 酶的附带活性；Fluorescent signal：荧光信号；Cas13a cleaves RNA oligos and de-quenches fluorophore：Cas13a 剪切 RNA 探针并释放荧光；In the presence of F⁻：有氟离子；In the absence of F⁻：无氟离子；Full-length transcription：全长转录；Full-length RNA：全长 RNA；Inactive Cas13a：失活 Cas13a；Quenched reporter RNA：淬灭的 RNA 报告分子；Full-length RNA activate Cas13a：全长 RNA 激活的 Cas13a；Cas13a targeting sequence：Cas13a 的靶标序列；Activated Cas13a cleave reporter RNA：激活的 Cas13a 剪切 RNA 报告分子；Fluorescence-off：无荧光；Fluorescence-on：有荧光；Terminated transcription：终止转录；Terminated RNA lack of Cas13a targeting sequence：无 Cas13a 靶标序列的终止 RNA；Terminated RNA can not activate Cas13a：不能活化 Cas13a 的终止 RNA。

酶，转录过程被激活，获得对应于 CRISPR/Cas13a 系统的 RNA 激活剂。激活的 Cas13a 可以剪切 RNA 荧光报告分子，产生荧光信号。该方法检测上限为 100μmol/L 靶标。Iwasaki 等开发了改进的生物传感方法（图 6-2D）。F⁻ 响应性核糖体开关直接触发转录过程，产生完整的 RNA 产物。后者激活 Cas13a 检测系统，产生荧光信号。改进后的方法大大提高了 F⁻ 的检测范围（0~800μmol/L），检测限达到 1.7μmol/L。

第二节 小分子化合物检测

一、ATP检测

腺苷三磷酸（adenosine triphosphate，ATP）被认为是重要的生命燃料之一，参与几乎所有的生化反应和细胞代谢。一种适配体调控的CRISPR/Cas生物传感系统被开发用于检测ATP（图6-3A）。在这个系统中，DNA激活剂结合适配体，在没有ATP情况下，DNA激活剂不能被CRISPR RNA（crRNA）识别，无法启动Cas12a的反式剪切活性。相反，存在ATP情况下，ATP结合适配体，且亲和力大于适配体和激活剂之间的碱基互补作用力。因此，DNA激活剂被释放并激活Cas12a，剪切荧光报告分子，产生荧光信号。空间位阻效应和三明治结构（适配体-ATP-适配体）也被用于CRISPR/Cas12a系统。通过适配体耦合CRISPR/Cas12a系统，生成的荧光信号能够定量检测ATP，检测限达到0.14pmol/L。此外，还可以通过改变适配体来检测其他靶标。利用类似的ATP检测元件开发了电化学和电化学发光（electrochemiluminescence，ECL）生物传感器（图6-3A）。其中亚甲基蓝标记报告分子可以被氧化还原石墨烯修饰的电极所捕获，检测灵敏度达到0.46pmol/L；二茂铁标记报告分子可以被电极的阴极捕获，检测灵敏度为0.48nmol/L。不同之处在于，电化学信号强度与ATP浓度水平呈正相关，ECL信号强度与ATP浓度呈负相关。

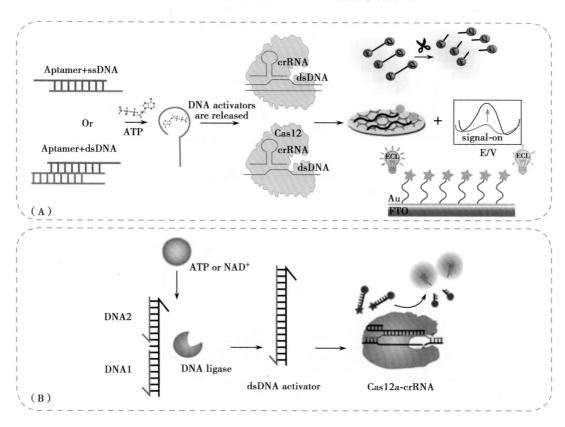

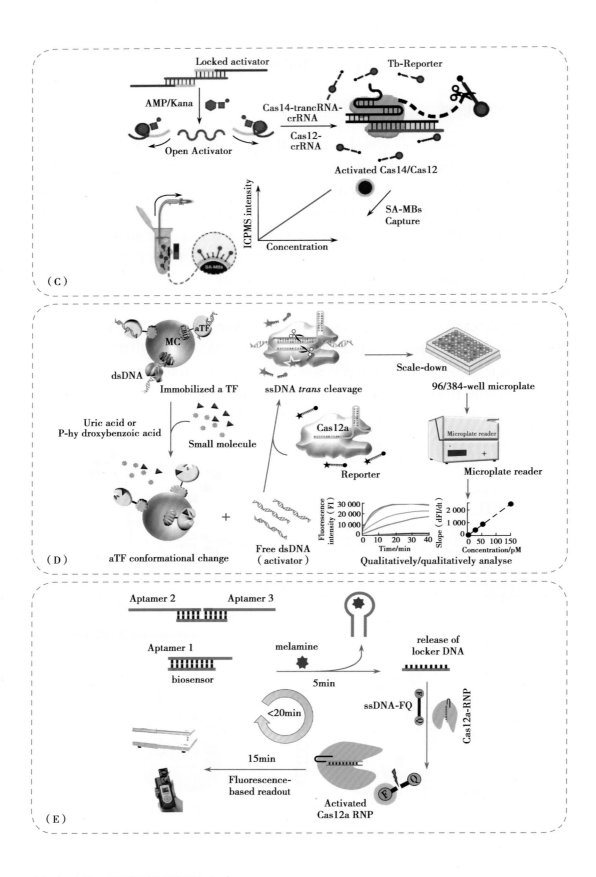

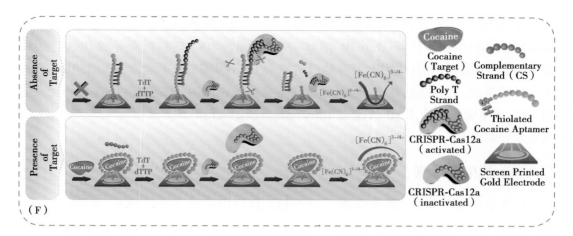

图 6-3　基于 CRISPR/Cas 检测小分子的生物传感器示意图

引自 LI C Y，ZHENG B，LI J T，et al. Holographic optical tweezers and boosting upconversion luminescent resonance energy transfer combined clustered regularly interspaced short palindromic repeats（CRISPR）/Cas12a biosensors［J］. ACS Nano，2021，15（5）：8142-8154；LI C Y，ZHENG B，LIU Y H，et al. A boosting upconversion luminescent resonance energy transfer and biomimetic periodic chip integrated CRISPR/Cas12a biosensor for functional DNA regulated transduction of non-nucleic acid targets［J］. Biosens Bioelectron，2020，169：112650；XIONG Y，ZHANG J，YANG Z，et al. Functional DNA regulated CRISPR-Cas12a sensors for point-of-care diagnostics of non-nucleic-acid targets［J］. J Am Chem Soc，2020，142（1）：207-213；QING M，CHEN S L，SUN Z，et al. Universal and programmable rolling circle amplification-CRISPR/Cas12a-mediated immobilization-free electrochemical biosensor［J］. Anal Chem，2021，93（20）：7499-7507；XU Z H，ZHAO Z Y，WANG H，et al. CRISPR-Cas12a-based efficient electrochemiluminescence biosensor for ATP detection［J］. Anal Chim Acta，2021，1188：339180；ZHAO J，TAN Z，WANG L，et al. A ligation-driven CRISPR-Cas biosensing platform for non-nucleic acid target detections［J］. Chem Commun，2021，57（57）：7051-7054；HU J，ZHOU J，LIU R，et al. Element probe based CRISPR/Cas14 bioassay for non-nucleic-acid targets［J］. Chem Commun，2021，57（80）：10423-10426；HU J，SONG H，ZHOU J，et al. Metal-tagged CRISPR/Cas12a bioassay enables ultrasensitive and highly selective evaluation of kanamycin bioaccumulation in fish samples［J］. Anal Chem，2021，93（42）：14214-14222；LIANG M，LI Z，WANG W，et al. A CRISPR-Cas12a-derived biosensing platform for the highly sensitive detection of diverse small molecules［J］. Nat Commun，2019，10（1）：3672；QIAO B，XU J，YIN W，et al. "Aptamer-locker" DNA coupling with CRISPR/Cas12a-guided biosensing for high-efficiency melamine analysis［J］. Biosens Bioelectron，2021，183：113233；ABNOUS K，ABDOLABADI A K，RAMEZANI M，et al. A highly sensitive electrochemical aptasensor for cocaine detection based on CRISPR-Cas12a and terminal deoxynucleotidyl transferase as signal amplifiers［J］. Talanta，2022，241：123276.

Aptamer+ssDNA：适配体 + 单链 DNA；Aptamer+dsDNA：适配体 + 双链 DNA；DNA activators are released：释放 DNA 激活子；ATP or NAD+：腺苷三磷酸或烟酰胺腺嘌呤二核苷酸；DNA ligase：DNA 连接酶；dsDNA activator：双链 DNA 激活子；Locked activators：封闭的激活子；Open activators：打开的激活子；Tm/Tb-Reporter：Tm/Tb- 报告分子；Activated Cas14/Cas12：激活的 Cas14/Cas12；ICPMS intensity：等离子体质谱强度；Concentration：浓度；SA-MBs Capture：链霉亲和素磁珠捕获；Immobilized aTF：固化的 aTF；trans-cleavage：反式剪切；Scale-down：缩小规模；microplate：微孔板；Uric acid or P-hydroxybenzoic acid：尿酸或对羟基苯甲酸；Small molecule：小分子；Reporter：报告分子；Microplate reader：微孔板读板仪；conformational change：构象改变；Free dsDNA：游离的双链 DNA；biosensor：生物传感器；melamine：三聚氰胺；release of locker DNA：封闭的 DNA 释放；Activated：激活的；Fluorescence-based readout：基于荧光的读出；Absence of Target：靶缺乏；Presence of Target：靶存在；Cocaine：可卡因；Complementary Strand：互补链；Poly T Strand：多聚 T 链；Thiolated Cocaine Aptamer：巯基化的可卡因适配体；Screen Printed Gold Electrode：丝网印刷金电极；inactivated：灭活的。

在小分子检测方面,Zhao 等开发了由 NAD$^+$/ATP 依赖的 DNA 连接酶和 CRISPR/Cas12a 驱动的生物传感器(图 6-3B),NAD$^+$/ATP 依赖性 DNA 连接酶介导的 DNA 连接反应被用作生物转导元件。因为带有缺口的双链 DNA(dsDNA)不能激活 CRISPR/Cas12a 生物传感系统,只有通过 DNA 连接反应,获得完整的 dsDNA,才能激活 Cas12a 的反式剪切活性,产生荧光信号,NAD$^+$/ATP 是 DNA 连接反应的关键。该方法检测 NAD$^+$ 和 ATP 的灵敏度分别为 10pmol/L、50pmol/L。

二、抗生素检测

抗生素作为人类伟大的发现之一,已经被广泛使用了 80 多年。然而,滥用抗生素不仅造成耐药性增加,还导致水体和陆地环境污染。Hu 等采用氨苄西林(ampicillin,AMP)适配体结合 CRISPR/Cas14a 和金属同位素标记报告分子设计了抗生素生物检测平台(图 6-3C),其中 ssDNA 报告分子两端修饰有铽(^{159}Tb)和生物素。未分离的报告分子和生物素修饰的部分被包被有链霉亲和素的磁珠捕获,通过电感耦合等离子体质谱(inductively coupled plasma mass spectrometry,ICPMS)定量检测剩余的报告分子,在 45min 内检测 AMP 的灵敏度为 2.06nmol/L。同样,采用铥(^{169}Tm)标记的 CRISPR/Cas12a 生物检测平台,可以在 30min 内定量检测卡那霉素,灵敏度达 4.06pmol/L。Li 等将适配体变构报告分子集成到 CRISPR/Cas12a 系统中检测妥布霉素,在 Klenow 片段 DNA 聚合酶作用下,引物模板被扩增成 ssDNA 或 dsDNA,激活 CRISPR/Cas12a 产生荧光信号,检测妥布霉素的灵敏度为 3.719pmol/L,检测范围为 10~300pmol/L。尽管 ssDNA 作为激活剂的生物传感器检测限(1.542pmol/L)更低,但快速达到荧光信号饱和平台会导致检测范围(5~30pmol/L)较小。因此,基于 dsDNA 激活剂的生物传感方法更具优势。

此外,将变构转录因子(allosteric transcription factor,aTF)引入 CRISPR/Cas 生物传感系统检测妥布霉素,Mahas 等建立了 CRISPR/Cas12a-aTF 检测方法,用于检测四环素。aTF 与操纵子序列结合,抑制体外转录过程。在四环素存在下,四环素与 aTF 结合,释放操纵子序列,体外转录过程能够正常进行并获得 crRNA,激活 CRISPR/Cas12a 系统产生荧光信号。使用经过改编的手机程序和简单的手持式可视化仪器,可进一步简化检测程序。值得注意的是,其他基于 aTF 的生物传感器也被用于检测四环素。抗生素生物传感系统为耐药性检测和抗生素污染监测提供了新的工具。

三、代谢物检测

尿酸和对羟基苯甲酸是发酵和生理过程的重要监测指标。Liang 等结合 aTF 和 CRISPR/Cas12a 系统开发了小分子检测平台 CaT-SMelor(图 6-3D),小分子可以与相应的 aTF 结合并释放 dsDNA 激活剂,激活 CRISPR/Cas12a 系统生成荧光信号。该生物传感器检测尿酸和对羟基苯甲酸的灵敏度分别为 10nmol/L、1.8nmol/L,检测时间在 35min 内。同样,CRISPR/Cas13a-aTF/核糖体开关耦合的体外转录平台也被用于检测辅因子和氨基酸代谢物。

葡萄糖也是生命活动中重要的化合物之一，葡萄糖含量通常被用于各种疾病的诊断，尤其是糖尿病。Zhang 等开发了基于酶反应和 CRISPR/Cas12a 系统的新型生物传感器，用于检测葡萄糖水平。该传感器的原理是葡萄糖首先被葡萄糖氧化酶催化生成葡萄糖酸和过氧化氢（H_2O_2），随后脱氧核酶（DNAzyme）被 H_2O_2 激活并自发裂解，触发 CRISPR/Cas12a 系统产生荧光信号，可以用于检测泪液和唾液中葡萄糖水平，为葡萄糖无创检测提供了新的方法。

四、三聚氰胺检测

三聚氰胺是一种三嗪杂环有机化合物，广泛用于化肥、皮革、塑料和树脂工业。不法商家可能将三聚氰胺非法用作食品添加剂。Qiao 等开发了基于适配体和 CRISPR/Cas12a 系统的生物传感器（图 6-3E），设计了锁定 DNA 和适配体组合，形成"锁定并激活"检测系统。三聚氰胺含量被转换为荧光信号强度，检测限达到 38nmol/L，低于婴儿奶中三聚氰胺的检测阈值（1.0mg/kg）。检测过程只需 20min，不需要复杂的样品处理。

五、毒物检测

Zhao 等开发了适配体耦合 CRISPR/Cas12a 生物传感器，用于检测可卡因，但检测灵敏度只有 0.34μmol/L。Abnous 等开发了一种高灵敏度电化学生物传感器检测可卡因（图 6-3F），可卡因适配体及其互补链（complementary strand，CS）修饰在丝网印刷金电极表面，在没有可卡因的情况下，通过末端脱氧核苷酸转移酶（terminal deoxynucleotidyl transferase，TdT）从 3′ 端延伸 CS，产生聚合 T 序列作为激活剂，激活 Cas12a 的反式剪切活性，导致 ssDNA 非特异性断裂，从电极表面释放适配体和 CS。因此，氧化标志物 [Fe(CN)₆]³⁻ 或 [Fe(CN)₆]⁴⁻ 很容易移动到电极表面，产生电化学信号。该生物传感器具有高灵敏度（检测限为 15pmol/L）和较宽检测范围（40pmol/L~150nmol/L）。Lin 等通过适配体、CRISPR/Cas12a 与纳米材料耦合检测高毒性物质——脱氧雪腐镰刀菌烯醇，使用 ssDNA 修饰的 UCNP 作为发光标志物，纳米金粒子修饰的 MXene（一种二维金属碳化物）作为增强荧光淬灭剂。检测脱氧雪腐镰刀菌烯醇的灵敏度为 0.64ng/mL。

第三节　多糖检测

脂多糖（lipopolysaccharide，LPS）是革兰氏阴性细菌细胞壁外膜的一种成分，可导致发热、腹泻、休克、器官衰竭，甚至死亡。Wang 等开发了基于适配体、DNAzyme 和 CRISPR/Cas12a 系统的生物传感器检测 LPS。LPS 适配体（LPS aptamer，LPSA）首先与 DNAzyme 的 ASC Ⅱ链形成 LPSA/ASC Ⅱ复合物，LPS 与 LPSA 竞争性结合，释放 AS Ⅱ。后者通过碱基互补配对与 AS Ⅰ形成部分含双链的底物链。随后，DNAzyme 水解底物，产生 DNA 激活剂，激活 CRISPR/Cas12a 系统产生荧光信号，检测灵敏度为 7.31fg/mL。Sheng 等开发了 MXene 与 LPSA 和 CRISPR/Cas12a 耦合检测 LPS 的方法。MXene 的羟基端表面和完整的金属原子层可以通过氢键吸附 ssDNA，MXene 还可以淬灭荧光基团，淬灭常数达到 353.59g/L，MXene 能够显著减少背景信号并提高检测灵敏度（检测限为 11pg/mL）。

第四节　蛋白质检测

一、多肽检测

微囊藻毒素 LR（microcystin-LR，MC-LR）是一种危害人类健康和生态系统的环肽肝毒素。Wu 等基于适配体、CRISPR/Cas14a 和 2D 卟啉金属有机骨架纳米片（2D porphyrin metal-organic framework nanosheet，2D-PMOF）建立了一种新型生物传感器，用于检测 MC-LR（图 6-4A），2D-PMOF 是除 MXene 外消除高背景信号的另一种荧光淬灭剂，ssDNA 荧光报告分子可以通过共轭 π 电子系统强吸附在 2D-PMOF 上，导致荧光淬灭且无需化学反应。2D-PMOF 的优点包括低荧光背景、高信号输出、优良的 ssDNA 吸收能力、高荧光淬

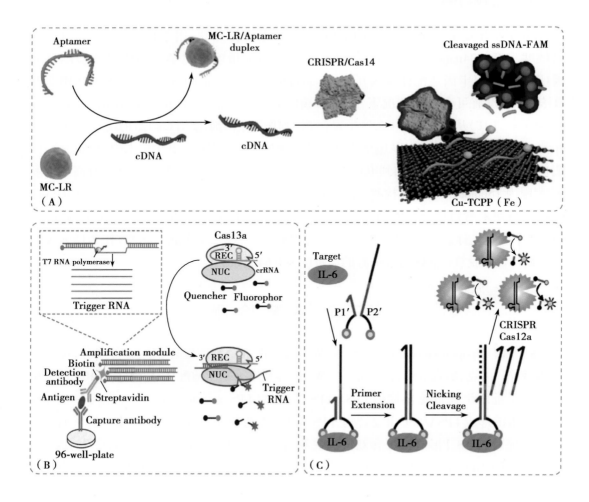

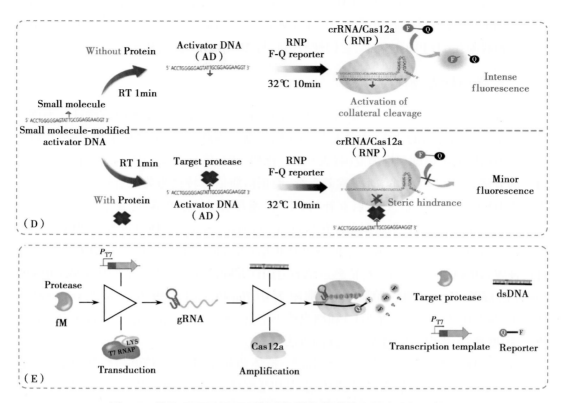

图 6-4　基于 CRISPR/Cas 检测肽/蛋白质/酶的生物传感器示意图

引自 WU P，YE X，WANG D，et al. A novel CRISPR/Cas14a system integrated with 2D porphyrin metal-organic framework for microcystin-LR determination through a homogeneous competitive reaction［J］. J Hazard Mater，2022，424（Pt D）：127690；CHEN Q，TIAN T，XIONG E，et al. CRISPR/Cas13a signal amplification linked immunosorbent assay for femtomolar protein detection［J］. Anal Chem，2020，92（1）：573-577；LI Y，MANSOUR H，WATSON C J F，et al. Amplified detection of nucleic acids and proteins using an isothermal proximity CRISPR Cas12a assay［J］. Chem Sci，2021，12（6）：2133-2137；KIM H，LEE S，YOON J，et al. CRISPR/Cas12a collateral cleavage activity for simple and rapid detection of protein/small molecule interaction［J］. Biosens Bioelectron，2021，194：113587

cDNA：互补 DNA；ssDNA：单链 DNA；FAM：羧基荧光素；RNP：核糖核蛋白复合体；gRNA：引导 RNA；dsDNA：双链 DNA；Aptamer：适配体；MC-LR/Aptamer duplex：微囊藻毒素/适配体双体；MC-LR：微囊藻毒素；Cleavaged ssDNA-FAM：剪切的单链 DNA-羧基荧光素；Cu-TCPP（Fe）：卟啉铜铁金属；T7 RNA polymerase：T7 RNA 聚合酶；Trigger RNA：诱发 RNA；Amplification module：扩增模块；Biotin：生物素；Detection antibody：探测抗体；Antigen：抗原；Streptavidin：链霉亲和素；Capture antibody：捕获抗体；96-well-plate：96 孔板；Quencher：淬灭基团；Fluorophor：荧光基团；Primer Extension：引物延伸；Nicking Cleavage：切刻剪切；Small molecule：小分子；Small molecule-modified activator DNA：小分子修饰的 DNA 激活子；Without Protein：无蛋白；Activator DNA（AD）：DNA 激活子；F-Q reporter：荧光-淬灭报告分子；Activation of collateral cleavage：激活附带剪切；Intense fluorescence：强荧光；Steric hindrance：空间位阻；Minor fluorescence：弱荧光；Protease：蛋白酶；Transduction：传导；Amplification：扩增；Target protease：靶蛋白酶；Transcription template：转录模板；Reporter：报告分子。

灭效率和极短的淬灭时间。利用 MC-LR 和适配体激活剂之间的竞争结合,未结合的激活剂可激活 Cas14a 的反式剪切活性,在 2D-PMOF 上剪切荧光报告分子。ssDNA 荧光报告分子被预吸附在 2D-PMOF 表面,它们被剪切后与 2D-PMOF 分离,从而产生荧光信号。

二、蛋白标志物检测

传统酶联免疫吸附测定(enzyme-linked immunosorbent assay,ELISA)方法往往不能满足检测生物标志蛋白的要求,尤其是早期疾病诊断。为此,开发了多种生物传感器,以提高检测蛋白质的灵敏度和检测范围(表 6-1)。比如,适配体与 CRISPR/Cas 系统耦合检测蛋白质的方法,采用"锁定并激活"检测系统,使蛋白质信号转化为荧光信号。为了便于磁铁分离 DNA 激活剂和非激活剂,互补的 ssDNA 通常通过链亲和素-生物素相互作用修饰在磁珠上。此外,使用无酶熵驱动催化(entropy driven catalysis,EDC)进行中间信号放大,以提高灵敏度。同时,复制和转录的双循环扩增(double cycle amplification,DCA)被用于直接合成 crRNA,可以提高生物传感系统的适用性并降低存储成本。适配体耦联 CRISPR/Cas 方法成功用于检测甲胎蛋白(检测限为 0.07fmol/L)、凝血酶(检测限为 0.4nmol/L)、外显子(检测限为 3×10^3 粒子/μL)和细胞外小泡(检测限为 10^2 粒子/μL)。该平台操作方便、灵敏度高,为蛋白质检测提供了新的方法。

将适配体-CRISPR/Cas 系统整合到抗原-抗体相互作用过程,检测生物标记蛋白。首先,在平板/磁珠上包被抗体,捕捉靶标蛋白和适配体,形成三明治结构(抗体-蛋白-适配体);随后,添加 CRISPR/Cas12a 检测组分特异识别适配体序列,产生荧光信号,且该信号强度与靶标蛋白的浓度呈正相关。该生物传感器可以检测到各种蛋白质,包括癌胚抗原(检测限为 69.5amol/L)、前列腺特异性抗原(检测限为 175amol/L)和血小板衍生生长因子 BB(检测限为 550amol/L)(表 6-1)。

Dai 等还建立了基于适配体的 CRISPR/Cas12a 电化学生物传感器(E-CRISPR),检测转化生长因子 β1(TGF-β1)(表 6-1),不同之处是核酸适配体本身是 DNA 激活剂,而不需要通过变构效应释放。此外,ssDNA 报告分子两端用亚甲基蓝标记和硫醇修饰。因此,通过电化学信号定量检测转化生长因子 β1 蛋白(检测限为 0.2nmol/L)。同样,Li 等检测人类肝癌细胞 HepG2 细胞上的核仁蛋白,代表 HepG2 细胞数量(检测限为 20 个细胞),为蛋白质-细胞相互作用的研究提供了新方法。

体外转录与 CRISPR/Cas 结合,在免疫分析中检测蛋白质(图 6-4B),捕获抗体与靶标蛋白反应后,再结合检测抗体形成"三明治"结构,并进行体外转录,获得 RNA 激活剂。随后,Cas13a 的反式剪切活性被激活,产生荧光信号。通过该生物传感器,分别检测人白细胞介素-6(检测限为 2.29fmol/L)和人血管内皮生长因子(检测限为 0.81fmol/L),可高灵敏度检测低丰度蛋白质。

CRISPR/Cas12a 耦合抗原抗体免疫吸附法(图 6-4C),采用两个多克隆抗体修饰引物 P1 和 P2,它们具有 6nt 互补序列和 15nt 胸腺嘧啶间隔,以确保正确延伸。两个修饰引物均可

表 6-1 检测蛋白质的各种策略特点

检测对象	转导元件	检测时间	检测范围	检测限
α-甲胎蛋白	适配体,CRISPR/Cas12a	<20min	0.24~977fmol/L	0.07fmol/L
凝血酶	适配体,EDC,CRISPR/Cas12a	>120min	1~80nmol/L	0.4nmol/L
CD63 蛋白质（外显子）	适配体,CRISPR/Cas12a	120min	$3\times10^3\sim6\times10^7$ particles/μL	3×10^3 particles/μL
CD63 蛋白质（细胞外小泡）	适配体,DCA,CRISPR/Cas12a	90min	$10^2\sim10^6$ particles/μL	10^2 particles/μL
癌胚抗原	抗体-靶标-适配体,CRISPR/Cas12a,AuNP	>300min	0.6~120ng/mL	13.9fg/mL
前列腺特异性抗原	抗体-靶标-适配体,CRISPR/Cas12a,AuNP	>300min	0.5~150ng/mL	5.6fg/mL
血小板衍生生长因子-BB	适配体-靶标,CRISPR/Cas12a	>110min	1~400fmol/L	550amol/L
转化生长因子 β1	适配体,CRISPR/Cas12a,金探针	>90min	1~20nmol/L	0.2nmol/L
核仁蛋白（HepG2 细胞）	适配体,CRISPR/Cas12a,金探针	80min	20~10 000cells	20cells
人血管内皮生长因子	抗体-靶标-抗体;体外转录,CRISPR/Cas13a	>16h	160fg/mL~0.1ng/mL	32.27fg/mL

EDC:熵驱动催化;DCA:双循环扩增;AuNP:金纳米粒子。

以与白细胞介素-6结合,在亲和作用下两个修饰的引物接近,通过结合诱导引物延伸反应和缺口剪切产生 dsDNA 激活剂,激活 CRISPR/Cas12a,产生荧光信号,检测灵敏度为 100fmol/L。

除了抗体-分析物-抗体夹心结构外,空间位阻效应也成为抗原-抗体相互作用检测蛋白质的重要生物转导元件,Kim 等开发了空间位阻效应耦合的 CRISPR/Cas12a 系统来检测链霉亲和素(图 6-4D)。生物素修饰的 ssDNA 作为激活剂,链霉亲和素与 DNA 激活剂上的生物素结合,形成空间位阻效应,阻止 CRISPR/Cas12a 识别 DNA 激活剂。Cas12a 酶活性受到抑制,不产生荧光信号。在极短检测时间(11min)内给出结果,检测限为 0.03nmol/L。为了进一步提高检测灵敏度,可以将杂交链反应(hybridization chain reaction,HCR)或聚合酶链反应(polymerase chain reaction,PCR)耦合到生物传感器上。HCR 和 PCR 可以放大核酸信号,提高检测的灵敏度。已被用于检测多种生物标记蛋白,包括含硫酯的蛋白 CD109(检测限为 10^2 粒子/mL)、表皮生长因子受体(epidermal growth factor receptor,EGFR)(检测限为 10^2 粒子/mL)和程序性死亡受体配体 1(programmed death-ligand 1,PD-L1)(检测限为 10^2 粒子/μL)。

三、γ 干扰素检测

γ 干扰素(interferon-γ,IFN-γ)是免疫系统和炎症反应的重要细胞因子。Deng 等开发了 CRISPR/Cas12a 辅助纤维免疫传感器(CRISPR/Cas12a-assisted fiber immunosensor,CAFI)用于检测 IFN-γ。采用聚乙二醇对玻璃纤维进行改性,提高其防污性能。用链霉亲和素将生物素修饰抗体固定在玻璃纤维的传感界面上。传感界面与 IFN-γ 接触后,加入适配体形成抗体-IFN-γ-适配体三元复合物,释放 ssDNA 激活剂。最后,将开发的 CAFI 系统用于检测复杂生物样品中 IFN-γ,检测限为 58.8amol/L。此外,在 ELISA 试剂盒检测的最后一步,添加抗辣根过氧化物酶抗体修饰的 ssDNA 复合物代替传统的比色底物四甲基联苯胺,用 HRP 标记夹心结构将该复合物与形成的抗体-IFN-γ-抗体耦联。最后,激活 CRISPR/Cas12a 系统以产生荧光信号。与商业 ELISA 试剂盒相比,该系统的检测范围增加了两个数量级,检测限降为原来的 1/260(检测限为 1.2pg/mL)。

四、蛋白酶检测

Yang 等开发了一种蛋白酶激活 RNA 聚合酶耦联 CRISPR/Cas 生物传感器,利用 T7 溶菌酶(T7 lysozyme,T7 LYS)对 T7 RNA 聚合物(T7 RNA polymerase,T7 RNAP)的抑制作用检测蛋白酶(图 6-4E)。T7 LYS 和 T7 RNAP 通过一个短肽连接,短肽是蛋白酶的底物。由于抑制剂的邻近效应,T7 RNAP 失活。在蛋白酶存在下,连接的短肽被蛋白酶水解,T7 RNAP 被激活。因此,通过 T7 RNAP 介导的体外转录过程获得 RNA 序列。获得的 RNA 序列通过体外扩增转化为 dsDNA 激活剂,激活 CRISPR/Cas12a 系统,产生荧光信号。使用该生物传感器检测基质金属蛋白酶-2(matrix metalloproteinase-2,MMP-2)和凝血酶的灵敏度分别为 5.4fmol/L、47.8fmol/L。

五、酶活性检测

5′-磷酸和 3′-羟基是核酸链扩增过程中磷酸二酯键形成的保证,核酸链延伸与酶反应相结合,为检测酶活性开辟一个新的途径。TdT 可以使用带有 3′-羟基末端的 DNA 片段合成聚合 T 序列。聚合 T 序列可以激活 CRISPR/Cas12a 生物传感系统。因此,使用不同的酶来获得具有 3′-羟基末端的 DNA 片段,对检测酶活性至关重要。

例如:①尿嘧啶 DNA 糖基化酶(uracil-DNA glycosylase,UDG)用于特异性修复尿嘧啶损伤,形成无嘧啶(apyrimidinic,AP)位点(图 6-5A)。随后,AP 位点被核酸内切酶Ⅳ剪切,以释放带有 3′-羟基末端的 DNA 片段。②具有 AP 位点的核酸引物被无嘌呤/无嘧啶核酸内切酶剪切成具有 3′-羟基末端的 DNA 片段(图 6-5B)。③带有 3′-磷酸基团的 DNA 片段被 T4 多核苷酸激酶(T4 polynucleotide kinase,PNK)转化为带有 3′-羟基末端的 DNA 片段。④在甲基供体 S-腺苷-L-蛋氨酸存在的情况下,具有 5′-GATC-3′ 回文的发夹底物通过 DNA 腺嘌呤甲基化甲基转移酶(Dam MTase)甲基化为 5′-G-mA-TC-3′(图 6-5C)。获得的甲基化产物被限制性内切酶 Dpn I 剪切成具有 3′-羟基末端的 DNA 片段。随后,耦合 TdT-CRISPR/Cas12a 生物传感系统,将各种酶活性转换为荧光信号。⑤端粒酶催化反应也被用于延伸具有重复 TTAGGG 序列的 DNA 链。因此,具有 3′-羟基末端或无 PAM 条件 DNA(PAM-less conditional DNA,pcDNA)的 DNA 片段可分别通过端粒酶直接转化为具有 PAM 或无 PAM-DNA(pDNA)的 dsDNA(图 6-5D)。为了检测 PNK,使用 Klenow 和 DNA 连接酶从 PNK 催化的 DNA 链中获得完整的 dsDNA 激活剂。将其他酶与 CRISPR/Cas12a 系统耦合可以将酶活性转换为可检测的荧光信号。检测了不同的酶活性,PNK(检测限为 3.3×10^{-6}U/mL)、端粒酶(检测限为 8cells/mL)以及无嘌呤/无嘧啶核酸内切酶(检测限为 2.52×10^{-4}U/mL)。

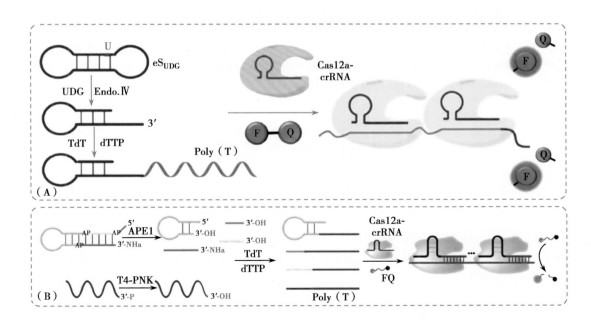

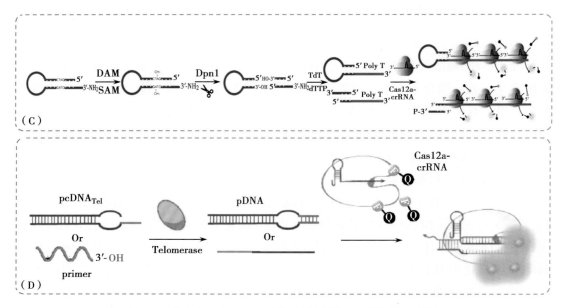

图 6-5　基于 CRISPR/Cas 检测酶活性的生物传感器示意图

引自 CHEN S，WANG R，PENG S，et al. PAM-less conditional DNA substrates leverage trans-cleavage of CRISPR-Cas12a for versatile live-cell biosensing［J］. Chem Sci，2022，13（7）：2011-2020；CHEN X，CAO G，ZHANG J，et al. An ultrasensitive and point-of-care strategy for enzymes activity detection based on enzyme extends activators to unlock the ssDNase activity of CRISPR/Cas12a（EdU-CRISPR/Cas12a）［J］. Sens Actuator B Chem，2021，333：129553；ZHANG X，ZHENG C，DING L，et al. CRISPR-Cas12a coupled with terminal deoxynucleotidyl transferase mediated isothermal amplification for sensitive detection of polynucleotide kinase activity［J］. Sens Actuator B Chem，2021，330：129317；CHEN X，CAO G，WANG X，et al. Terminal deoxynucleotidyl transferase induced activators to unlock the trans-cleavage of CRISPR/Cpf 1（TdT-IU-CRISPR/Cpf 1）：An ultrasensitive biosensor for Dam MTase activity detection［J］. Biosens Bioelectron，2020，163：112271.

UDG：尿嘧啶 DNA 糖基化酶；Endo. Ⅳ：核酸内切酶Ⅳ；TdT：末端脱氧核苷酸转移酶；dTTP：脱氧胸苷三磷酸；crRNA：CRISPR RNA；APE1：无嘌呤/无嘧啶核酸内切酶；T4-PNK：T4 多核苷酸激酶；DAM：DNA 腺嘌呤甲基转移酶；SAM：S-腺苷-L-蛋氨酸；Dpn1：限制性内切酶 Dpn1；pcDNA：无 PAM 条件的 DNA；primer：引物；Telomerase：端粒酶；pDNA：有 PAM 条件的 DNA。

第五节　细胞检测

Shen 等基于适配体、核酸扩增和 CRISPR/Cas13a 系统开发了变构探针启动检测系统（图 6-6A），用于细胞检测。通常，变构探针形成一个不活跃的发夹结构。在有靶细胞存在的情况下，适配体的变构作用可以激活非活性变构探针。在外部引物、DNA 聚合酶和 T7 RNA 聚合酶的作用下，产生 ssRNA 激活剂。随后，激活 CRISPR/Cas13a 生物传感系统，产生荧光信号。定量检测大肠埃希菌的灵敏度为 1CFU/mL。Li 等开发了抗体耦联的 CRISPR/Cas12a 生物传感器，用于检测微小隐孢子虫细胞（图 6-6B）。微小隐孢子虫细胞

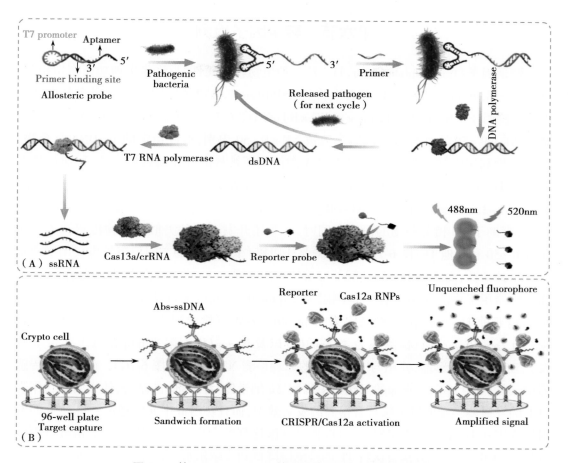

图 6-6 基于 CRISPR/Cas 检测细胞的生物传感器示意图

引自 SHEN J,ZHOU X,SHAN Y,et al. Sensitive detection of a bacterial pathogen using allosteric probe-initiated catalysis and CRISPR-Cas13a amplification reaction [J]. Nat Commun,2020,11(1):267;LI Y,DENG F, HALL T,et al. CRISPR/Cas12a-powered immunosensor suitable for ultra-sensitive whole Cryptosporidium oocyst detection from water samples using a plate reader [J]. Water Res,2021,203:117553.

promoter:启动子;Aptamer:适配体;Primer binding site:引物结合位点;Allosteric probe:变构探针;Pathogenic bacteria:病原菌;Released pathogen:释放的病原体;for next cycle:用于下一轮;polymerase:聚合酶;dsDNA: 双链 DNA;ssRNA:单链 RNA;crRNA:CRISPR RNA;Reporter probe:报告分子探针;Crypto cell:微小隐孢子虫细胞;96-well plate:96 孔板;Target capture:靶捕获;ssDNA:单链 DNA;Sandwich formation:形成三明治;Reporter:报告分子;activation:激活;Unquenched fluorophore:发光的荧光基团;Amplified signal:扩增的信号。

被固定在 96 孔板上的抗体捕获;然后,制备抗隐孢子虫抗体 ssDNA 结合物(Abs-ssDNA), 并用于识别捕获的细胞;最后,抗体细胞 Abs-ssDNA "三明治" 结构形成。因此,CRISPR/ Cas12a 生物传感系统被触发以产生荧光信号。检测微小隐孢子虫细胞的线性范围为 6.25~1 600 个/mL。

第六节　转录因子检测

转录因子(transcription factor,TF)是一种生物转导元件,与许多生理功能密切相关,开发了一系列 TF 传感器。Li 等首次将 CRISPR/Cas12a 核酸酶用于检测哺乳动物中常见的 TF、核因子 κB(nuclear factor-κB,NF-κB)p50(图 6-7A)。具体来说,dsDNA 激活剂连接到 NF-κB p50 的结合域。该结合域被 NF-κB p50 识别,形成稳定的 TF-DNA 复合物。该复合物利用空间位阻效应保护 dsDNA 激活剂不被核酸外切酶降解。然后,通过热灭活溶解 TF 和核酸外切酶,CRISPR/Cas12a 系统被激活以产生荧光信号。该方法能够检测 0.5pmol/L~1.6nmol/L 范围内的 NF-κB p50。此外,该方法可进一步扩展到 TF 抑制剂的筛选,有助于 TF 相关药物的研究。同时,Li 等还开发了一种类似的生物传感器来检测 NF-κB p50 和其他 TF(图 6-7B),且不需要外切酶。因此,TF 的空间位阻效应仅用于抑制 Cas12a 的活性,而不用于抑制核酸外切酶的活性。同样,TF 信号被转换为荧光信号,该生物传感器用于检测 NF-κB p50(检测限为 2.7pmol/L)。通过重新设计激活剂的模块化,还检测到五种 TF,包括 p53(检测限为 3.6pmol/L)、c-Myc(检测限为 2.3pmol/L)、MITF(检测限为 4.2pmol/L)、AP-1(检测限为 4.5pmol/L)以及 Nanog(检测限为 6.0pmol/L)。Fan 等开发了 ECL 生物传感器,使用与上述类似的原理检测 NF-κB p50(图 6-7C)。在该生物传感器中,通过 Ru(bpy)$_3^{2+}$ 修饰的氧化石墨烯和 Au 纳米笼(淬灭剂)的结合,使用络合物作为 ECL 的发射体。发射极不仅具有很高的发射效率,而且在溶液中非常稳定。将 ECL 的发射体固定在 DNA 四面体支架上,可以提高核酸序列的杂交效率。因此,ECL 信号可用于量化 NF-κB p50。该方法首次将 TF 的检测限降低到飞摩尔水平(检测限为 10.9fmol/L)。

总之,非核酸靶标可以被 CRISPR/Cas 识别生物转导元件转换为核酸信号。这些生物转导元件主要包括适配体、DNAzyme、核糖体开关、酶反应、TF、抗原抗体相互作用、变构探针、体外转录过程、空间位阻效应器等。获得的核酸用于激活 CRISPR/Cas 系统,Cas12a/Cas13a/Cas14a 蛋白可以剪切标记的报告分子,产生可检测的输出信号。

当然,CRISPR/Cas 生物传感系统在非核酸靶标检测方面仍存在一些有待解决的问题。例如:①很难同时检测多个非核酸靶标。多重 CRISPR/Cas 生物传感方法可以通过不同的方法改进,如分类标记(核酸、酶或纳米材料)、空间或时间分离以及局部分离,包括传感器阵列、芯片、通道、微滴等。②基质效应对于非核酸靶标检测是很大挑战。一方面,需要进行预处理(萃取、浓缩、富集);另一方面,基于 CRISPR/Cas 的检测系统的可重复性和兼容性还需要优化和提高。③CRISPR/Cas 检测标准尚待建立和完善。④Cas 蛋白起着重要作用,但存在非特异性反式剪切导致高背景信号,甚至假阳性问题。⑤新技术与 CRISPR/Cas 检测技术结合,例如人工智能(artificial intelligence,AI)在重建或预测酶的工作动力学方面非常有用,可以了解酶的构象变化和所涉及的关键氨基酸残基,实时了解酶的工作原理,指导设计氨基酸残基。甚至,通过 AI 辅助从头设计人工蛋白质,增强 Cas 效应器的活性。

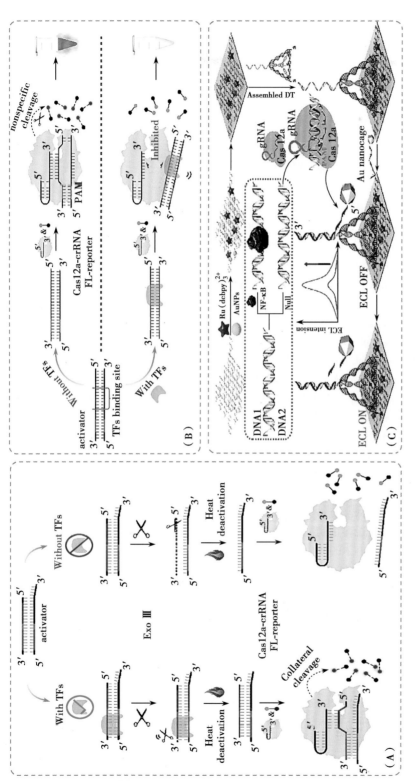

图 6-7 基于 CRISPR/Cas 检测转录因子的生物传感器示意图

引自 LI B,SHAO Z,CHEN Y. An exonuclease protection and CRISPR/Cas12a integrated biosensor for the turn-on detection of transcription factors in cancer cells [J]. Anal Chim Acta,2021,1165:338478;LI B,XIA A,ZHANG S,et al. A CRISPR-derived biosensor for the sensitive detection of transcription factors based on the target-induced inhibition of Cas12a activation [J]. Biosens Bioelectron,2020,173:112619;FAN Z,DING Y,YAO B,et al. Electrochemiluminescence platform for transcription factor diagnosis by using CRISPR-Cas12a trans-cleavage activity [J]. Chem Commun,2021,57 (65):8015-8018.

With TFs:有转录因子;Heat deactivation:热灭活;Exo:核酸外切酶;Collateral cleavage:附带剪切;crRNA:CRISPR RNA;FL-reporter:荧光报告分子;Without TFs:无转录因子;activator:激活子;TFs binding site:转录因子结合位点;Inhibited:受到抑制;PAM:原型间隔邻近域序列;nonspecific cleavage:非特异性剪切;AuNPs:金纳米粒子;NF-κB:核因子 κB;Assembled:装配的;nanocage:纳米笼;ECL:电化学发光。

此外,基于大规模实验数据集的机器学习和生物信息学算法可以开发更有效的设计工具,以更好地预测 gRNA 和靶标激活剂的性能,并提高 Cas 蛋白的特异性和活性。⑥检测低浓度靶标仍然是一个挑战。可以通过一些方法来解决,例如在浓缩过程中添加预处理步骤,发现能够对超低分析物作出响应的新识别模块(例如,更好的核酸适配体,增强与小分子的结合能力)。

(马 龙　李雅茹　满淑丽　廖 丹　寇 君　程新宽)

参 考 文 献

[1] XIE S,JI Z,SUO T,et al. Advancing sensing technology with CRISPR:from the detection of nucleic acids to a broad range of analytes - a review [J]. Anal Chim Acta,2021,1185:338848.

[2] FENG W,NEWBIGGING A M,TAO J,et al. CRISPR technology incorporating amplification strategies: molecular assays for nucleic acids,proteins,and small molecules [J]. Chem Sci,2021,12(13):4683-4698.

[3] SHI K,XIE S,TIAN R,et al. A CRISPR-Cas autocatalysis-driven feedback amplification network for supersensitive DNA diagnostics [J]. Sci Adv,2021,7(5):eabc7802.

[4] ZHOU J,YIN L,DONG Y,et al. CRISPR-Cas13a based bacterial detection platform:sensing pathogen *Staphylococcus aureus* in food samples [J]. Anal Chim Acta,2020,1127:225-233.

[5] MEHTA P K,JEON J,RYU K,et al. Ratiometric fluorescent detection of lead ions in aquatic environment and living cells using a fluorescent peptide-based probe [J]. J Hazard Mater,2022,427:128161.

[6] LI J,YANG S,ZUO C,et al. Applying CRISPR-Cas12a as a signal amplifier to construct biosensors for non-DNA targets in ultralow concentrations [J]. ACS Sens,2020,5(4):970-977.

[7] LI C Y,ZHENG B,LI J T,et al. Holographic optical tweezers and boosting upconversion luminescent resonance energy transfer combined clustered regularly interspaced short palindromic repeats(CRISPR)/Cas12a biosensors [J]. ACS Nano,2021,15(5):8142-8154.

[8] XIONG Y,ZHANG J,YANG Z,et al. Functional DNA regulated CRISPR-Cas12a sensors for point-of-care diagnostics of non-nucleic-acid targets [J]. J Am Chem Soc,2020,142(1):207-213.

[9] LI C Y,ZHENG B,LIU Y H,et al. A boosting upconversion luminescent resonance energy transfer and biomimetic periodic chip integrated CRISPR/Cas12a biosensor for functional DNA regulated transduction of non-nucleic acid targets [J]. Biosens Bioelectron,2020,169:112650.

[10] IWASAKI R S,BATEY R T. SPRINT:a Cas13a-based platform for detection of small molecules [J]. Nucleic Acids Res,2020,48(17):e101.

[11] MA Y,MOU Q,YAN P,et al. A highly sensitive and selective fluoride sensor based on a riboswitch-regulated transcription coupled with CRISPR-Cas13a tandem reaction [J]. Chem Sci,2021,12(35):11740-11747.

[12] CHEN S,WANG R,PENG S,et al. PAM-less conditional DNA substrates leverage trans-cleavage of CRISPR-Cas12a for versatile live-cell biosensing [J]. Chem Sci,2022,13(7):2011-2020.

[13] LI H,LI M,YANG Y,et al. Aptamer-linked CRISPR/Cas12a-based immunoassay [J]. Anal Chem,2021,93(6):3209-3216.

[14] NIU C,WANG C,LI F,et al. Aptamer assisted CRISPR-Cas12a strategy for small molecule diagnostics [J]. Biosens Bioelectron,2021,183:113196.

[15] QING M,CHEN S L,SUN Z,et al. Universal and programmable rolling circle amplification-CRISPR/

Cas12a-mediated immobilization-free electrochemical biosensor [J]. Anal Chem, 2021, 93 (20): 7499-7507.

[16] XU Z H, ZHAO Z Y, WANG H, et al. CRISPR-Cas12a-based efficient electrochemiluminescence biosensor for ATP detection [J]. Anal Chim Acta, 2021, 1188: 339180.

[17] ZHAO J, TAN Z, WANG L, et al. A ligation-driven CRISPR-Cas biosensing platform for non-nucleic acid target detections [J]. Chem Commun, 2021, 57 (57): 7051-7054.

[18] HU J, ZHOU J, LIU R, et al. Element probe based CRISPR/Cas14 bioassay for non-nucleic-acid targets [J]. Chem Commun, 2021, 57 (80): 10423-10426.

[19] HU J, SONG H, ZHOU J, et al. Metal-tagged CRISPR/Cas12a bioassay enables ultrasensitive and highly selective evaluation of kanamycin bioaccumulation in fish samples [J]. Anal Chem, 2021, 93 (42): 14214-14222.

[20] LI D, LING S, WU H, et al. CRISPR/Cas12a-based biosensors for ultrasensitive tobramycin detection with single- and double-stranded DNA activators [J]. Sens Actuator B Chem, 2022, 355: 131329.

[21] MAHAS A, WANG Q, MARSIC T, et al. Development of Cas12a-based cell-free small-molecule biosensors via allosteric regulation of CRISPR array expression [J]. Anal Chem, 2022, 94 (11): 4617-4626.

[22] ZHANG C, YAO H, MA Q, et al. Ultrasensitive glucose detection from tears and saliva through integrating a glucose oxidase-coupled DNAzyme and CRISPR-Cas12a [J]. Analyst, 2021, 146 (21): 6576-6581.

[23] QIAO B, XU J, YIN W, et al. "Aptamer-locker" DNA coupling with CRISPR/Cas12a-guided biosensing for high-efficiency melamine analysis [J]. Biosens Bioelectron, 2021, 183: 113233.

[24] ZHAO X, LI S, LIU G, et al. A versatile biosensing platform coupling CRISPR–Cas12a and aptamers for detection of diverse analytes [J]. Sci Bull., 2021, 66 (1): 69-77.

[25] ABNOUS K, ABDOLABADI A K, RAMEZANI M, et al. A highly sensitive electrochemical aptasensor for cocaine detection based on CRISPR-Cas12a and terminal deoxynucleotidyl transferase as signal amplifiers [J]. Talanta, 2022, 241: 123276.

[26] LIN X, LI C, MENG X, et al. CRISPR-Cas12a-mediated luminescence resonance energy transfer aptasensing platform for deoxynivalenol using gold nanoparticle-decorated Ti_3C_2Tx MXene as the enhanced quencher [J]. J Hazard Mater, 2022, 433: 128750.

[27] POSHA B, KUTTOTH H, SANDHYARANI N. Layer-by-layer assembly of polycations and polyanions for the sensitive detection of endotoxin [J]. Langmuir, 2021, 37 (1): 257-265.

[28] WANG P, LIU Y, YU Y, et al. Hydrazone ligation assisted DNAzyme walking nanomachine coupled with CRISPR-Cas12a for lipopolysaccharide analysis [J]. Anal Chim Acta, 2021, 1174: 338747.

[29] SHENG A, WANG P, YANG J, et al. MXene coupled with CRISPR-Cas12a for analysis of endotoxin and bacteria [J]. Anal Chem, 2021, 93 (10): 4676-4681.

[30] ZHANG S, DU X, LIU H, et al. The latest advances in the reproductive toxicity of microcystin-LR [J]. Environ Res, 2021, 192: 110254.

[31] WU P, YE X, WANG D, et al. A novel CRISPR/Cas14a system integrated with 2D porphyrin metal-organic framework for microcystin-LR determination through a homogeneous competitive reaction [J]. J Hazard Mater, 2022, 424 (Pt D): 127690.

[32] CHEN J, ZHU Y, KASKEL S. Porphyrin-based metal-organic frameworks for biomedical applications [J]. Angew Chem Int Ed, 2021, 60 (10): 5010-5035.

[33] WANG C, HAN C, DU X, et al. Versatile CRISPR-Cas12a-based biosensing platform modulated with programmable entropy-driven dynamic DNA networks [J]. Anal Chem, 2021, 93 (38): 12881-12888.

[34] ZHAO Q, PAN Y, LUAN X, et al. Nano-immunosorbent assay based on Cas12a/crRNA for ultra-sensitive

protein detection [J]. Biosens Bioelectron, 2021, 190: 113450.

[35] CHEN Q, TIAN T, XIONG E, et al. CRISPR/Cas13a signal amplification linked immunosorbent assay for femtomolar protein detection [J]. Anal Chem, 2020, 92(1): 573-577.

[36] LI Y, MANSOUR H, WATSON C J F, et al. Amplified detection of nucleic acids and proteins using an isothermal proximity CRISPR Cas12a assay [J]. Chem Sci, 2021, 12(6): 2133-2137.

[37] KIM H, LEE S, YOON J, et al. CRISPR/Cas12a collateral cleavage activity for simple and rapid detection of protein/small molecule interaction [J]. Biosens Bioelectron, 2021, 194: 113587.

[38] LI H, XING S, XU J, et al. Aptamer-based CRISPR/Cas12a assay for the ultrasensitive detection of extracellular vesicle proteins [J]. Talanta, 2021, 221: 121670.

[39] JANUARIE K C, UHUO O V, IWUOHA E, et al. Recent advances in the detection of interferon-gamma as a TB biomarker [J]. Anal Bioanal Chem, 2022, 414(2): 907-921.

[40] DENG F, LI Y, QIAO L, et al. A CRISPR/Cas12a-assisted on-fibre immunosensor for ultrasensitive small protein detection in complex biological samples [J]. Anal Chim Acta, 2022, 1192: 339351.

[41] LI Y, DENG F, GOLDYS E M. A versatile CRISPR/Cas12a-based sensitivity amplifier suitable for commercial HRP-based ELISA kits [J]. Sens Actuator B Chem, 2021, 347: 130533.

[42] SRIVASTAVA P N, NARWAL S K, MISHRA S. Mitochondrial apurinic/apyrimidinic endonuclease Apn1 is not critical for the completion of the *Plasmodium berghei* life cycle [J]. DNA Repair (Amst), 2021, 101: 103078.

[43] DU Y C, WANG S Y, WANG Y X, et al. Terminal deoxynucleotidyl transferase combined CRISPR-Cas12a amplification strategy for ultrasensitive detection of uracil-DNA glycosylase with zero background [J]. Biosens Bioelectron, 2021, 171: 112734.

[44] CHEN X, CAO G, ZHANG J, et al. An ultrasensitive and point-of-care strategy for enzymes activity detection based on enzyme extends activators to unlock the ssDNase activity of CRISPR/Cas12a (EdU-CRISPR/Cas12a) [J]. Sens Actuator B Chem, 2021, 333: 129553.

[45] ZHANG X, ZHENG C, DING L, et al. CRISPR-Cas12a coupled with terminal deoxynucleotidyl transferase mediated isothermal amplification for sensitive detection of polynucleotide kinase activity [J]. Sens Actuator B Chem, 2021, 330: 129317.

[46] LIAN M, SHAO S, LIU M, et al. Cell membrane-coated nanoparticles as peroxidase mimetics for cancer cell targeted detection and therapy [J]. Talanta, 2022, 238(Pt 2): 123071.

[47] LI Y, DENG F, HALL T, et al. CRISPR/Cas12a-powered immunosensor suitable for ultra-sensitive whole *Cryptosporidium oocyst* detection from water samples using a plate reader [J]. Water Res, 2021, 203: 117553.

[48] LI B, SHAO Z, CHEN Y. An exonuclease protection and CRISPR/Cas12a integrated biosensor for the turn-on detection of transcription factors in cancer cells [J]. Anal Chim. Acta, 2021, 1165: 338478.

[49] FAN Z, DING Y, YAO B, et al. Electrochemiluminescence platform for transcription factor diagnosis by using CRISPR-Cas12a trans-cleavage activity [J]. Chem Commun, 2021, 57(65): 8015-8018.

CRISPR 分子诊断技术应用

第七章　病原微生物检测

病原微生物引起的疾病是危害人类健康的主要因素之一。病原微生物根据其构成可分为 3 类：原核细胞型，包括细菌等；真核细胞型，常见为真菌和霉菌；非细胞型，主要代表是病毒、亚病毒和朊病毒。基于 CRISPR/Cas 系统开发的核酸检测方法已在病原微生物检测中广泛应用。本章列举了一部分利用 CRISPR 技术对病毒、细菌和真菌三种病原微生物检测的实例（表 7-1），并选择了几种细菌和真菌在检测应用中的详细介绍。

表 7-1　CRISPR 技术在病毒、细菌和真菌中的部分检测应用

病原微生物分类	病原体	扩增 + 检测方法	信号读取	灵敏度
病毒	寨卡病毒	NASBA+Cas9	比色传感器	1fmol/L
	牛病毒性腹泻病毒	Cas13a	荧光	1nmol/L
	乙型肝炎病毒	RCA+Cas13a	荧光	1copy/μL
	猪瘟病毒	Cas13a	荧光	100copies/μL
	猴痘病毒	Cas12a	荧光	2fmol/L
	埃博拉病毒	RT-RPA+Cas13a	LFA	9.4PFU/μL
	拉沙病毒	RT-RPA+Cas13a	LFA	9.4PFU/μL
细菌	李斯特菌	EXPAR+Cas9	荧光	1amol/L
	结核分枝杆菌	Paired dCas9	荧光	50pmol/L
	炭疽杆菌	Cas12a DNAzyme	催化显色	1copy/μL
	结核分枝杆菌	LAMP+Cas12a	荧光	1copy/μL
	蜡样芽孢杆菌	Cas13a	荧光	10CFU/mL
	沙门氏菌	Cas12a	光热效应	1CFU/mL
	皮疽诺卡菌	PCR+Cas12a	荧光	10^5CFU/mL

病原微生物分类	病原体	扩增＋检测方法	信号读取	灵敏度
真菌	烟曲霉菌	Cas13a	荧光	1copy/μL
	禾谷镰孢菌	PCR+Cas12a	荧光	1fg/μL
	耶氏肺孢子菌	TMA+Cas13a	荧光	2copies/μL

NASBA：核酸序列扩增法；RCA：滚环扩增；RT-RPA：逆转录重组酶聚合酶恒温扩增；EXPAR：指数扩增反应；LAMP：环介导恒温扩增；PCR：聚合酶链反应；TMA：转录介导的扩增技术。

第一节　李斯特菌检测

指数扩增反应（exponential amplification reaction，EXPAR）是一种十分有效的核酸扩增方法，它涉及聚合酶定向延伸和切刻内切酶诱导的单链切刻，已经成功应用于核酸和蛋白质分析中。与其他恒温扩增方法相比，EXPAR 具有更高的扩增效率。EXPAR 已广泛用于 miRNA 检测，其中短 miRNA 被用作启动扩增的引物。然而，EXPAR 很少用于长 DNA 或 RNA 检测，因为长 DNA 或 RNA 中具有数百甚至数千个核苷酸的特征序列，不能直接作为启动 EXPAR 的引物。目前用于检测长 DNA 或 RNA 的指数扩增方法是通过引入外源探针（如三路连接探针或信标探针）来触发扩增反应，降低了非靶标扩增的风险。

本节介绍一种 CRISPR/Cas9 与 EXPAR 联用方法（CAS-EXPAR）。CAS-EXPAR 结合了 Cas9 蛋白剪切特异性和 EXPAR 快速扩增的优点，不需要额外添加外源性引物，减少了非特异性靶标的扩增。在该技术中，"引物"通过特异性剪切靶 DNA 序列的位点产生，并在反应过程中积累。结合实时荧光强度分析方法，可在 1h 内实现对靶标 DNA 的检测。

一、技术原理

利用 CAS-EXPAR 方法检测李斯特菌 mRNA 原理如图 7-1 所示。李斯特菌溶血素基因片段具有"NCC"区域与 PAM 互补，选取该基因片段作为靶标。首先，设计包含一个 20nt 的引导序列、30nt 重复序列、抗重复双链区和有三个 tracrRNA 茎环的 gRNA。作为识别靶标的重要组成成分，引导序列与靶序列"NCC"区域的 3′ 端下游序列互补，激发 Cas9 裂解活性。Cas9/gRNA 复合物介导 ssDNA 底物的位点特异性裂解，产生裂解片段；此外，作者还设计了一个 EXPAR 模板（T）来进行 EXPAR，该方法包含一个 NEase 识别序列（位于模板中间）和两个 Cas9 剪切靶标片段（X）的互补区域（X′）。通过这些设计，X 在 T 的 3′ 端区与 X′ 杂交形成复合物，作为 DNA 聚合酶的引物，合成具有完整 ds-NEase 识别区和两个 X 序列的双链。NEase 在形成的 dsDNA 中切断 T 的互补链，DNA 聚合酶可以依次扩增剪切的 dsDNA，同时取代 X。释放的 X 可以与另一个 T 杂交以再次触发扩增。CRISPR/Cas9 介导的裂解、NEase 裂解、聚合酶延伸和链置换的反应，可以合成大量的 dsDNA。因此，CAS-EXPAR 可以通过实时荧光跟踪报告靶标是否存在。

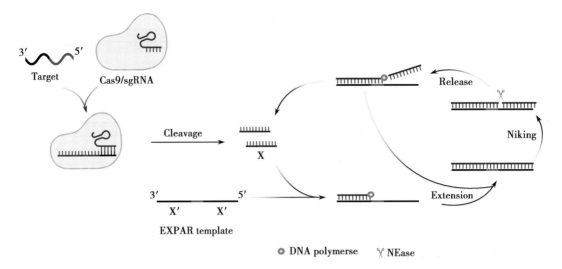

图 7-1　CAS-EXPAR 原理示意图

引自 HUANG M,ZHOU X,WANG H,et al. Clustered regularly interspaced short palindromic repeats/Cas9 triggered isothermal amplification for site-specific nucleic acid detection［J］. Anal Chem,2018,90（3）:2193-2200.

sgRNA:引导 RNA;EXPAR:指数扩增反应;Target:靶标;Release:释放;Cleavage:剪切;Niking:切刻;EXPAR template:指数扩增反应模板;DNA polymerse:DNA 聚合酶;NEase:核酸酶。

二、技术方法

1. 主要试剂　寡核苷酸,DNA 聚合酶（exo-）,Nt.BstNBI 切刻内切酶,Cas9 核酸酶,T7 RNA 聚合酶,M-MLV 逆转录酶,RNA 酶 H,三磷酸核苷（nucleoside triphosphate,NTP）和脱氧核糖三磷酸核苷（deoxyribonucleoside triphospahte,dNTP）,重组 RNA 酶抑制剂,无 RNA 酶水,SYBR Green I。

2. 主要仪器　实时荧光定量 PCR 检测系统,微量紫外可见分光光度计。

3. gRNA 合成　gRNA 的 DNA 模板采用 PCR 扩增方法制备,该 PCR 用两种长引物进行:含有 T7 启动子的 65 nt 寡核苷酸和能编码 gRNA 3′ 端 20 nt 互补序列的 80 nt 寡核苷酸。PCR 产物用柱式 PCR 产物纯化试剂盒纯化,作为 T7 RNA 聚合酶介导的转录反应的模板,使用体外转录试剂盒进行体外转录,再使用 RNA 纯化试剂盒对 gRNA 进行纯化,最后使用微量紫外可见分光光度计测量其浓度。

4. 体外 Cas9 裂解测定　体外测定体系包括 1× 反应缓冲液［20mmol/L HEPES, 100mmol/L NaCl,5mmol/L MgCl$_2$,0.1mmol/L 乙二胺四乙酸（ethylenediaminetetra-acetic acid, EDTA）］、50nmol/L Cas9 核酸酶、50nmol/L gRNA、不同浓度的靶 ssDNA、2nmol/L 含 PAM 序列的寡核苷酸（PAM-presenting oligonucleotide,PAMmer）。

将 Cas9 蛋白和 gRNA 加入总体积为 8μL 的 1× 反应缓冲液中,25℃孵育 5min,然后加入 1μL 靶 ssDNA 和 1μL PAMmer,37℃孵育 30 min,95℃ 5 min 灭活蛋白。反应产物用于随后的 EXPAR。

5. EXPAR 检测 在进行 EXPAR 检测之前,分别制备 A 和 B 两种反应溶液;A 溶液:Nt.BstNBI 切刻酶、DNA 聚合酶(exo-)、Thermopol 缓冲液和 SYBR Green Ⅰ;B 溶液:扩增模板、dNTP 混合物、NEBuffer 3.1 和 Cas9 裂解反应产物;制备后,立即混合 A 和 B 两种溶液,并加入无 RNA 酶水至 10μL,将混合物置于实时 PCR 检测系统中,55℃ 孵育,每隔 1min 监测荧光强度。

6. RNA 提取和逆转录 使用 RNA 提取试剂从李斯特菌细胞中分离提取总 RNA;通过凝胶电泳评估提取的总 RNA,使用微量紫外可见分光光度计测量;进行逆转录反应,20μL 反应体系包括:1μmol/L RT 引物,1×RT 缓冲液,0.2mmol/L dNTP,10U/μL M-MLV 逆转录酶,1U/μL RNA 酶抑制剂和细菌总 RNA。将反应体系在 42℃ 孵育 60min;向体系中加入 5U RNA 酶 H 和 1×RNA 酶 H 反应缓冲液并混匀,37℃ 孵育 30min。

CAS-EXPAR 技术结合了 Cas9 蛋白剪切特异性和 EXPAR 快速扩增的优点,可有效快速区分单核苷酸错配。CAS-EXPAR 的高特异性来自两个方面:一是 Cas9/gRNA 在正确位点对 ssDNA 底物的特异性识别和剪切,二是从裂解片段的 3′ 端延伸的序列依赖性 DNA 聚合酶的识别。与传统的核酸扩增反应不同,CAS-EXPAR 不需要外源引物,减少了非特异性靶标的扩增。CAS-EXPAR 技术可以在 1h 内检测到低至 0.82amol/L 的靶标。同时,该方法也成功用于检测 DNA 甲基化和单核细胞增多性乳杆菌。CAS-EXPAR 技术是一种可用于 DNA、RNA 和甲基化 DNA 等多种核酸检测的通用方法,具有高特异性和高灵敏度,在生物分析和疾病诊断中具有巨大的应用潜力。

第二节 结核分枝杆菌检测

野生型 Cas9 蛋白是一种能由 gRNA 引导进入基因组并对特定核酸区域进行剪切的核酸酶,但工程化的缺乏剪切核酸酶活性的 Cas9(dCas9)只能由 gRNA 引导至特定核酸区域,不能进行剪切。dCas9 主要是与其他效应蛋白融合,如绿色荧光蛋白(green fluorescent protein,GFP)、TF、组蛋白修饰等,进行基因调控、基因组成像、染色质或 DNA 修饰以及染色质免疫沉淀等,通过这些方法,极大地增强了其功能性。

一、技术原理

Zhang 等提出并证明了 dCas9 在体外 DNA 检测方面的强大潜力。使用 Paired dCas9(PC)报告系统进行 RNA 引导的特异性 DNA 检测,其原理如图 7-2 所示。在 PC 报告系统中,一对 dCas9 分别与萤火虫萤光素酶的 N 端和 C 端相连,在 gRNA 引导下,dCas9 与靶 DNA 序列的上游和下游位置相结合,可使萤火虫萤光素酶的 N 端和萤火虫萤光素酶的 C 端接近并互补发挥活性。选取结核分枝杆菌 *H37Rv* 基因作为靶标序列,并设计相应的 gRNA。当体系中含有靶标序列且靶标 DNA 被一对 dCas9 结合时,萤光素酶的两个片段互补,萤光素酶发挥活性并产生荧光。检测系统的特异性由与靶 DNA 序列中的两个位置(靶

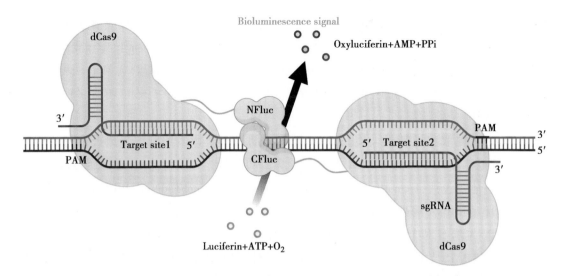

图 7-2　由 Paired dCas9（PC）报告系统进行 RNA 引导的特异性 DNA 检测

引自 ZHANG Y，QIAN L，WEI W，et al. Paired design of dCas9 as a systematic platform for the detection of featured nucleic acid sequences in pathogenic strains［J］. ACS Synth Biol，2017，6（2）：211-216.

PAM：原型间隔邻近区域序列；sgRNA：引导 RNA；dCas9：缺乏剪切酶活性的 Cas9；Bioluminescence signal：生物发光信号；Oxyluciferin+AMP+PPi：氧化荧光素 + 腺苷酸 + 焦磷酸；NFluc：萤火虫萤光素酶的 N 端；CFluc：萤火虫萤光素酶的 C 端；Luciferin+ATP+O$_2$：荧光素 + 腺苷三磷酸 + 氧气。

位点 1 和 2）互补 gRNA 所决定。

　　雷帕霉素为一种免疫抑制剂，它与 FK506 结合蛋白（FK506 binding protien，FKBP）形成复合物后，能进一步与哺乳动物雷帕霉素靶蛋白（mammalian target of rapamycin，mTOR）中的 FRB（FKBP-12 rapamycin binding）结构域结合，形成一个整体。这里使用雷帕霉素结合萤火虫萤光素酶的 N 端-FRB 和 FKBP-萤火虫萤光素酶的 C 端，形成 FRB-雷帕霉素-FKBP 三元复合物，从而激活萤光素酶的活性并产生荧光，作为 PC 报告系统的对比实验。

二、技术方法

　　1. 材料设备　萤火虫萤光素酶，dCas9 的密码子优化 DNA 序列，pET21a 质粒，大肠埃希菌 BL21（DE3）菌株，快速 RNA 合成试剂盒，酶标仪。

　　2. gRNA 合成和体外荧光检测　从 gRNA 表达质粒中扩增含有"T7 启动子-gRNA-T7 终止子"的线性 DNA 片段；使用快速 RNA 合成试剂盒进行体外转录，获得 gRNA 产物并纯化，-20℃储存；将 1μmol/L gRNA 3μL、0.25μmol/L 融合蛋白 2μL 和反应缓冲液［20mmol/L 羟乙基哌嗪乙磺酸（hydroxyethyl piperazine ethanesulfonic acid，HEPES），150mmol/L KCl，pH 7.5］8.5μL 混合，并在 25℃孵育 10min；向 3μL 底物中加入含有两种蛋白质-gRNA 复合物的反应混合物各 13.5μL，25℃孵育 5min；取 37℃预热好的 96 孔板，将反应液转移至孔板中，加入 100μL 萤光素酶测定试剂（37℃ 预热），使用酶标仪迅速测量荧光。

为了验证萤火虫萤光素酶的 N 端和萤火虫萤光素酶的 C 端的功能互补,将 2μL 萤火虫萤光素酶的 N 端-FRB 和 FKBP-萤火虫萤光素酶的 C 端(均稀释至 0.25μmol/L)加入 16μL 反应缓冲液中并立即加入 40nmol/L 雷帕霉素。将混合物在 37℃ 孵育 10min 后,如上所述测量发光。

3. gRNA 筛选 首先在结核分枝杆菌 *H37Rv* 基因组中筛选 PAM 序列位点 [5′-CCN(N)$_{20}$ 或(N)$_{20}$NGG-3′],使用 Python 3.4.3 内置正则表达式在正向链和反向链上搜索备选 PAM 序列。通过 BLASTN(BLAST-2.2.31+,NCBI)和生物编程-1.65 模块评估每个靶标相对于人类口腔基因组的特异性,排除在 HOMG 集合中 PAM 近端 12bp 的备选 gRNA 序列。采用 CRISPR 设计工具对备选 gRNA 序列的脱靶效应进行评分和排名,指数得分从 100% 到 0,得分低于 45% 的备选 gRNA 序列被进一步删除。最后,根据实验数据,满足间距约束的靶序列,即半位点之间的 19~23bp,作为结核分枝杆菌基因组中的标记配对。在整个基因组中总共选择了 3 751 个标记。选择四个结核分枝杆菌基因组区域,每个区域包含 8 个标记,用于阵列测试。作为阳性对照,设计了枯草芽孢杆菌基因组检测阵列,使用通过相同方法从枯草芽孢杆菌基因组的 9 个区域中选择的标志物,每个区域含有 7 或 8 个标记(最终阵列中使用的是 2 583 个备选 gRNA 序列中的 70 个序列)。

相比于游离状态的 FRB-萤火虫萤光素酶的 N 端和 FKBP-萤火虫萤光素酶的 C 端产生的荧光,FRB-雷帕霉素-FKBP 复合物产生的荧光量增加了 5 倍。通过筛选不同的 gRNA,PC 报告系统可以快速、高效地检测不同靶标序列。PC 报告系统使用 dCas9 作为生物发光报告和探测序列之间的适配器。就其本身而言,一对 dCas9 蛋白能够以自身位阻约束 44bp 的间距来特异性靶向目的基因,并且易于连接酶报告分子,从而以最小的背景信号产生高度敏感的反应输出。

第三节 炭疽杆菌检测

传统的炭疽杆菌检测方法是先进行细胞培养产生炭疽毒素,再对炭疽毒素进行检测,无法实现即时检测。此外,该方法还依赖于各种抗原(例如 BclA 外螺旋体糖蛋白),灵敏度往往较低,且与其他蜡样芽孢杆菌组成员的交叉反应性仍然无法完全避免。CRISPR 检测具有高灵敏性、高特异性等特点,且不需要昂贵复杂的设备,这为准确检测和鉴定炭疽杆菌开辟了新的可能性。

一、技术原理

王东澍等开发了基于 Cas12a 的完整炭疽杆菌检测系统。该系统使用两个染色体定位的单核苷酸多态性(single nucleotide polymorphism,SNP)靶标和两个质粒靶标来高精度地鉴定炭疽杆菌。整个检测过程可以在 90min 内完成,无需电力设备,且达到了单拷贝级灵敏度。在这项研究中,使用 RPA 与 CRISPR/Cas12a 相结合,同时检测两个质粒靶标和两个特异性染色体定位的 SNP 靶标。研究人员为这种 CRISPR/Cas12a 检测系统开发了一种新的基于 DNAzyme 的可视化方法,更适合现场检测。

图 7-3 为 DNAzyme 可视化系统的原理示意图。CatG4R 为 CatG4 的互补链,并作为 Cas12a 反应的报告探针,在 Cas12a 剪切 CatG4R 后,CatG4 和血红素可以形成活化的 G-四联体-血红素复合物,其过氧化酶活性将 2,2′-联氮-二(3-乙基苯并噻唑啉-6-磺酸)(ABTS^{2-})催化成 ABTS$^-$,从而使溶液变绿。当 Cas12a 不能剪切互补链时,CatG4 与 CatG4R 互补配对,形成双链 DNA,无法和血红素形成活化的 G-四联体-血红素复合物,不具备酶活性,在这种情况下,ABST^{2-} 不能被催化成 ABST$^-$,溶液保持无色。

整个检测过程仅用热水加热,无需耗电设备,可在 90min 内完成。只需将沸水与适量冷水混合至 37℃,倒入保温杯中保温,RPA 反应和 Cas12a 反应在保温杯中进行即可。

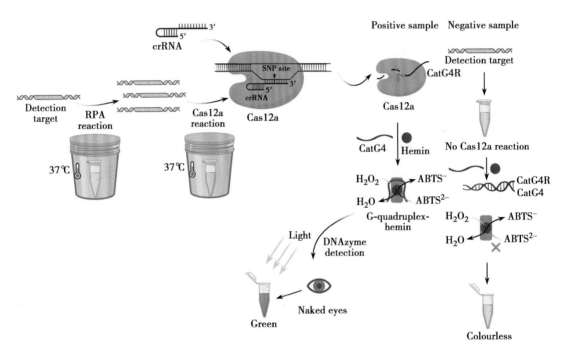

图 7-3　DNAzyme 可视化系统原理示意图

引自 WANG D,CHEN G,LYU Y,et al. A CRISPR/Cas12a-based DNAzyme visualization system for rapid,non-electrically dependent detection of bacillus anthracis［J］. Emerg Microbes Infect,2022,11(1):428-437.
RPA. 重组酶聚合酶恒温扩增;crRNA:CRISPR RNA;SNP:单核苷酸多态性;ABTS:2,2′-联氮-二(3-乙基苯并噻唑啉-6-磺酸);Hemin:氧化血红素;CatG4R:CatG4 的互补链,并作为 Cas12a 反应的报告探针。

二、技术方法

1. PCR 引物和 crRNA 的设计　使用位于炭疽杆菌毒力质粒上的 *lef* 和 *capB* 基因作为靶标基因,选择每个基因中的五个靶序列来筛选最佳 crRNA。crRNA 上使用的 19 个核苷酸通用序列为 5′-AAUUUCUACUGUUGUAGAU-3′。荧光报告基团是序列 HEX-5′-

GAGACCTG-3′-BHQ1。

2. crRNA 筛选和优化　为了获得最佳的 crRNA,每个反应独立重复三次,筛选产生最高荧光信号的特异性 crRNA。另外设计了六种 crRNA,它们的 PAM 序列和 SNP 位点相隔约 0~5 个碱基,这种设计是为了更好地靶向靶标链。此外,还设计了六种 crRNA 来靶向非靶标链,每个反应独立重复三次。最终选定的 crRNA 及其检测的靶序列如表 7-2 所示。

表 7-2　针对靶序列优化的 crRNA

靶基因	靶序列(5′→3′)	PAM 序列	引物名称	引物	crRNA
lef	TTTCTTACATCA AGATTAATT	TTTC	lef-F	AAAGCATCAATAT TTTGAATATCCCT TTTATACTGC	AAUUUCU ACUGUUG UAGAUUU
			lef-R	CTTGATATTCAAC CATATGATATTAA TCAAGGTTGC	ACAUCAA GAUUAAUU
capB	TTTCCTCATCAA TCCCAAGAG	TTTC	capB-F	GCATTCAACATAC CACGGAATGCTG	AAUUUCU ACUGUUG UAGAUCU
			capB-R	CATGGTCTTCCCA GATAATGCATCG	CAUCAAU CCCAAGAG

PAM:原型间隔邻近域序列;F 正向;R 反向。

3. 基于 RPA-CRISPR/Cas12a 系统的检测　根据 RPA 扩增试剂盒设计手册中的说明设计 RPA 引物;扩增产物预设为 90~150bp,GC 含量为 20%~60%,引物长度为 32~38nt,不存在明显的回文序列;将基因组 DNA 从 1.5×10^3amol/L 稀释至 1.5×10^{-5}amol/L,以确定检测阈值。检测炭疽杆菌时,将细胞培养液从 10^7CFU/mL 稀释至 1CFU/mL。

4. 检测结果的可视化　将反向互补序列 CatG4R(5′-TTTCCCAACCCCCCCCCCCCCA-3′)作为报告探针加入 Cas12a 检测系统中,进行 Cas12a 反应;将以上反应产物(20μL 等分试样)与 CatG4(10μmol/L)溶液按 10:1 混合;95℃水浴 5min,冷却至室温(退火,两条链互补);加入 2μL 血红素和 72μL MES 缓冲液,混匀;加入 2μL 2,2′-联氮-二(3-乙基苯并噻唑啉-6-磺酸)(ABTS),充分混匀后加入 2μL 3% H_2O_2 溶液,该步骤用于显色反应;5min 后观察到溶液呈绿色,表明存在靶标 DNA;若不存在靶标基因片段,则溶液呈现无色或浅绿色。

该新型可视化检测系统针对炭疽杆菌具有灵敏度高、特异性强、节约能源等诸多优点,无需电力,灵敏度达到单拷贝级,对操作者专业要求较低。该方案与 DNAzyme 结合拓宽了其使用范围,有利于偏远地区人员的快速检测。

第四节　烟曲霉检测

烟曲霉是一种引起食物腐败的致病真菌,也能寄生在人、鸟类及其他脊椎动物的肺部,从而引起肺部疾病。Li 等开发了一种基于 CRISPR/Cas13a 的烟曲霉快速诊断方法。

一、技术原理

该方法以 CRISPR/Cas13a 系统为基础,再结合 RPA 技术扩增靶标序列,然后使用 T7 RNA 聚合酶介导的体外转录,转录出与 Cas13a 结合的靶 RNA,如图 7-4 所示。

首先,提取样品核酸;其次,应用 RPA 技术扩增目的基因片段,转录出对应的靶标 RNA 片段;最后进行 CRISPR/Cas13a 反应,在 crRNA 的引导下,Cas13a 识别并结合靶标 RNA 序列,激活其反式剪切活性,荧光报告基团被剪切产生荧光信号。

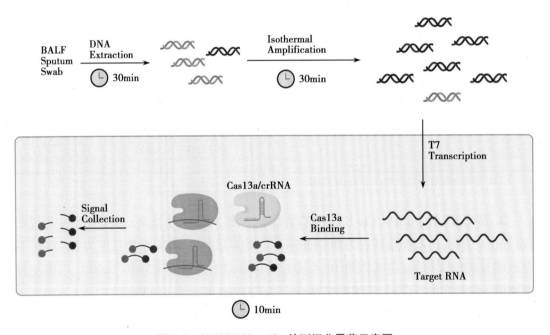

图 7-4　CRISPR/Cas13a 检测烟曲霉菌示意图

引自 LI Z,WANG M,XU T,et al. Development and clinical implications of a novel CRISPR-based diagnostic test for pulmonary *Aspergillus fumigatus* infection［J］. J Microbiol Immunol Infect,2022,55（4）:749-756. BALF:支气管肺泡灌洗液;Sputum:痰;Swab:拭子;Isothermal Amplification:恒温扩增;crRNA:CRISPR RNA。

二、技术方法

1. 主要材料　标准烟曲霉菌株(GIM3.524);临床菌株;靶序列引物和质粒;LwCas13a;RPA 试剂盒。

2. 引物设计　选择烟曲霉菌基因组的内部转录间隔(ITS)区域作为靶标检测序列;

设计可以特异性检测烟曲霉菌的引物和crRNA;正向引物:5'-TAATACGACTCACTATAGG
GTCCAACCTCCCACCCGTGTGTTCTATC-3';反向引物:5'-TCGATGATTCACTGAATTGCAAT
TCACATTAC-3'。

3. 荧光检测 用商业提取试剂盒提取样品中的 DNA;在21μL RPA 混合物中快速混
合10μmol/L 正向和反向引物,离心溶液;加入 1μL 的 LwCas13a,1μL 的 crRNA,0.2~2.0μL
的 T7 RNA 聚合酶混合物,1~10μL 的 NTP 混合物和1μL 的信号报告探针;混合物在 37℃
孵育并监测荧光信号;用 ABI7500 仪器测量荧光信号30min,每1min 读取一次 FAM 荧
光值。

该研究首次提出了一种基于 CRISPR 技术的烟曲霉菌感染诊断方法,其灵敏度和特异
性与 PCR 方法一致,在诊断烟曲霉菌感染方面具有很广阔的应用前景。

基于 CRISPR/Cas 建立的核酸检测方法,已广泛应用于病原微生物检测,且因其检测
结果的高特异性和高灵敏度,引起广泛关注。其不需要昂贵的仪器,大大降低了检测成
本,通过与智能手机等便携式工具相结合,可实现真正的即时检测;通过与恒温扩增技术
相结合,提高了检测灵敏度,可达到单个拷贝的检测限;此外,与微流控等自动化技术相结
合,还可以进行高通量、多通道检测,提高检测效率。

目前实际检测应用中仍然存在一些局限性,如需要额外的样品预处理步骤,增加了
检测系统的复杂性;CRISPR/Cas 系统对靶标的识别依赖于 PAM 序列,限制了检测范围;
CRISPR/Cas 检测系统中所需的 Cas 蛋白、gRNA 等试剂稳定性较差,不易保存,提高了保
存成本。因此,仍需继续优化及完善 CRISPR 技术,使其在病原微生物检测领域发挥更大
作用。

(史硕博　付金玉　莫汝熔　李　巍)

参 考 文 献

[1] HUANG M,ZHOU X,WANG H,et al. Clustered regularly interspaced short palindromic repeats/Cas9 triggered
isothermal amplification for site-specific nucleic acid detection [J]. Anal Chem,2018,90(3):2193-2200.

[2] ZHANG Y,QIAN L,WEI W,et al. Paired design of dCas9 as a systematic platform for the detection of
featured nucleic acid sequences in pathogenic strains [J]. ACS Synth Biol,2017,6(2):211-216.

[3] WANG D,CHEN G,LYU Y,et al. A CRISPR/Cas12a-based DNAzyme visualization system for rapid,non-
electrically dependent detection of bacillus anthracis [J]. Emerg Microbes Infect,2022,11(1):428-437.

[4] LI Z,WANG M,XU T,et al. Development and clinical implications of a novel CRISPR-based diagnostic test
for pulmonary *Aspergillus fumigatus* infection [J]. J Microbiol Immunol Infect,2022,55(4):749-756.

第八章　病毒变异检测与分型

第一节　SARS-CoV-2 变异株检测

一、SARS-CoV-2 变异株

（一）SARS-CoV-2 变异株的命名与分类

新型冠状病毒感染疫情全球大流行以来，出现了多种严重急性呼吸系统综合征冠状病毒 2 型（severe acute respiratory syndrome coronavirus 2，SARS-CoV-2）变异体（表 8-1）。根据病毒基因组及其不同的分类、命名方式，将变异体分为谱系、组或进化枝。

世界卫生组织（WHO）一直监测和评估 SARS-CoV-2 的演变，并根据变异株的传播力、致病力和免疫学特征等将其分为受关注的变异株（variant of concern，VOC）、感兴趣的变异株（variant of interest，VOI）以及受监测的变异株（variant under monitoring，VUM）。目前，SARS-CoV-2 的 VOC 包括 5 个变异体，分别是 Alpha、Beta、Gamma、Delta、Omicron。确定 VOC 的条件包括：①流行病学上传播性或流行特征出现变化；②致病力或毒力改变，影响疾病严重程度和进展及预后；③影响公共卫生措施或现有诊断方法、疫苗、治疗方法的有效性等。其共同特征在于与野生型（B.1）相比，具有多个 S 蛋白的关键位点突变，并且至少有一个特征性突变位于受体结合域（receptor binding domain，RBD）。

全球暴发谱系的系统发育分类（phylogenetic assignment of named global outbreak lineages，PANGO）系统将 SARS-CoV-2 分为 A、B 谱系，A 谱系与 Wuhan/WH04/2020 株直接相关，而 B 谱系与 Wuhan-Hu-1 株相关，并对新确认的变异株依次用阿拉伯数字编号，例如 A.1 或 B.2。其命名原则如下：①每个子代都需要来自不同地区种群的祖先谱系的系统发育证据；②原则①中

表 8-1　SARS-CoV-2 主要变异株的命名及生物学特性

WHO	命名方式 PANGO（Lineage）	命名方式 GISAID（Clade）	命名方式 Nextstrain（Clade）	首次确认的地点（日期）	分类	S 蛋白上的氨基酸突变位点	生物学特性
Alpha	B.1.1.7	GRY	20I（V1）	英国（2020 年 9 月）	VOC	69-70del, 144del, N501Y, A570D, D614G, P681H, T716I, S982A, D1118H	与野生株相比，Alpha 毒株的传播力增加 43%~90%，住院率增加 1.4~1.63 倍，死亡风险增加 1.61~1.64 倍，患者样本中病毒载量增加。Alpha 毒株可逃避部分单克隆抗体。多数疫苗的免疫血清对 Alpha 变异株的中和活性具有不同程度的降低，但仍具有较好的保护作用。辉瑞（BNT162b2）疫苗在接受两剂后对 Alpha 毒株的有效率为 89.5%
Beta	B.1.351	GH/501Y.V2	20H（V2）	南非（2020 年 5 月）	VOC	L18F, D80A, D215G, 241-243del, K417N, E484K, N501Y, D614G, A701V	Beta 毒株在年轻、健康的个体之间传播率，病情严重程度更高；相比野生型，传播力增强 50%，住院病死率提高 20%；RBD 结构域中的三个突变（K417N, E484K 和 N501Y）可促进病毒的免疫逃避，并使其对 ACE2 受体的亲和力提高 19 倍
Gamma	P.1	GR/501Y.V3	20J（V3）	日本/巴西（2020 年 11 月）	VOC	L18F, T20N, P26S, D138Y, R190S, K417N/T, E484K, N501Y, D614G, H655Y, T1027I, V1176F	Gamma 毒株的传播力增强，是野生型毒株的 1.7~2.4 倍，部分单克隆抗体对该株的疗效降低；免疫者血清对该毒株的中和活性降低

WHO	命名方式			首次确认		分类	S蛋白上的氨基酸突变位点	生物学特性
	PANGO (Lineage)	GISAID (Clade)	Nextstrain (Clade)	的地点	(日期)			
Delta	B.1.617.2	G/478K/V1	21A,21I, 21J	印度	(2020年 10月)	VOC	T19R,T95I,G142D,156del,157del, R158G,L452R,T478K,D614G,P681R, D950N	Delta毒株具有高度传播性,至2021年5月,Delta变异株已在全球占据主导地位;并且住院率、死亡风险增加;此外,Delta plus（Delta+）变异株（B.1.617.2）与Delta毒株相比具有K417N额外突变,增加了免疫逃避性;Delta毒株会发生突破性感染,即完整接种疫苗的人依旧具有感染Delta毒株的可能性
Omicron	B.1.1.529	BR/484A	21K,21L, 21M	多个国家	(2021年 11月)	VOC	A67V,69del,70del,T95I,142del,143del, 144del,Y145D,211del,L212I,G339D, S371L,S373P,S375F,K417N,N440K, G446S,S477N,T478K,E484A,Q493R, G496S,Q498R,N501Y,Y505H,T547K, D614G,H655Y,N679K,P681H,N764K, D796Y,N856K,Q954H,N969K,L981F	截至2022年5月22日,Omicron已经产生了至少五个病毒亚谱系（BA.1、BA.2、BA.3、BA.4、BA.5）;S蛋白中存在大量突变,与高传播率、免疫抗性、再感染风险增加有关;与Delta毒株比较,Omicron被认为更具传染性（高2.7~3.7倍）,住院人数显著增加,但Omicron变异株的病毒严重程度降低,可能与病毒变异率以及人群较高的完整接种率有关

变异株首次出现时间基于WHO网站统计（截至2022年5月15日）。SARS-CoV-2:严重急性呼吸系统综合征冠状病毒2型;WHO:世界卫生组织;S蛋白:刺突蛋白;Nextstrain:一项追踪病原基因数据的开源项目;VOC:受关注的变异株;del:缺失。
PANGO:全球暴发谱系的系统发育分析;GISAID:全球共享流感数据倡议组织;S蛋白:刺突蛋白;del:缺失。

所确认的谱系可用作在另一个地理区域（如 A.1.1）出现的新病毒谱系的祖先；③最多可进行三个子级别分配，例如 A.1.1.1，如果出现新的后代谱系，将分配一个字母，如 A.1.1.1.1 将变为 C.1。

全球共享流感数据倡议组织（global initiative on sharing all influenza data，GISAID）按照进化树对 SARS-CoV-2 变异株分类，进化枝由病毒基因组距离的统计分布定义为系统发育簇，较小的谱系合并为主要进化枝。目前 SARS-CoV-2 变异株具有 8 个高级系统发育组，分为 S 和 L；然后通过 L 进化为 V 和 G；G 进化为 GH、GR 和 GV；GR 进一步进化为 GRY。

Nextstrain 将 SARS-CoV-2 分为 14 个主要分支，分别为 19A、19B 和 20A~20L，当一个新变异株的全球感染占比达到 20% 时就会创建一个新的进化枝，数字代表其年份。

（二）SARS-CoV-2 变异株刺突蛋白的特征性突变

相比于 SARS-CoV-2 *ORF8*、*ORF1a* 和 *ORF9* 基因较高的非同义突变率，包括 S 蛋白基因在内的其他基因相对保守，然而 SARS-CoV-2 表面蛋白中的氨基酸突变常导致病毒的生物学特性发生相应变化，在病毒的生命周期中发挥着重要作用（表 8-2）。

S 蛋白是位于 SARS-CoV-2 病毒包膜上的一种同源三聚体糖蛋白，具有 1 273 个氨基酸，由两个功能亚基组成，分别为介导病毒和宿主细胞表达的血管紧张素转换酶 2（angiotensin-converting enzyme-2，ACE2）受体的 S1 亚基和介导病毒与受体细胞膜融合的 S2 亚基，在 S1 亚基和 S2 亚基之间存在弗林蛋白酶裂解位点，可促进病毒 S 蛋白与 ACE2 受体结合，是病毒进入宿主细胞的关键。S1 亚基主要包含 RBD 和 N-末端结构域（N-terminal domain，NTD）。RBD 不仅与 ACE2 结合，还是多种中和抗体竞争性结合的区域。因此，RBD 尤其是受体结合基序（receptor binding motif，RBM）的氨基酸突变很可能导致病毒免疫逃逸。而 NTD 的突变常在 RBD 区域突变后发生，并与 RBD 区域突变组合，存在于多种变异株中，协助改变变异株的感染力和适应性。NTD 区域也是重要的单克隆抗体识别区域（图 8-1、图 8-2）。此外，接种 COVID-19 疫苗可产生针对病毒 S 蛋白的保护性中和抗体，阻断病毒与 ACE2 结合。当 S 蛋白基因突变，有可能增加其与 ACE2 的亲和力以增加病毒的传播性，还可能降低先前感染或者疫苗接种所获得的保护以逃避免疫，导致病毒致病力、传播效率改变，影响疫苗的保护率，成为疫情防控的新问题。

二、基于 CRISPR/Cas 技术的 SARS-CoV-2 变异株检测

（一）SARS-CoV-2 变异株检测技术原理

1. 样本类型 可用于 SARS-CoV-2 检测的样本类型主要包括鼻咽拭子（nasopharyngeal swab，NPS）、口咽拭子（oropharyngeal swab，OPS）、痰液、肺泡灌洗液、唾液、粪便、血液等。鼻咽拭子标本易于采集，病毒载量高，运输和储存过程比较稳定，使用最广泛。由医护人员采集 NPS 和 OPS 是目前首选的标本采集方法，由于 OPS 样本检测的灵敏度略低，不能仅依赖 OPS 样本对疑似新型冠状病毒感染患者进行确诊，合并 NPS 和 OPS 可提高检出的灵敏度。与上呼吸道标本相比，支气管肺泡灌洗液（bronchoalveolar lavage fluid，

表8-2 SARS-CoV-2 的 S 蛋白重要突变位点的生物学特性

氨基酸突变位点	核苷酸突变位点	突变在 S 蛋白上所处位置	突变所出现的变异株	生物学特性
L18F	C21614T	S1:NTD	Gamma (P.1)	逃避 S21.28 单克隆抗体的识别
HV69-70del	21765-21770del	S1:NTD	Alpha (B.1.1.7), Eta (B.1.525)	引起 S1 亚基 NTD 构象改变,增强病毒的细胞感染力,并降低中和抗体和恢复期血浆的有效性
Y144del	21991-21993del	S1:NTD	Alpha (B.1.1.7), Eta (B.1.525), Iota (B.1.526)	该位点位于多种单克隆抗体原识别表位,从而逃脱 4A8, S2M28, S2X28, S2S333 单克隆抗体的识别
LLA241-243del	22281-22289del	S1:NTD	Beta (B.1.351)	该位点于 4A8 单克隆抗体抗原识别表位,逃脱抗体识别
K417N	G22813T	S1:RBD	Beta (B.1.351), Delta (B.1.617.2), Omicron (B.1.1.519)	使病毒免疫逃避能力,抗中和作用增强,部分 mRNA 疫苗诱导中和抗体对合 K417N 的假病毒中和能力降低为 1/10
K417T	A22812C	S1:RBD	Gamma (P.1)	增强病毒与 ACE2 受体的亲和力
N439K	C22921A	S1:RBM	Eta (B.1.525)	携带 N439K 突变的 S 蛋白 RBD 区域可以与 ACE2 形成新的盐桥,从而增强病毒与细胞受体 ACE2 的亲和力;N439K 突变使病毒对部分单克隆抗体和免疫者血清产生抵抗作用
L452R	T22917G	S1:RBM	Alpha (B.1.1.7), Epsilon (B.1.427/B.1.429), Iota (B.1.526), Kappa (B.1.617.1), Delta (B.1.617.2)	L452R 突变稳定了 S 蛋白和 ACE2 之间的相互作用,从而增加了病毒的感染性和传播性;此外,这种突变还与中和抗体的抗性有关
T478K	C22995A	S1:RBM	Delta (B.1.617.2), Omicron (B.1.1.519)	增强病毒与 ACE2 受体的结合亲和力
E484K	G23012A	S1:RBM	Alpha (B.1.1.7), Beta (B.1.351), Eta (B.1.525), Iota (B.1.526), Gamma (P.1), Zeta (P.2), Theta (P.3)	提高病毒逃离宿主免疫系统的能力,对多种单克隆抗体及部分康复者血清具有明显抵抗作用

氨基酸突变位点	核苷酸突变位点	突变在S蛋白上所在位置	突变所出现的变异株	生物学特性
E484Q	G23012C	S1:RBM	Kappa（B.1.617.1）	E484Q与降低血清中和作用有关，并增强了Delta毒株与ACE2受体亲和力
Q493R	A23040G	S1:RBM	Omicron（B.1.1.519）	增加病毒与ACE2受体的结合亲和力
N501Y	A23063T	S1:RBM	Alpha（B.1.1.7），Beta（B.1.351），Gamma（P.1），Theta（P.3）	增强病毒与ACE2受体的结合亲和力，并降低部分单克隆抗体的中和作用，影响靶向S蛋白的疫苗的有效性
D614G	A23403G	S1结构域C末端区域	所有的VOC以及大部分VOI	增强了蛋白酶对S蛋白的裂解作用，增加病毒与宿主细胞结合感染的效率；体外细胞模型表明D614G突变与感染性增加有关，与野生株相比传播性增加31%，具有更高的病毒RNA水平和更高的假病毒滴度
P681H	C23604A	S1/S2 Furin cleavage site	Alpha（B.1.1.7），Gamma（P.1），Theta（P.3），Omicron（B.1.1.519）	P681H突变通过影响构成弗林蛋白酶裂解位点的残基，促进S蛋白的裂解，与病毒感染细胞端相关；且这种突变赋予了病毒逃避宿主免疫反应的能力，抵抗单克隆抗体如S671的作用
P681R	C23604G	S1/S2 Furin cleavage site	Kappa（B.1.617.1），Delta（B.1.617.2）	P681R突变增强了S1和S2亚基的裂解作用，通过与靶细胞上的ACE2受体结合导致病毒感染性增强

SARS-CoV-2：严重急性呼吸系统综合征冠状病毒2型；S蛋白：刺突蛋白；del：缺失；NTD：N-末端结构域；RBD：受体结合域；RBM：受体结合基序；furin cleavage site：弗林蛋白酶裂解位点；ACE2：血管紧张素转换酶2；VOC：受关注的变异株；VOI：感兴趣的变异株。

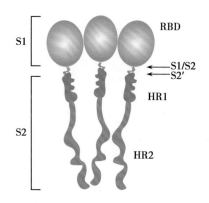

图 8-1 SARS-CoV-2 的刺突（S）蛋白模式图

SARS-CoV-2：严重急性呼吸系统综合征冠状病毒 2 型；RBD：受体结合域。

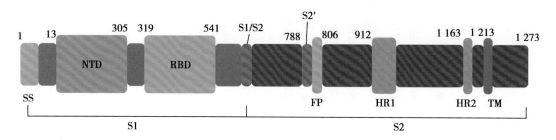

图 8-2 SARS-CoV-2 的刺突（S）蛋白的基因结构图

SARS-CoV-2：严重急性呼吸系统综合征冠状病毒 2 型；NTD：N-末端结构域；RBD：受体结合域；FP：融合肽；TM：跨膜区。

BALF）和痰液的病毒载量更高，其中 BALF 中病毒 RNA 检测阳性率最高。但是，在采样过程中携带病毒颗粒的液滴、气溶胶等易造成医源性感染，因此仅建议用于已插管或具有支气管镜检查适应证的患者行标本采集。同样地，可从有分泌痰液的患者采集痰液作为标本，但不建议诱导产生痰液。此外，由于上呼吸道样本采集时，会引起不适和反射性打喷嚏或咳嗽，可能增加医护工作者感染风险，在采样时需要遵循标准预防措施原则，佩戴 N95 级别或更高级别口罩、护目镜、手套和防护服等。而唾液、粪便、尿液作为无侵入性的样本，适用于需要自我采样的 SARS-CoV-2 检测。粪便样本通常在患者临床病程后期时检出阳性率最高，有多篇文献报告在新型冠状病毒感染患者的尿液、唾液中检出 SARS-CoV-2 RNA，但这些非呼吸道样本仅用于实验室研究，临床应用不多。血液样本通常用于抗体血清学检测。以上各种标本类型都有各自的优势和不足，需根据实际情况选择采集合适的标本并正确运输、保存，以提高 SARS-CoV-2 检测的准确性。

2. 核酸提取 有效提取核酸分子是核酸检测的关键，直接影响检测方法的灵敏度和特异性。从采集的样本中分离 SARS-CoV-2 RNA 可以根据各种商业化试剂盒的说明书进行，并且通过与配套仪器组合可实现不同程度的核酸自动化提取。传统的病毒核酸分离提取分为组织细胞裂解、DNA 酶/RNA 酶灭活、核酸纯化、洗脱收集等步骤，主要通过以下三种方法进行提取。

（1）磁珠纯化：磁珠通过化学修饰功能基团后可捕获病毒核酸并进行分离纯化，可快速获得大量浓缩的靶标核酸，但存在磁珠污染的风险。

（2）柱纯化：在小型离心柱中含有由二氧化硅或带电聚合物、离子交换膜等制成的膜，可用于捕获病毒核酸，并通过离心或真空负压进行纯化和洗脱。该方法操作简单，易于自动化，但纯化膜容易被样品杂质堵塞。

（3）有机溶剂萃取：利用苯酚或氯仿溶剂对样品溶液萃取，离心后的上层水相进一步通过无水乙醇沉淀和水溶解收集得到病毒核酸，该方法被认为是分离病毒核酸的"金标准"，但费时、费力，且难以自动化。

3. 简化样品制备方法 核酸样品的制备会增加 CRISPR 检测的复杂性，并延长诊断时间。目前已有大量研究着眼于开发简化 SARS-CoV-2 样品制备，甚至无需进行核酸提取可直接从样本中检测 SARS-CoV-2 的方法。例如，Myhrvold 等开发的热处理非提纯样本灭活核酸酶（heating unextracted diagnostic samples to obliterate nucleases，HUDSON），利用热变性和化学还原反应来灭活体液中的核酸酶，溶解病毒颗粒释放病毒核酸，通过与 SHERLOCK 检测方法结合可直接对血液、唾液和尿液等样品进行检测，从而绕过分子诊断中核酸提取步骤，更有利于病毒核酸的即时检测。此外，Ba 等改良了 HUDSON 方法，即利用碱性溶液在 75℃ 下快速灭活病毒颗粒及 RNA 酶后直接进行逆转录-环介导恒温扩增检测（reverse transcription-loop mediated isothermal amplification，RT-LAMP），在 30min 内利用比色法读数，可快速检测呼吸道拭子或唾液样本的 SARS-CoV-2，其检测限为 50 拷贝/μL。Wee 等利用抗抑制剂酶和缓冲液等对样本进行前处理，无需进行核酸提取、纯化步骤，称为 DIRECT-聚合酶链反应技术，相比较传统的实时荧光定量聚合酶链反应（real time quantitative polymerase chain reaction，RT-qPCR）需要 4~6h 才能获得检测结果，DIRECT-PCR 技术能够在不到 1h 内从呼吸道样本（包括痰液）、NPS 中扩增单个 RNA 拷贝的 SARS-CoV-2。但是对于低病毒载量的样品而言，PCR 抑制剂（如黏蛋白）的存在会干扰细胞裂解、聚合酶活性、导致核酸降解等，使得检测的灵敏度和准确性降低。Bruce 等证明在进行 RT-qPCR 之前对 NPS 样本 95℃ 加热 10min、加大样本上样量可以有效保证直接利用样本进行 RT-qPCR，阳性检出率为 92%，其中 12 个未检出样本中 11 份样本的病毒载量极低（CT 值为 33~38），说明该方法适用于绝大多数新型冠状病毒感染患者。

相比较于传统核酸提取、纯化步骤，简化样品核酸提取技术有着易获得、快速、成本低等优势，并可作为不同类型下游检测流程，如逆转录重组酶聚合酶恒温扩增（reverse transcription recombinase polymerase amplification，RT-RPA）、逆转录-环介导恒温扩增（reverse transcription-loop mediated isothermal amplification，RT-LAMP）以及 RT-qPCR 的第一步，通过与 CRISPR/Cas 系统结合，在资源有限环境下有助于筛查和监测。

4. 核酸扩增反应 提取和纯化病毒 RNA 后，通常采用反转录聚合酶链反应（reverse transcription-polymerase chain reaction，RT-PCR）、RT-LAMP 或 RT-RPA 等核酸扩增步骤提高检测的灵敏度。最早开发的 CRISPR 检测方法，例如 SHERLOCK、HOLMES、DETECTR

等,核酸扩增步骤及 CRISPR/Cas 酶切步骤是分开进行的,即靶核酸序列经过扩增反应后,扩增产物转移至另外一个管中激活 Cas 蛋白的反式剪切活性以剪切报告分子,读取检测信号。常用的核酸扩增技术如下:

（1）RT-PCR:相较于恒温扩增技术,PCR 耗时较长且需要复杂的热循环,但是具有更高的灵敏度和特异性,且引物设计相对简单,通过与 CRISPR 技术联用获得更为灵敏、有效的即时检测系统。PCR 引物设计可借助 Primer-BLAST 等软件进行,几个主要的设计原则包括:①引物最佳长度为 18~24bp,可避免非特异性扩增或碱基互补配对速度慢;②上游引物和下游引物应具有相似的退火温度;③引物的 GC 含量应为 40%~60%;④避免出现引物二聚体、发夹结构、长片段重复核苷酸序列。

（2）RT-RPA:在传统 RPA 引物设计中,需要筛选大量引物组以找到最优引物对,以减少非特异性扩增和提高检测灵敏度。RPA 的引物设计过程与 PCR 相似,需要避免二级结构和非特异性扩增,引物长度为 30~35bp 最佳,GC 含量应为 30%~70%。已经开发了诸如 Primed RPA 等程序,可以更简单、更好地完成引物设计。中国自主开发了一种与 RPA 类似的方法,即重组酶辅助扩增(recombinase-assisted amplification,RAA),研究表明两种方法在 SARS-CoV-2 检测应用方面无明显差异。

（3）RT-LAMP:可以使用 PrimerExplorer 软件设计 6 种引物,包含两条环引物 Loop F 和 Loop B、一对正向内引物(forward inner primer,FIP)和反向内引物(backward inner primer,BIP)、一对外引物 F3 和 B3。除遵循引物设计的 Tm、GC 含量等参数限制外,LAMP 引物设计时不应该与 crRNA 序列重叠,并需要设计及筛选 4~5 组以获得最佳 LAMP 引物。

5. 核酸扩增反应与 CRISPR/Cas 反应同步 将核酸扩增及 CRISPR/Cas 反应整合至同一管中进行,可简化操作步骤并且减少由于扩增产物转移造成的污染风险,目前有以下策略实现一管反应。

（1）热启动恒温扩增结合 CRISPR/Cas 反应:CRISPR 反应的最佳温度是 37℃,但通过延长反应时间在室温下也可有效激活 Cas 的裂解活性。因此,传统的变温核酸扩增反应如 PCR 等难以将核酸扩增反应和 CRISPR/Cas 反应整合至一管同步进行,而是通常与 RT-RPA、RT-LAMP 等恒温扩增反应整合,但恒温扩增反应在室温下存在不必要的过早靶序列扩增,影响核酸的定量检测。因此,Ding 等开发了一种热启动的一管式 SARS-CoV-2 检测方法,称为 dWS-CRISPR,该方法在 50~55℃下启动核酸检测,可检测到低至 5 拷贝/μL 的 SARS-CoV-2 RNA,能在 $5 \times 10^3 \sim 3 \times 10^6$ 拷贝/μL 范围内对病毒核酸进行定量分析。

（2）核酸恒温扩增与 CRISPR/Cas 反应梯次进行:直接将核酸恒温扩增与 CRISPR/Cas 反应试剂混合,可能导致 Cas 蛋白提前激活,剪切初始扩增产物,从而降低核酸扩增效率和检测灵敏度。因此,多项研究通过在管壁或管盖上添加 Cas/crRNA 复合物,从而分离核酸扩增反应和 CRISPR/Cas 反应,当扩增反应结束后再将 Cas/crRNA 复合物通过简单离心等方式与扩增产物混合以启动 CRISPR 检测。

（3）双引物恒温扩增结合 CRISPR/Cas 反应:恒温扩增试剂与 CRISPR/Cas 试剂直接

混合,反应溶液过于黏稠、Mg²⁺浓度过低等因素会降低 CRISPR/Cas 酶切效率,从而影响检测灵敏度及检测时间,需要对反应体系进行优化。例如,低温恒温扩增反应如双引物恒温扩增(low-temperature reverse transcription dual-priming isothermal amplification,RT-DAMP)通常需要较低的 Mg^{2+} 浓度,而 Cas12a 酶发挥核酸酶活性是高 Mg^{2+} 依赖性的。Ding 等对 Mg^{2+} 浓度进行优化,并加入焦磷酸酶恒定 Mg^{2+} 浓度,基于 RT-DAMP 和 CRISPR/AsCas12a 开发了一管式 WS-CRISPR 反应,可在 90min 内直接从样品中检测低至 50 拷贝/μL 的 SARS-CoV-2 RNA。

(4)基于次优 PAM 的 RT-RPA/CRISPR/Cas12a 超快一管法反应:Lu 等发现基于次优 PAM 基序(VTTV、TCTV、TTVV,其中 V 指 A/C/G)设计 crRNA 可以实现 RT-RPA/CRISPR/Cas12a 超快一管法反应。这是由于在一管反应系统,RPA 与 CRISPR 相互竞争干扰,而与传统 PAM 基序(TTTV)相比,次优 PAM 可以降低 CRISPR/Cas 的核酸酶活性,使得在反应初期 RPA 扩增反应占优势,有利于积累足够多的靶标产物,从而激发 Cas12a 酶切反应,实现了真正意义上的一管反应,该方法在 20 min 内可检测到低至 1 拷贝/μL 的 SARS-CoV-2 RNA。

6. 无扩增步骤的 CRISPR/Cas 反应 CRISPR 检测系统是通过靶序列与 crRNA 特异性结合激活 Cas 蛋白,触发 Cas 效应蛋白发挥反式剪切活性从而完成检测,因此靶序列的浓度非常关键。例如 CRISPR/Cas12a 要求至少 100pmol/L 靶 DNA 才能有效激活 Cas12a,CRISPR/Cas13a 要求至少 50pmol/L 靶 RNA,才能激活 Cas13a,这与 crRNA 的设计及 Cas 的种类、CRISPR 反应体系等因素有关。因此,可考虑利用以下策略开发无扩增步骤的 CRISPR 检测系统。

(1)减少反应体积以增加靶核酸浓度而无需核酸扩增反应:通过形成液滴微流体,Cas-crRNA 复合物被限定在细胞大小的反应器中,增加了靶核酸、报告分子的浓度和触发 CRISPR 反应的概率,从而实现对单分子核酸的检测。例如,Tian 等开发了一种无扩增的 CRISPR/Cas13a 检测系统,与微升级相比,在皮升级体积内进行 CRISPR/Cas13a 反应,灵敏度增加了 10 000 倍,并实现了数字单分子 RNA 定量检测,该检测平台适用于包括 SARS-CoV-2 在内的多种病原体的检测。同样地,Yue 等利用相同的策略开发了基于 CRISPR/Cas12a 的无扩增分子检测系统,具有高特异性及单分子灵敏度。此外,Shinoda 等结合 Cas13a 及微流控阵列技术开发了免核酸扩增数字 RNA 检测平台(SATORI),并联合多种 crRNA 提高灵敏度,能够在 5min 内检测到 5fmol/L 的 SARS-CoV-2 *N* 基因片段。

(2)与灵敏度更高的新传感器技术结合:CRISPR 检测系统常用的基于荧光、比色法的光学传感器检测灵敏度较低,由于大多数样本的靶核酸浓度较低,且无核酸扩增的 CRISPR 检测系统产生的反式剪切活性较弱,因此需要开发更灵敏的信号检测方法来检测微弱的输出信号。Dai 等报道了一种基于 CRISPR/Cas12a 结合电化学生物传感器的无核酸扩增病毒核酸检测方法,称为 E-CRISPR,具有 pmol/L 级别的灵敏度。Nouri 等结合 Cas12a 和固态纳米孔传感器建立了名为 SCAN(solid-state CRISPR/Cas12a-assisted nanopores)的方法,可在无扩增步骤下灵敏且特异地检测 DNA 分子。Bruch 等基于 CRISPR/Cas13a 和微流控集成电化学生物传感器，开发了一种无需核酸扩增即可对 miRNA 进行定量检测的方法，随后通过将通道划分为多个小节实现微流控集成电化学生物传感器的不同通路复用，称为 CRISPR-Biosensor X，可同时对多种 miRNA 进行定量检测。Sheng 等基于 CRISPR/Cas13a 及催化发夹 DNA 电路（catalytic hairpin DNA circuit，CHDC）实现双信号放大，并集成在可重复使用的电化学生物传感器上，在 36min 内进行样本处理及在 6min 内读数，可特异且灵敏地定量检测 miRNA。Xu 等提出将 CRISPR/Cas 与电化学 DNA 传感器技术结合，其原理是单链 DNA（single-strand DNA，ssDNA）探针与待检测的 ssDNA 退火结合形成双链 DNA（double-stranded DNA，dsDNA）后，被 Cas9 或 Cas12a 介导的顺式裂解活性剪切，去除电化学标签，产生电化学信号变化，可在无核酸扩增情况下检测到单个碱基错配。通过与新传感器技术结合开发无核酸扩增 CRISPR 检测系统，尽管可在较短时间内实现高灵敏度检测，但需要专门的检测芯片、仪器等，成本较高，需要进一步优化和改进。

（3）多个 crRNA 联合实现高灵敏度检测：通过优化反应条件，针对靶序列设计多个 crRNA，联合多个 crRNA 可提高检测灵敏度，实现无核酸扩增 CRISPR 检测。例如 Fozouni 等采用 CRISPR/Cas13a 方法直接从鼻咽拭子样本中检测 SARS-CoV-2，通过组合多个 crRNA 提高激活 Cas13a 反式裂解活性的能力从而提高灵敏度，省略核酸扩增步骤，在 30min 内检测到低至 100 拷贝/μL 的病毒 RNA。此外，Nguyen 等基于 CRISPR/LbCas12a 开发了名为 CRISPR-ENHANCE 的系统，通过优化反应条件及多个 crRNA 合用，实现更高的灵敏度，在无扩增前提下具有 fmol/L 级别的灵敏度。

（二）crRNA 设计原则

CRISPR 检测的原理是在 crRNA 引导下，CRISPR/Cas 系统特异性识别靶序列并激活 Cas，释放下游检测信号。不同 Cas 效应蛋白对应的 crRNA 设计原则不同（表 8-3）。当 crRNA 与靶序列有两个及以上单核苷酸错配时，crRNA 具有高选择性，Cas 不会被错误催化激活。但是，当 crRNA 和靶序列仅有单个核苷酸错配时，例如 SARS-CoV-2 变异株的分型，就需要从 crRNA 序列中的合适位置引入单个人工错配碱基，增强 crRNA 的特异性，提高单碱基识别分辨率。其中，CRISPR/Cas12a 系统 Cas 蛋白对 PAM 近端的碱基错配非常敏感，引入的人工错配碱基应靠近 PAM 基序的近端。而在 CRISPR/Cas13a 系统，为了设计具有单碱基特异性的 crRNA，则需要将所区分的碱基放置在 crRNA 的第三个位置，并将一个额外的合成错配放置在 crRNA 的第四或第五位置。当所需要的碱基对不存在时，这种人为错配会产生两个碱基对的气泡，从而在靶标位置产生更严格的区分。此外，将发生小缺失的区域放置在 crRNA 的种子区域（位置 5~15），可以检测到该缺失突变。

由于 SARS-CoV-2 Omicron 变异株在 S 片段上存在大量突变，Liang 等利用 CRISPR/Cas12a 设计了 2 个包括多个突变位点（Q493R、G496S、Q498R、N501Y）特异性 crRNA，可快速、灵敏且特异地区分 Omicron 毒株，证明同时靶向多个单核苷酸多态性（single nucleotide polymorphism，SNP）位点可大大降低 crRNA 设计和筛选的复杂性。

表 8-3　CRISPR/Cas 系统用于分子诊断常用的 Cas 效应蛋白及其 crRNA 设计原则

Cas 蛋白种类 （来源细菌种属）	原间隔区 长度/nt	保守茎环序列 （5'→3'）	其他特点	偏好裂解 序列	靶序列
LwaCas13a （*Leptotrichia wadei*）	28	GAUUUAGACUAC CCCAAAAACGAA GGGGACUAAAAC	无严格 PFS 要求	Poly U/AU	ssRNA
LbaCas13a （*Lachnospirace ae bacterium*NK4A179）	28	GUUGAUGAGAAG AGCCCAAGAUAG AGGGCAAUAAC	PFS 要求	Poly A/AC	ssRNA
CcaCas13b （*Capnocytophag a canimorsus*）	30	GUUGGAACUGCU CUCAUUUUGGAG GGUAAUCACAAC	无严格 PFS 要求	Poly U/ UA/UC	ssRNA
PsmCas13b （*Prevotella* sp. MA2016）	30	GUUGUAGAAGCU UAUCGUUUGGAU AGGUAUGACAAC	PFS 要求	Poly A/GA	ssRNA
AsCas12a （*A. sp. BV3L6*）	20	UAAUUUCUACUC UUGUAGAU	PAM 基序 （TTTV）要求	NA	ssDNA/ dsDNA
LbCas12a （*Lachnospiraceae bacterium* ND2006）	20~24 20 最佳	UAAUUUCUACUA AGUGUAGAU	PAM 基序 （TTTG）要求	NA	ssDNA/ dsDNA

　　N：任意碱基；R：A/G；V：A/C/G；NA.not applicable：不适用；ssRNA：单链 RNA；ssDNA：单链 DNA；dsDNA：双链 DNA；PAM：原型间隔邻近域序列；PFS：原间隔区侧翼序列。

三、重组酶辅助扩增-CRISPR/Cas12a 快速检测 SARS-CoV-2 Omicron 变异体

　　SARS-CoV-2 Omicron 是迄今为止变异最严重的毒株，子谱系 BA.1、BA.2、BA.3、BA.4 和 BA.5 共享多个共同的突变，但也各自有独特的突变（图 8-3），其中 BA.1 和 BA.2 谱系作为主要传播毒株而备受关注。设计两个特异性 crRNA，分别为 crRNA-49X（覆盖 Q493R、G496S、Q498R 突变位点）和 crRNA-50X（覆盖 Q498R、N501Y 突变位点），由于 G496S 突变是 Omicron BA.1 亚谱系所特有的，因此 crRNA-49X 可以特异性检测 BA.1 的变异。而 Q498R 突变是所有 Omicron 变异株所特有的，因此 crRNA-50X 可以特异性检测 Omicron 变异株。由于某些 VOC 如 Alpha、Beta 中也存在 N501Y 突变位点，crRNA-50X 区分 Omicron 和这些变异株时仅能依赖于 Q498R 单碱基突变，其特异性受到影响。因此，在靠近 PAM 基序的位置引入人工错配碱基，以提高 crRNA-50X 分型的特异性。此外，根据靶序列设计了 RAA 正向引物（Omicron-RAA-F）和反向引物（Omicron-RAA-R），其中 F 覆盖 Omicron 突变株特有突变 S477N，进一步提高了检测的特异性（图 8-4）。

　　RAA-CRISPR/Cas12a 方法如图 8-5 所示，该检测系统检测限为 10~100 拷贝/mL。

　　RAA-CRISPR/Cas12a 检测方法如下：

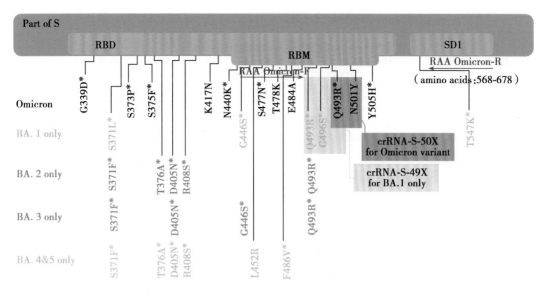

图 8-3　SARS-CoV-2 Omicron 变异株子谱系 BA.1、BA.2、BA.3、BA.4 和 BA.5 在 S 基因中的部分特征性突变位点

SARS-CoV-2:严重急性呼吸系统综合征冠状病毒 2 型;RBD:受体结合域;RBM:受体结合基序;SD1:特定区域 1;Indicate Omicron-specific mutation:Omicron 株特征性突变位点;amino acids:氨基酸;Omicron variant:奥密克戎变异株。

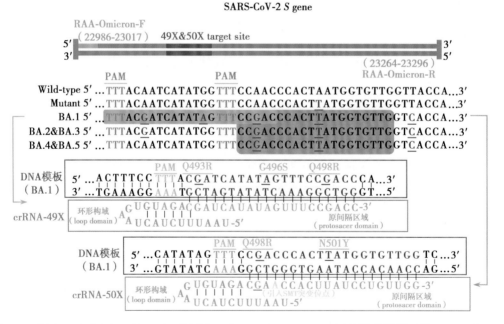

图 8-4　基于 RAA-CRISPR/Cas12a 检测 SARS-CoV-2 Omicron 变异株及其子谱系的 crRNA 和 RAA 引物组设计模式图

Wild-type 为基于 Wuhan-Hu-1 株、Mutant 为基于除 Omicron 以外的 VOC(包括 Aphal、Beta、Delta)而设计的 DNA 质粒序列;SARS-CoV-2:严重急性呼吸系统综合征冠状病毒 2 型;RAA:重组酶辅助扩增;PAM:原型间隔邻近序列;crRNA:CRISPR RNA;VOC:受关注的变异株。

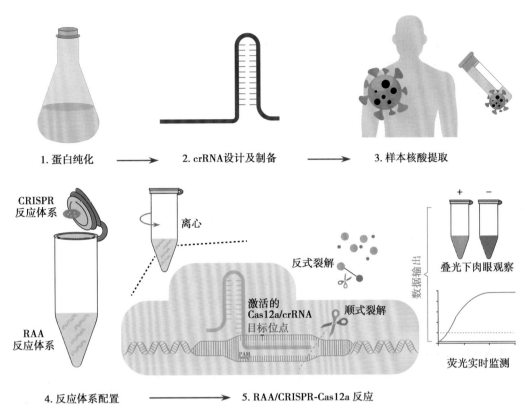

图 8-5 基于 RAA-CRISPR/Cas12a 检测 SARS-CoV-2 Omicron 变异株及其子谱系的操作流程图

RAA:重组酶辅助扩增;SARS-CoV-2:严重急性呼吸系统综合征冠状病毒 2 型;crRNA:CRISPR RNA。

（1）AsCas12a 的重组表达及纯化:通过构建 Cas12a-pET-28a（+）蛋白表达载体,优化蛋白表达条件,纯化蛋白等步骤以获取 AsCas12a 蛋白。具体方法为:利用限制性内切酶 *Nhe*I、*Xho*I 将载体 pET-28a（+）线性化,将含有 AsCas12a 序列的质粒通过 PCR 获得两端带有 pET-28a（+）载体末端序列的 *Cas12a* 基因,按照无缝克隆试剂盒操作说明构建 Cas12a-pET-28a（+）重组质粒,经测序及序列比对无误后分别转化至 DE3 感受态细胞中,挑取单克隆菌落,在 LB 液体培养液（50mg/mL 卡那霉素）中 37℃摇床 200r/min,培养至 600nm 波长的吸光度值为 0.6 时,加入异丙基-β-D-硫代半乳糖苷至终浓度为 1mmol/L,在 37℃下摇床 200r/min 过夜诱导蛋白表达。300mL 菌液经 4℃,10 000r/min 离心 4min 收集得到沉淀物用于蛋白纯化。沉淀物在裂解液（20mmol/L Tris-HCl,500mmol/L NaCl,20mmol/L 咪唑,pH 7.0）中在冰上重悬,加入无乙二胺四乙酸（ethylenediaminetetra-acetic acid,EDTA）蛋白酶抑制剂以及溶菌酶（100μg/mL）后进行超声裂菌（超声条件为 162.5W,开 10s,停 10s,持续 30min）。充分破碎的菌液在 4℃,14 000r/min 离心 30min 收集上清,并通过 0.22μm 滤膜过滤。随后上清液经过 HisTrap HP 镍柱使用洗涤缓冲液（20mmol/L 磷酸盐缓冲液,0.5mol/L NaCl,40mmol/L 咪唑,pH 7.4）纯化,并用洗脱缓冲液（20mmol/L 磷酸盐缓冲液,0.5mol/L NaCl,300mmol/L 咪唑,pH 7.4）洗脱得到纯化后的 Cas12a 蛋白。最后,置于储存缓冲液［200mmol/L NaCl,5% 甘油,2mmol/L 二硫苏糖醇（dithiothreitol,DTT）,50mmol/L Tris-HCl,pH 7.5］中,使用 100kDa 透析袋在 4℃下梯度过夜透析,根据 BCA 法蛋白定量试剂盒说明书对 Cas12a 蛋白浓度进行测量,分装后置于 –80℃保存。

（2）RAA 引物设计:RAA 引物组包括正向引物 F 及反向引物 R,其设计要求为:引物长度一般为 30~35bp;GC 含量为 30%~70%;5′ 端（3~5bp）避免出现重复 G,3′ 端最好有 G 和 C;核酸扩增产物应为 80~500bp,最佳为 100~200bp,引物间避免形成二级结构、引物二聚体等。此外,建议每个方向要设计 8~10 个引物,即要有 64~100 个引物组合,并对核酸扩增产物用酚/氯仿抽提后进行琼脂糖凝胶电泳,来评估和筛选引物组。在 RAA/CRISPR/Cas12a 系统中,由于 crRNA 保证了检测的特异性,只需要设计和筛选少量引物对来获得具有高扩增效率的 RAA 引物对。

（3）crRNA 设计与合成:根据 dsDNA 中的靶序列设计 crRNA 序列,由 5′ 端的 AsCas12a 蛋白的保守 DR 序列（TAATTTCTACTAAGTGTAGA）以及 3′ 端的靶标特异性区域构成。本实例通过体外转录的方式获得 crRNA,首先在 crRNA 序列的 5′ 端插入 T7 启动子基因序列（TAATACGACTCACTATAGG）,作为 T7 体外转录 ssDNA 模板即 crRNA-F,并将该基因序列反向互补后得到 crRNA-R。如表 8-4 所示,合成包含有 T7 启动子、DR 序列、靶基因互补序列三部分的 ssDNA 寡核苷酸及其互补链,即 crRNA-F/R,随后利用高温变性退火使 crRNA-F/R 互补结合形成 dsDNA,再利用 T7 启动子被 T7 RNA 聚合酶识别并体外转录可获得检测所需的 crRNA。

表 8-4　基于 RAA-CRISPR/Cas12a 检测 SARS-CoV-2 Omicron 变异株及其
子谱系的 crRNA 及 RAA 引物组寡聚核苷酸序列

名称	类型	序列（5′→3′）	长度/nt
crRNA-49X	crRNA	UAAUUUCUACUAAGUGUAGACGAUCAUAUAGUUUCCGACC	40
	体外转录模板	crRNA-F:TAATACGACTCACTATAGGTAATTTCTACTAAGTGTAGACGATCATATAGTTTCCGACC	59
		crRNA-R:GGTCGGAAACTATATGATCGTCTACACTTAGTAGAAATTACCTATAGTGAGTCGTATTA	59
crRNA-50X	crRNA	UAAUUUCUACUAAGUGUAGACGAACCACUUAUGGUGUUGG	40
	体外转录模板	crRNA-F:TAATACGACTCACTATAGGTAATTTCTACTAAGTGTAGACGAACCACTTATGGTGTTGG	59
		crRNA-R:CCAACACCATAAGTGGTTCGTCTACACTTAGTAGAAATTACCTATAGTGAGTCGTATTA	59
RAA-Omicron-F	RAA 正向引物	CCGGTAACAAACCTTGTAATGGTGTTGCAGGT	32
RAA-Omicron-R	RAA 反向引物	ATCACGGACAGCATCAGTAGTGTCAGCAATGTC	33

RAA:重组酶辅助扩增。

具体操作步骤为：首先利用退火的方法以 crRNA-F/R 为模板生成 T7 体外转录 dsDNA,按照表 8-5 配制退火反应体系,将该反应体系置于 PCR 仪中 95℃孵育 10 min 后,以 0.08℃/s 的速率降温至 4℃后取出,或将其置于恒温水浴锅中,95℃孵育 10min 后取出。

表 8-5 退火反应体系

组分	添加量/μL
寡核苷酸链 F(50pmol/μL)	10
寡核苷酸链 R(50pmol/μL)	10
10×NEB 缓冲液 3.1	5
双重去离子水	25
总共	50

随后从退火产物中回收并纯化 dsDNA,使用通用型 DNA 纯化试剂盒纯化 dsDNA,并使用微量分光光度计测量 DNA 浓度,于 –20℃中保存备用。

以退火纯化后产物作为样本 DNA,使用 T7 快速高产量 RNA 合成试剂盒进行体外转录,按照表 8-6 配制体外转录体系,混匀并短暂离心后置于 37℃恒温水浴锅或 PCR 仪中孵育 4h,或过夜孵育(12~16h)。将孵育后样本取出,依次向反应管内加入 30μL 无 RNA 酶水和 2μL DNA 酶Ⅰ以去除残留的模板 DNA,混匀并短暂离心后置于 37℃恒温水浴锅或 PCR 仪中孵育 15min 后取出,体外转录产物可在 –20℃最多储存 2 周。

表 8-6 体外转录反应体系

组分	添加量
退火后 dsDNA	1μg
NTP mix 缓冲液	10μL
T7 RNA 聚合酶混合物	2μL
无 RNA 酶水	补齐至 30μL

dsDNA:双链 DNA;NTP:三磷酸核苷。

按照试剂盒操作说明书纯化 crRNA。可使用 RNA 纯化回收试剂盒或 Serum/Plasma 纯化试剂盒进行纯化,使用微量分光光度计测量 crRNA 浓度,并分装保存于 –80℃。

(4)核酸样本制备:根据各种商业化试剂盒的说明书从采集的样本中分离 SARS-CoV-2 RNA。

在检测方法建立阶段,可通过合成 SARS-CoV-2 S 片段质粒在普通 P2 实验室评估方法的有效性。为了检测 SARS-CoV-2 变异株及其子谱系,需要合成包含 SARS-CoV-2 S 基因的野生型、突变型,Omicron BA.1 型、BA.2 型的质粒片段,其中野生型质粒以 Wuhan-Hu-1 株(GenBank 编号 MN908947),突变型质粒以 Alpha、Beta、Gamma、Delta 变异株,Omicron BA.1 型质粒以 Omicron 变异株子谱系 BA.1,Omicron BA.2 型质粒以 Omicron 变异株子谱系 BA.2 的特征性突变位点为基础构建。RAA-CRISPR/Cas12a 一管式系统中利用

crRNA-49X 和 crRNA-50X 对 Omicron 变异株及其子谱系分型时,分别用包含 SARS-CoV-2 S 片段的质粒作为阳性对照和阴性对照,对检测方法进行验证和评估,空白对照使用无 RNA 酶水。

（5）RAA-CRISPR/Cas12a 一管式方法:首先配制 CRISPR/Cas12a 反应体系,根据表 8-7 所示,将 10× NEB 缓冲液 2.1 用无 RNA 酶水稀释至 1×,随后加入 ssDNA、AsCas12a 蛋白、crRNA 混合均匀。其中,ssDNA 为 Cas12a 蛋白的通用性报告分子,其核苷酸序列为: 5'-TTATT-3'。该 ssDNA 标记有报告基团,具体为 5' 端修饰荧光报告基团 FAM,3' 端修饰荧光淬灭基团 BHQ1。

随后配制 RAA 反应体系,按照表 8-7 所示体系将水化缓冲液、上游引物、下游引物、Mg(OAc)₂ 溶液加入至装有冻干 RAA 反应酶粉管中,然后加入检测样品,混合均匀并短暂离心后,将 4.6μL CRISPR 体系加在反应管盖中,转移至 39℃恒温水浴锅中反应 25min,获得扩增产物。随后上下颠倒混匀 10 次后短暂离心启动 CRISPR 酶切反应,将反应管置于荧光信号检测仪内进行实时信号检测,反应时间 30min,每分钟采集一次荧光信号,进行检测结果的判读。反应完成后,通过蓝光激发设备,肉眼观察检测结果。

表 8-7　RAA/CRISPR/Cas12a 反应体系

反应体系	组分	体积
CRISPR 体系（4.6μL）	（50μmol/L）crRNA	0.4μL
	（20μmol/L）AsCas12a 蛋白	0.2μL
	（10μmol/L）ssDNA	1μL
	NEB 缓冲液 2.1（1×）	3μL
RAA 体系（27.5μL）	（10μmol/L）RAA 引物组	各 1μL（共 2μL）
	（280mmol/L）Mg（OAc）₂ 溶液	2μL
	RAA 水化缓冲液	22.5μL
	RAA 冻干酶粉	1/2 管
	检测样品 DNA	2μL

RAA:重组酶辅助扩增;crRNA:CRISPR RNA。

（6）数据输出及处理:对于检测结果的判读,可采用如下方式进行。

1）根据实时荧光信号判读:去除背景信号后进行结果判定。荧光值小于阴性对照荧光值的 2 倍为阴性;荧光值大于或等于阴性对照值的 2 倍则为阳性。具体计算公式见式 8-1。

$$FC(变化倍数) = \frac{F_{(PC)} - B_{(PC)}}{F_{(NC)} - B_{(NC)}} \qquad (式 8-1)$$

其中 F 为 30min 时的荧光值;B 为 0min 时的荧光值;PC 为实验组或阳性对照;NC 为阴性对照。FC≥2 为阳性,FC<2 为阴性。

2）根据蓝光下肉眼直接观察结果判读:发出绿色荧光者为阳性,无荧光为阴性。预期结果可见图 8-6。可以发现,crRNA-49X 对 SARS-CoV-2 Omicron 变异株子谱系 BA.1 的

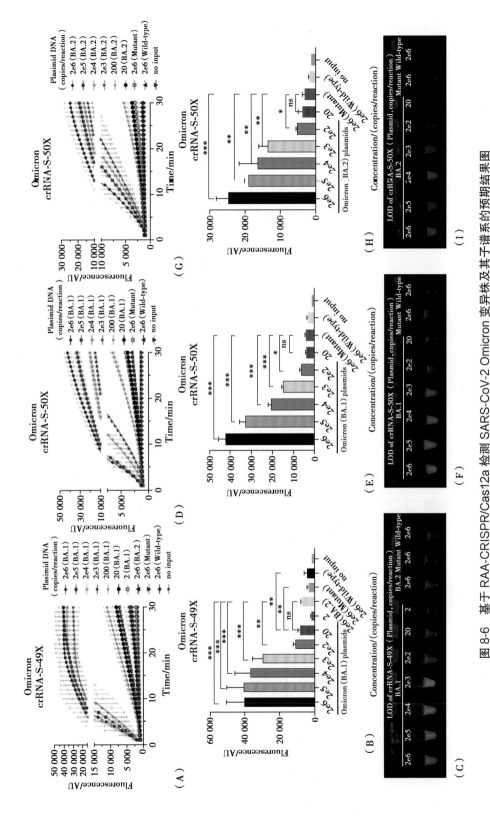

图 8-6　基于 RAA-CRISPR/Cas12a 检测 SARS-CoV-2 Omicron 变异株及其子谱系的预期结果图

利用 CRISPR-49X 检测 SARS-CoV-2 Omicron 子谱系 BA.1 的各浓度样本实时荧光曲线图（A）、荧光强度值（B）、蓝光下肉眼直接观察图（C），利用 CRISPR-50X 检测 SARS-CoV-2 Omicron 子谱系 BA.1 及 BA.2 的各浓度样本实时荧光曲线图（D 和 G）、荧光强度值（E 和 H）、蓝光下肉眼直接观察图（F 和 I），各组荧光值与阴性对照组比较，误差线代表重复 3 次后的均值 ± 标准差，*** 为 $P<0.001$，** 为 $P<0.01$，* 为 $P<0.05$，ns 为 $P>0.05$；RAA：重组酶辅助扩增；SARS-CoV-2：严重急性呼吸系统综合征冠状病毒 2 型。

检测灵敏度为 20 拷贝/反应,并与野生型、非 Omicron 突变型质粒无交叉反应。但是在 BA.2 型质粒存在情况下,crRNA-49X 对 BA.1 的检测灵敏度为 200 拷贝/反应。相对地,crRNA-50X 可特异性检测 SARS-CoV-2 Omicron 变异株,检测限为 200 拷贝/反应。因此,可以确定 RAA/CRISPR/Cas12a 对 SARS-CoV-2 Omicron 及其子谱系 BA.1 的检测灵敏度为 20~200 拷贝/反应。

第二节　寨卡病毒检测及分型

为了开发便携式的核酸检测方法,Keith 等利用 Cas9 蛋白结合核酸序列扩增法(nucleic acid sequence-based amplification,NASBA),开发了一种可检测寨卡病毒(Zika virus,ZIKV)的比色传感器技术(NASBA-CRISPR cleavage,NASBACC)。该体系首先利用 NASBA 技术对靶标 RNA 分子进行扩增,其中扩增的中间产物 dsDNA 作为 Cas9 的剪切靶标。如图 8-7 所示,当 dsDNA 中含有 Cas9 蛋白剪切所需要的 PAM 时,dsDNA 被剪切,扩增无法继续进行;当 dsDNA 中不含有 Cas9 蛋白剪切所需要的 PAM 时,扩增继续进行,dsDNA 被转录为 RNA。随后,含有靶标序列的扩增产物可与反应体系中含有激发序列的 Toehold 传感器相结合,产生肉眼可见的颜色变化。NASBACC 检测系统利用 Cas9 蛋白,成功地对美国 ZIKV 和非洲 ZIKV 进行了区分。

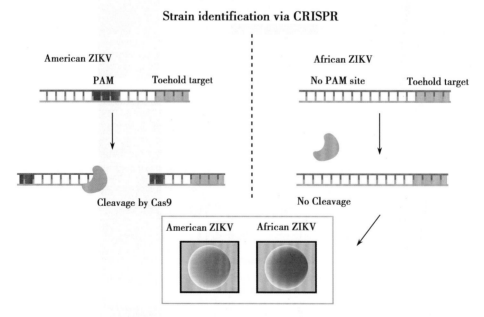

图 8-7　基于 Cas9 开发的 NASBACC 检测系统

Strain identification via CRISPR:通过 CRISPR 进行病毒株鉴定;American ZIKV:美国寨卡病毒;
Toehold target:脚手架目标;Cleavage:剪切;African ZIKV:非洲寨卡病毒

一、寨卡病毒制备与处理

利用 100μL ZIKV 分离物去感染 10^6 个 Vero 细胞，37℃，孵育 2h，离心，除去上清液，加入新鲜培养基（DMEM，10% 胎牛血清）感染 48h。将培养后的细胞 1 500×g 离心 10min，并将离心产物加入 7% 人血清中，最后 95℃孵育 2min 后提取病毒核酸，用作 NASBA 扩增的靶标。

二、NASBA 反应

NASBA 反应体系包括 RNA 靶标 20%，NASBA 反应引物（125 mmol/L）2%，RNA 酶抑制剂 0.5%，反应缓冲液 33.5%，核酸混合物 16.5% 和无菌水 2.5%。4℃下配制 NASBA 反应体系并在 65℃孵育 2min，41℃孵育 10min。最后，将酶 25% 添加至反应体系中，41℃孵育 2h。

三、NASBACC 反应

NASBACC 反应体系包括反应缓冲液，250nmol/L Cas9 蛋白，250nmol/L gRNA，3nmol/L 引物，0.4U RNA 酶抑制剂。将配制好的反应体系在 37℃孵育 2~6h。其中，正向 NASBACC 引物由触发 H 序列的反向互补序列（5'-GTTTGAATGAATTGTAGGCTTGTTATAGTTATGTTT-3'）和 NASBA 引物的正向结合序列组成（32 区）。反向 NASBACC 引物包含 T7 启动子序列（5'-CTAATACGACTCACTATAGG-3'）与 NASBA 引物的反向结合序列（32 区）。

作为首个基于 CRISPR/Cas9 系统开发的比色传感器系统，能够在 3h 内通过颜色变化展示实验结果，检测系统检测限可低至飞摩尔每升的水平。但是，NASBACC 检测系统的灵敏度取决于 NASBA 对 RNA 靶标的扩增质量，一旦扩增后的靶标浓度过低，可能会导致颜色过浅，无法读取实验结果。NASBACC 检测系统耗时较长，相较于现已开发的基于 Cas12/Cas13 的核酸检测系统，存在一定的弊端。

（唐时幸　李浩　林洪青　崔仑标）

参 考 文 献

[1] World Health Organization. Tracking SARS-CoV-2 variants［EB/OL］.［2024/02/16］. https://www.who.int/en/activities/tracking-SARS-CoV-2-variants.

[2] European Centre for Disease Prevention Control. SARS-CoV-2 variants of concern as of 1 March 2024［EB/OL］.［2024/03/01］. https://www.ccdc.europa.eu/cn/covid 19/variants concern.

[3] RAMBAUT A，HOLMES E C，O'TOOLE Á，et al. A dynamic nomenclature proposal for SARS-CoV-2 lineages to assist genomic epidemiology［J］. Nat Microbiol，2020，5（11）：1403-1407.

[4] LETKO M，MARZI A，MUNSTER V. Functional assessment of cell entry and receptor usage for SARS-CoV-2 and other lineage B betacoronaviruses［J］. Nat Microbiol，2020，5（4）：562-569.

［5］ DYSON L,HILL E M,MOORE S,et al. Possible future waves of SARS-CoV-2 infection generated by variants of concern with a range of characteristics［J］. Nat Commun,2021,12（1）:5730.

［6］ HARVEY W T,CARABELLI A M,JACKSON B,et al. SARS-CoV-2 variants,spike mutations and immune escape［J］. Nat Rev Microbiol.,2021,19（7）:409-424.

［7］ DAVIES N G,ABBOTT S,BARNARD R C,et al. Estimated transmissibility and impact of SARS-CoV-2 lineage B.1.1.7 in England［J］. Science,2021,372（6538）:eabg3055.

［8］ CHALLEN R,BROOKS-POLLOCK E,READ J M,et al. Risk of mortality in patients infected with SARS-CoV-2 variant of concern 202012/1:matched cohort study［J］. BMJ,2021,372:n579.

［9］ DAVIES N G,JARVIS C I,CMMID COVID-19 WORKING GROUP,et al. Increased mortality in community-tested cases of SARS-CoV-2 lineage B.1.1.7［J］. Nature,2021,593（7858）:270-274.

［10］ FRAMPTON D,RAMPLING T,CROSS A,et al. Genomic characteristics and clinical effect of the emergent SARS-CoV-2 B.1.1.7 lineage in London,UK:a whole-genome sequencing and hospital-based cohort study ［J］. Lancet Infect Dis,2021,21（9）:1246-1256.

［11］ LIU Y,LIU J,XIA H,et al. Neutralizing activity of BNT162b2-elicited serum［J］. N Engl J Med,2021, 384（15）:1466-1468.

［12］ TEGALLY H,WILKINSON E,GIOVANETTI M,et al. Detection of a SARS-CoV-2 variant of concern in South Africa［J］. Nature,2021,592（7854）:438-443.

［13］ LIU C,ZHOU D,NUTALAI R,et al. The antibody response to SARS-CoV-2 Beta underscores the antigenic distance to other variants［J］. Cell Host Microbe,2022,30（1）:53-68.

［14］ FARIA N R,MELLAN T A,WHITTAKER C,et al. Genomics and epidemiology of the P.1 SARS-CoV-2 lineage in Manaus,Brazil［J］. Science,2021,372（6544）:815-821.

［15］ HOFFMANN M,ARORA P,GROβ R,et al. SARS-CoV-2 variants B.1.351 and P.1 escape from neutralizing antibodies［J］. Cell,2021,184（9）:2384-2393.

［16］ WANG P,CASNER R G,NAIR M S,et al. Increased resistance of SARS-CoV-2 variant P.1 to antibody neutralization［J］. Cell Host Microbe,2021,29（5）:747-751.

［17］ JANGRA S,YE C,RATHNASINGHE R,et al. SARS-CoV-2 spike E484K mutation reduces antibody neutralisation［J］. Lancet Microbe,2021,2（7）:e283-e284.

［18］ BAUM A,FULTON B O,WLOGA E,et al. Antibody cocktail to SARS-CoV-2 spike protein prevents rapid mutational escape seen with individual antibodies［J］. Science,2020,369（6506）:1014-1018.

［19］ ZHANG Y,XI H,JUHAS M. Biosensing detection of the SARS-CoV-2 D614G mutation［J］. Trends Genet, 2021,37（4）:299-302.

［20］ WANG W,XU Y,GAO R,et al. Detection of SARS-CoV-2 in different types of clinical specimens［J］. JAMA,2020,323（18）:1843-1844.

［21］ CHEN C,GAO G,XU Y,et al. SARS-CoV-2-positive sputum and feces after conversion of pharyngeal samples in patients with COVID-19［J］. Ann Intern Med,2020,172（12）:832-834.

［22］ PENG L,LIU J,XU W,et al. SARS-CoV-2 can be detected in urine,blood,anal swabs,and oropharyngeal swabs specimens［J］. J Med Virol,2020,92（9）:1676-1680.

［23］ KIM J-M,KIM H M,LEE E J,et al. Detection and isolation of SARS-CoV-2 in serum,urine,and stool specimens of COVID-19 patients from the Republic of Korea［J］. Osong Public Health Res Perspect,

2020,11（3）:112-117.

［24］ WILLIAMS E,BOND K,ZHANG B,et al. Saliva as a noninvasive specimen for detection of SARS-CoV-2［J］. J Clin Microbiol,2020,58（8）:e00776-20.

［25］ RABE B A,CEPKO C. SARS-CoV-2 detection using isothermal amplification and a rapid,inexpensive protocol for sample inactivation and purification［J］. Proc Natl Acad Sci U S A,2020,117（39）:24450-24458.

［26］ WEE S K,SIVALINGAM S P,YAP E P H. Rapid direct nucleic acid amplification test without RNA extraction for SARS-CoV-2 using a portable PCR thermocycler［J］. Genes,2020,11（6）:664.

［27］ HIGGINS M,RAVENHALL M,WARD D,et al. PrimedRPA:primer design for recombinase polymerase amplification assays［J］. Bioinformatics,2019,35（4）:682-684.

［28］ LI J,MACDONALD J,VON STETTEN F. Review:a comprehensive summary of a decade development of the recombinase polymerase amplification［J］. Analyst,2018,144（1）:31-67.

［29］ LU S,TONG X,HAN Y,et al. Fast and sensitive detection of SARS-CoV-2 RNA using suboptimal protospacer adjacent motifs for Cas12a［J］. Nat Biomed Eng,2022,6（3）:286-297.

［30］ KELLNER M J,KOOB J G,GOOTENBERG J S,et al. SHERLOCK:nucleic acid detection with CRISPR nucleases［J］. Nat Protoc,2019,14（10）:2986-3012.

［31］ DING X,YIN K,LI Z,et al. Sensitive quantitative detection of SARS-CoV-2 in clinical samples using digital warm-start CRISPR assay［J］. Biosens Bioelectron,2021,184:113218.

［32］ DING X,YIN K,LI Z,et al. Ultrasensitive and visual detection of SARS-CoV-2 using all-in-one dual CRISPR-Cas12a assay［J］. Nat Commun,2020,11（1）:4711.

［33］ TIAN T,SHU B,JIANG Y,et al. An ultralocalized Cas13a assay enables universal and nucleic acid amplification-free single-molecule RNA diagnostics［J］. ACS Nano,2021,15（1）:1167-1178.

［34］ YUE H,SHU B,TIAN T,et al. Droplet Cas12a assay enables DNA quantification from unamplified samples at the single-molecule level［J］. Nano Lett,2021,21（11）:4643-4653.

［35］ SHINODA H,TAGUCHI Y,NAKAGAWA R,et al. Amplification-free RNA detection with CRISPR-Cas13 ［J］. Commun Biol,2021,4（1）:476.

［36］ BRUCH R,JOHNSTON M,KLING A,et al. CRISPR-powered electrochemical microfluidic multiplexed biosensor for target amplification-free miRNA diagnostics［J］. Biosens Bioelectron,2021,177:112887.

［37］ SHENG Y,ZHANG T,ZHANG S,et al. A CRISPR/Cas13a-powered catalytic electrochemical biosensor for successive and highly sensitive RNA diagnostics［J］. Biosens Bioelectron,2021,178:113027.

［38］ FOZOUNI P,SON S,DÍAZ DE LEÓN DERBY M,et al. Amplification-free detection of SARS-CoV-2 with CRISPR-Cas13a and mobile phone microscopy［J］. Cell,2021,184（2）:323-333.

［39］ KLEINSTIVER B P,SOUSA A A,WALTON R T,et al. Engineered CRISPR-Cas12a variants with increased activities and improved targeting ranges for gene,epigenetic and base editing［J］. Nat Biotechnol,2019,37 （3）:276-282.

［40］ LIANG Y,LIN H,ZOU L,et al. Rapid detection and tracking of Omicron variant of SARS-CoV-2 using CRISPR-Cas12a-based assay［J］. Biosens Bioelectron,2022,205:114098.

［41］ CHEN Y,SHI Y,CHEN Y,et al. Contamination-free visual detection of SARS-CoV-2 with CRISPR/ Cas12a:a promising method in the point-of-care detection［J］. Biosens Bioelectron,2020,169:112642.

［42］MA L,YIN L,LI X,et al. A smartphone-based visual biosensor for CRISPR-Cas powered SARS-CoV-2 diagnostics［J］. Biosens Bioelectron,2022,195:113646.

［43］HUANG Z,TIAN D,LIU Y,et al. Ultra-sensitive and high-throughput CRISPR-p owered COVID-19 diagnosis［J］. Biosens Bioelectron,2020,164:112316.

［44］WELCH N L,ZHU M,HUA C,et al. Multiplexed CRISPR-based microfluidic platform for clinical testing of respiratory viruses and identification of SARS-CoV-2 variants［J］. Nat Med,2022,28(5):1083-1094.

第九章 特殊病原体检测

特殊病原体主要包括支原体（*Mycoplasma*）、衣原体（*Chlamydia*）、螺旋体（*Spirochete*）、立克次体（*Rickettsia*）以及部分可以导致人类疾病但相对少见的细菌，如诺卡菌（*Nocardia*）等。CRISPR技术已用于肺炎支原体、人型支原体、沙眼衣原体、钩端螺旋体、鼻疽诺卡菌和盖尔森基兴诺卡菌等特殊病原体的诊断。先采用合适的扩增技术，如聚合酶链反应（polymerase chain reaction，PCR）、重组酶聚合酶恒温扩增（recombinase polymerase amplification，RPA）和环介导恒温扩增检测（loop mediated isothermal amplification，LAMP）对靶标序列进行扩增，然后采用CRISPR/Cas12a技术对扩增产物中的靶标序列进行检测，最后通过实时荧光读取仪、蓝光照射等荧光检测装置或LFA试纸条等方式进行结果读取。这些方法简单、快速，可在1.0~1.5h内完成检测。

第一节 支原体检测

一、肺炎支原体检测

2022年，Li等采用RPA结合CRISPR/Cas12a技术建立了肺炎支原体（*Mycoplasma pneumoniae*，MP）的快速检测方法。首先采用RPA技术，在39℃恒温条件下孵育20min，对靶标基因进行扩增；然后采用CRISPR/Cas12a技术在37℃恒温条件下反应10min；最终将反应管置于蓝光下，通过肉眼观察进行结果读取。

1. 引物和crRNA的设计 采用MP *P1* 基因作为靶标基因，在基因保守区域进行RPA引物设计，RPA产物大小为129bp。crRNA以扩增片段PAM位点附近区域为靶点进行设计。RPA引物、crRNA及ssDNA报告分子的序列见表 9-1。

表 9-1　RPA-CRISPR/Cas12a 检测 MP 的引物、crRNA 和 ssDNA 报告分子

序列名称	序列（5′-3′）	长度/nt
MP-正向引物	CTACTGTAACTGGTTGACCATATGCCTTACT	31
MP-反向引物	CAGCAACTGCCATCCGTGGTACATATTCAAAC	32
crRNA	UAAUUUCUACUAAGUGUAGAUACAAUAACCG CUGGUUUGAA	41
ssDNA	FAM-TATTATTATTATTT-BHQ1	14

RPA：重组酶聚合酶恒温扩增；crRNA：CRISPR RNA；ssDNA：单链 DNA；MP：肺炎支原体；FAM：羧基荧光素；BHQ1：黑洞淬灭基团 1。

2. RPA 扩增　首先将反应缓冲液 12.5μL、上下游引物（10μmol/L）各 1μL、双蒸水 8μL 加入含有冻干 RPA 酶混合物的反应管中，使内容物充分溶解。然后加入模板 1μL 和 Mg（OAc）$_2$ 1.5μL，总体积 25μL，39℃孵育 20min。

3. CRISPR/Cas12a 检测　CRISPR/Cas12a 反应体系包括 10×NEBuffer2.1 2μL、10μmol/L Cas12a 0.5μL、10μmol/L crRNA 1μL、10μmol/L ssDNA 报告分子 0.5μL、无酶水 14μL 和 RPA 扩增产物 2μL，总体积 20μL，37℃条件下反应 10min。

4. 检测限　RPA-CRISPR/Cas12a 检测 MP 的检测限为 2 拷贝/反应。

5. 特异性　利用从 5 株 MP 分离株和 14 株非 MP 分离株中提取的 DNA 作为模板，评估 RPA-CRISPR/Cas12a 检测的特异性。结果显示，RPA-CRISPR/Cas12a 检测与其他常见呼吸道感染病原菌无交叉反应，特异性达 100%。

6. 临床样本的验证　利用 201 份呼吸道标本提取的核酸模板，评价 RPA-CRISPR/Cas12a 检测 MP 的可行性，并与 RT-PCR 法进行比较。RT-PCR 检测为阳性的样本 108 份，RPA-CRISPR/Cas12a 检测为阳性的样本 107 份。RT-PCR 和 RPA-CRISPR/Cas12a 检测为阴性的样本均为 93 份。与 RT-PCR 相比，RPA-CRISPR/Cas12a 检测 MP 的灵敏度和特异性分别为 99.1% 和 100%，两种方法的一致性为 99.5%（*Kappa*>0.75，*P*>0.05）。因此，RPA-CRISPR/Cas12a 与 RT-PCR 检测结果无显著差异。

二、人型支原体检测

2022 年，Chen 等将 RPA 技术与 CRISPR 技术相结合建立了人型支原体（*Mycoplasma hominis*，MH）低成本快速检测方法。首先，采用 RPA 技术在 37℃恒温孵育 20min 扩增靶标片段，然后通过 CRISPR/Cas12a 技术在 37℃孵育 40min，结果通过荧光读取仪记录荧光值的变化以及与 LFA 试纸条相结合，通过肉眼读取结果。整个检测过程可在 1h 内完成。

1. 引物和 crRNA 的设计　以 MH 的 *gap* 基因 280bp 的保守区域为靶标片段，设计

RPA 引物进行扩增。以扩增片段内 PAM 位点附近区域为靶点设计 crRNA。RPA 引物、crRNA 及 ssDNA 报告分子的序列见表 9-2。

表 9-2 RPA-CRISPR/Cas12a 检测 MH 的引物、crRNA 和 ssDNA 报告分子

序列名称	序列（5′-3′）	长度/nt
MH *gap*-正向引物	TTATTGAAGGAACTGGAAGATTTGTA	26
MH *gap*-反向引物	CTTTGGTCTGCTGTATATGAGTGAAC	26
crRNA	UAAUUUGUACUCUUGUAGAUUCAC AACAGUUCACUCAUAUACA	43
ssDNA 报告分子-Fluo	6-FAM/TTTTTT/BHQ1	6
ssDNA 报告分子-LFA	6-FITC/TTTTTTT/Biotin	6

RPA：重组酶聚合酶恒温扩增；MH：人型支原体；crRNA：CRISPR RNA；ssDNA：单链 DNA；LFA：侧向流层析；6-FAM：6-羧基荧光素；FICC：异硫氰酸荧光素；BHQ1：黑洞淬灭基团；Biotin：生物素。

2. RPA RPA 反应缓冲液 29.5μL、上下游引物（10μmol/L）各 2.4μL、双蒸水 12.2μL、模板 1μL、Mg(OAc)$_2$ 2.5μL、RPA 反应体系共 50μL。37℃ 反应 20min。

3. RPA-CRISPR/Cas12a-Fluo 荧光检测 CRISPR 反应体系共 20μL。在 Cas12a 反应缓冲液（40mmol/L Tris-HCl、60mmol/L NaCl 和 6mmol/L MgCl$_2$，pH 7.3）中加入 250nmol/L 的 AsCas12a，62.5nmol/L 的 crRNA，125nmol/L 的 ssDNA 报告分子-Fluo，RPA 产物 1μL。37℃ 反应 40min，记录荧光值变化。

4. RPA-CRISPR/Cas12a-LFA 检测 RPA-Cas12a-LFA 检测体系共 20μL。在 Cas12a 反应缓冲液（40mmol/L Tris-HCl、60mmol/L NaCl 和 6mmol/L MgCl$_2$，pH 7.3）中加入 250nmol/L 的 AsCas12a，62.5nmol/L 的 crRNA，125nmol/L 的 ssDNA 报告分子-LFA，RPA 产物 1μL。将 20μL 上述混合物添加到 60μL PBS 中，然后滴加到 LFA 的样品垫上，2min 后读取结果。如果样本为阳性，则控制线和测试线都会出现；样本为强阳性时，控制线不会出现，只有测试线存在；样本为阴性，则只有控制线。

5. 检测限 RPA-CRISPR/Cas12a-Fluo 检测 MH 的检测限为 3 拷贝/反应。

6. 特异性 利用 MH 菌株与其他呼吸道常见菌评估 RPA-Cas12a-Fluo 检测的特异性。结果显示，MH 的荧光信号明显高于其他菌株，RPA-Cas12a-Fluo 可以特异性检测出 MH，且无交叉反应。

7. 临床样本的验证 为了验证该方法在临床样本检测中的可用性，对 111 个临床样本用 RPA-CRISPR/Cas12a-Fluo 进行检测，其中 35 个（31.53%）样本呈阳性，76 个（68.47%）样本呈阴性，并与“金标准”——液体培养基培养的结果进行比较。两种检测方法完全一致（*Kappa*=1.0，*P*<0.001），灵敏度和特异性均为 100%（95% *CI*：0.953~1.000，*P*<0.001），表明 RPA-CRISPR/Cas12a-Fluo 测定法的性能与液体培养基培养法相当。

第二节　螺旋体检测

2022年,Srisawat等将RPA技术和CRISPR技术相结合建立了一种快速检测钩端螺旋体(*Leptospira*)的方法。首先通过RPA技术39℃反应40min扩增靶标片段,然后采用CRISPR/Cas12a技术39℃反应20min,最后在蓝光下肉眼观察并读取结果。

1. 引物和crRNA的设计　以钩端螺旋体的*lipL32*基因为靶标基因,设计RPA引物和crRNA序列,扩增产物的长度为242bp。RPA引物、crRNA及ssDNA报告分子的序列见表9-3。

表9-3　RPA-CRISPR/Cas12a检测钩端螺旋体的引物、crRNA和ssDNA报告分子

序列名称	序列(5′→3′)	长度/nt
RPA-正向引物	AAGCATTACCGCTTGTGGTG	20
RPA-反向引物	GAACTCCCATTTCAGCGATT	20
crRNA	UAAUUUCUACUAAGUGUAGAUUUC UGAGCGAGGACACAAUC	41
ssDNA报告分子1	FAM/TTATTATT/BHQ1	8
ssDNA报告分子2	FITC/AGGACCCGTATTCCCA/Biotin	16

RPA:重组酶聚合酶恒温扩增;crRNA:CRISPR RNA;ssDNA:单链DNA;FAM:羧基荧光素;FITC:异硫氰酸荧光素;BHQ1:黑洞淬灭基团1;Biotin:生物素。

2. RPA扩增　在反应缓冲液中加入480nmol/L的上下游引物、模板1μL和14 mmol/L的Mg(OAc)₂,39℃孵育40min,75℃灭活5min。

3. CRISPR/Cas12a荧光检测　检测体系包含30nmol/L crRNA,330nmol/L LbCas12a,600nmol/L ssDNA报告分子1,1×NEBuffer 2.0和RPA产物1μL,总体积15μL。39℃孵育20min,使用蓝光仪在470nm波长下通过肉眼观察荧光信号。

4. CRISPR/Cas12a侧向流层析试纸条检测　反应体系中除了使用12nmol/L ssDNA探针2外,其他成分同上述CRISPR/Cas12a荧光检测。反应在39℃下孵育30min后,将反应产物与100μL运行缓冲液混匀并滴加在试纸条上。如果样本为阳性,则控制线和测试线都会出现;如果样本为阴性,则只有控制线。

5. 检测限　RPA-CRISPR/Cas12a检测钩端螺旋体的检测限为100个细胞/mL。

6. 特异性　对来自8例其他急性发热性疾病患者(包括急性病毒性肝炎、蜂窝织炎、恙虫病、全身性细菌感染、急性膀胱炎、流行性感冒、大肠埃希菌败血症和登革出血热)的样本进行检测,以验证该方法的特异性。结果表明,该方法在8例患者来源的样本检测中未发生交叉反应。

7. 临床样本的验证 为了评估该方法的诊断性能,研究者用 110 个 DNA 样本对钩端螺旋体病和非钩端螺旋体病确诊病例进行诊断,并将结果与 qPCR 结果进行比较。结果表明,该方法特异性为 100%、灵敏度为 85.2%、准确度为 92.7%,阳性预测值和阴性预测值分别为 100% 和 87.50%。

第三节　诺卡菌检测

一、鼻疽诺卡菌检测

2022 年,Qiu 等采用 LAMP 结合 CRISPR/Cas12a 技术,建立了 CRISPR-CLA 检测平台,应用于鼻疽诺卡菌(*Nocardia farcinica*,NF)检测。首先采用 LAMP 技术,在 70℃恒温条件下孵育 40min,对靶标片段进行扩增;然后采用 CRISPR/Cas12a 技术在 37℃恒温条件下反应 8min;检测结果既可通过实时荧光设备,如 RT-qPCR 仪等进行读取,也可通过 LFA 试纸条进行读取。

1. 引物和 crRNA 的设计 首先,采用鼻疽诺卡菌种特异基因 *pbr1* 作为检测靶基因,借助 Primer Explorer(version 5)软件进行 LAMP 引物设计。然后,根据 CRISPR-CLA 检测原理,在上游正向内引物(forward inner primer,FIP)的连接区人工插入 Cas12a 的 PAM 位点 TTTA。最后,根据 LAMP 扩增位点设计 crRNA。LAMP 引物、crRNA 及 ssDNA 报告分子的序列见表 9-4。

表 9-4　CRISPR-CLA 技术检测鼻疽诺卡菌的引物、crRNA 和 ssDNA 报告分子

引物和探针	序列(5′→3′)	长度/nt
NF-F3	GCGGTGAGCAGTGACGT	17
NF-B3	ACCCGGCACCAGGAGT	16
NF-FIP	CCATGTCGTAGGCGACCAGC-TTTA-TCGCCACCATGCGGAAAC	42
NF-BIP	AGTGTGCGCGACGAACAACCG-GCGCCATGGTGGGGTT	37
NF-LF	GAGACCGCGTTGTCCCC	17
NF-LB	ACGCTGACGATGGCACT	17
crRNA	UAAUUUCUACUAAGUGUAGAUUCGCCACCAUGCGGAAACGGCU	43
ssDNA-Fluo	6-FAM/TTTATTTATTT/BHQ1	11
ssDNA-LFA	6-FAM/TTTATTTATTT/Biotin	11

crRNA:CRISPR RNA;ssDNA:单链 DNA;NF:鼻疽诺卡菌;FIP:正向内引物;BIP:反向内引物;LF:正向环引物;LB:反向环引物;6-FAM:6-羧基荧光素;BHQ1:黑洞淬灭基团 1;Biotin:生物素;Fluo:荧光;LFA:侧向流层析法。

2. LAMP 预扩增 扩增体系包含 2× 恒温扩增缓冲液 12.5μL、*Bst* 2.0（8U）1μL、0.4μmol/L 外侧引物 F3 和 B3、0.8μmol/L 正向环引物（forward loop primer，LF）、反向环引物（backward loop primer，LB）、1.6μmol/L 正向内引物（forward inner primer，FIP）、反向内引物（backward inner primer，BIP）、模板 DNA 1μL，补无核酸酶去离子水至总体积 25μL。

3. Cas12a/crRNA 复合物的配制 在 2× NEBuffer 2.1 中加入 100nmol/L crRNA 与 75nmol/L Cas12a 蛋白并混匀，37℃孵育 10min。配制好的复合物立即使用或置于 4℃条件下暂存，保存时间不超过 18h。

4. CRISPR/Cas12a 检测 CRISPR/Cas12a 反应体包含 2× NEBuffer 2.1 50μL、10μmol/L 荧光报告分子 2.5μL、Cas12a/crRNA 复合物 18μL、无核酸酶水 27.5μL 和 LAMP 预扩增产物 2μL，总体积 100μL。CRISPR/Cas12a 检测在 37℃下反应 8min。通过 LFA 进行结果读取时，将 CRISPR/Cas12a 检测反应产物 8μL 滴加在 LFA 的加样区，然后在加样区滴加 2~3 滴运行缓冲液，使液体沿试纸条自下而上流动。最终，阳性结果在控制线和测试线均呈现红色条带，阴性结果仅在控制线呈现红色条带。

5. 检测限 CRISPR-CLA 检测 NF 的检测限为 100 fg 基因组 DNA/反应。LFA 读取法与荧光读取法的结果保持了良好的一致性。

6. 特异性 利用 82 株 NF 与 50 株非 NF 菌株中提取的 DNA 作为模板评估 CRISPR-CLA 检测 NF 的特异性。结果表明，所有的 NF 菌株均呈现阳性结果，而非 NF 均呈现阴性结果，特异性达 100%。

7. 临床样本的验证 为了验证 CRISPR-CLA 方法检测 NF 的可行性，对 20 份 NF 模拟阳性标本、1 份 NF 感染患者标本和 20 份 NF 阴性标本进行了 CRISPR-CLA 检测，并将结果与 RT-PCR 法进行比较。结果表明，在 CRISPR-CLA 检测中，20 份 NF 模拟阳性标本和 1 份 NF 感染患者的标本均为阳性，而 20 份 NF 阴性标本检测为阴性；而在 RT-PCR 检测中，有 3 份 NF 阴性标本出现了假阳性结果，其他样本的检测结果与 CRISPR-CLA 一致。

二、盖尔森基兴诺卡菌检测

2022 年，Liu 等将 PCR 与 CRISPR/Cas12a 检测技术相结合，建立 CRISPR-PCR 法，用于盖尔森基兴诺卡菌（*Nocardia cyriacigeorgica*）检测。首先采用 PCR 技术对靶标片段进行扩增，然后采用 CRISPR/Cas12a 技术在 37℃恒温条件下进行检测，结果可采用实时荧光装置进行读取。

1. 引物和 crRNA 的设计 采用盖尔森基兴诺卡菌种特异基因 *Ncc1* 作为靶标基因。在 *Ncc1* 基因的保守区设计 PCR 的上下游引物。根据 CRISPR/Cas12a 分子检测的原理设计 crRNA。PCR 引物、crRNA 及 ssDNA 报告分子的序列见表 9-5。

表 9-5　CRISPR-PCR 技术检测盖尔森基兴诺卡菌的引物、crRNA 和 ssDNA 报告分子

序列名称	序列（5′→3′）	长度/nt
正向引物 4	CCGCCCAANNCCGAGATCGT	20
反向引物 3	CGTGGTTCTCCCATTCGAACC	21
crRNA	UAAUUUCUACUAAGUGUAGAUUGGACCAUGCUGGUGAACAA	41
ssDNA	6-FAM/TTTTTTTT/BHQ1	8

突变位点用简并碱基 N 代替。PCR：聚合酶链反应；crRNA：CRISPR RNA；ssDNA：单链 DNA；6-FAM：6-羧基荧光素；BHQ1：黑洞淬灭基团 1。

2. PCR 扩增　PCR 扩增体系包含 Premix Ex Taq（Probe qPCR）10μL、无核酶水 7μL、10μmol/L 正向引物 1μL、10μmol/L 反向引物 1μL 和模板 DNA 1μL，总体积 20μL。反应条件为 95℃预变性 5min；95℃变性 30s，65℃退火 30s，72℃延伸 30s，进行 35 个循环；最后 72℃延伸 7min。

3. CRISPR/Cas12a 检测　首先制备 CRISPR/Cas12a-crRNA 复合物，在 1× NEBuffer 2.1 中加入 100nmol/L crRNA 和 75nmol/L Cas12a，37℃孵育 10min，立即使用。CRISPR/-Cas12a 检测的 100μL 反应体系包括 2×NEBuffer 2.1 50μL、CRISPR/Cas12a-crRNA 复合物 18μL、PCR 扩增产物 2μL、去离子水 27.5μL 和 10μmol/L ssDNA 报告分子 2.5μL，37℃荧光检测 20min。

4. 检测限　CRISPR-PCR 检测盖尔森基兴诺卡菌的检测限为 10^3 拷贝/反应。

5. 特异性　使用 104 株盖尔森基兴诺卡菌菌株和非盖尔森基兴诺卡菌菌株评估了 CRISPR-PCR 检测盖尔森基兴诺卡菌的特异性。所有盖尔森基兴诺卡菌菌株的荧光信号均在反应后显著增加，而非盖尔森基兴诺卡菌菌株则无显著的荧光信号变化，表明 CRISPR-PCR 荧光检测法对盖尔森基兴诺卡菌具有高特异性。

6. 临床标本中的应用　为了评估 CRISPR-PCR 分子检测的临床应用性，使用模拟临床样本进行检测。将 20 份经分离培养阴性痰标本分成两等份，一份用于制备阳性痰标本，另一份作为阴性对照。20 份阳性痰标本由 900μL 痰液和 100μL 菌液组成，20 份等体积痰液中加入 100μL 磷酸盐缓冲液作为阴性对照。从 20 个盖尔森基兴诺卡菌阳性样本和 20 个阴性样本中提取 DNA 模板，使用 CRISPR-PCR 荧光检测法进行鉴定，结果显示模拟阳性痰样本均检测到荧光信号，而 20 个阴性样本检测结果均为阴性，表明该检测方法特异性为 100%。

（辛德莉　李振军　江佳富　李鹏飞）

参 考 文 献

［1］LI F，XIAO J，YANG H，et al. Development of a rapid and efficient RPA-CRISPR/Cas12a assay for

Mycoplasma pneumoniae detection［J］. Front Microbiol，2022，13：858806.

［2］CHEN J，HUANG Y，XIAO B，et al. Development of a RPA-CRISPR-Cas12a assay for rapid，simple，and sensitive detection of *Mycoplasma hominis*［J］. Front Microbiol，2022，13：842415.

［3］JIRAWANNAPORN S，LIMOTHAI U，TACHABOON S，et al. Rapid and sensitive point-of-care detection of *Leptospira* by RPA-CRISPR/Cas12a targeting lipL32［J］. PLoS Negl Trop Dis，2022，16（1）：e0010112.

［4］QIU X，XU S，LIU X，et al. CRISPR/Cas12a-based diagnostic platform accurately detects *Nocardia farcinica* targeting a novel species-specific gene［J］. Front Cell Infect Microbiol，2022，12：884411.

［5］LIU X，QIU X，XU S，et al. A CRISPR-Cas12a-assisted fluorescence platform for rapid and accurate detection of *Nocardia cyriacigeorgica*［J］. Front Cell Infect Microbiol，2022，12：835213.

第十章　肿瘤诊断

根据世界卫生组织国际癌症研究机构（International Agency for Research on Cancer，IARC）的数据，2020 年全球范围内有 1 930 万新增癌症病例，近百万癌症患者死亡。癌症的早期筛查是降低癌症死亡率、提高癌症患者存活率的重要环节，而实现癌症的早期筛查迫切地需要革命性的诊断技术。基于 CRISPR 的肿瘤诊断将会助力体外诊断技术的飞速发展，为癌症的精准诊疗带来新希望。

应用于肿瘤诊断的 CRISPR/Cas 系统检查的分子靶标分别是肿瘤细胞的 DNA、RNA、蛋白质和化学小分子等。检测的应用场景涉及了肿瘤基因检测的主要方面，包括易感基因、遗传性肿瘤基因、精准用药基因和早期筛查基因。

第一节　DNA 点突变检测

一、依赖 PAM 的单核苷酸差异检测

单个核苷酸的差异主要来源于点突变和单核苷酸多态性（single nucleotide polymorphism，SNP）。前者是指编码基因的区域中单个核苷酸的变化造成编码氨基酸的密码子的变化，后者是基因组 DNA 中某个基因位点存在的、固有的单个核苷酸的多态性。检测单个核苷酸差异的 CRISPR/Cas 体系有两种，即 Cas9 和 Cas12a。

（一）技术原理

费城染色体阴性骨髓增殖性肿瘤（myeloproliferative neoplasm，MPN）是由于 *JAK2* 基因突变引起的。*JAK2* 是一个非受体类型的酪氨酸激酶基因，位于第 9 号染色体短臂的 2 区 4 带位置，编码蛋白中包含七个同源的结构域，

主要功能是传导细胞因子和造血生长因子。其第二个结构域中发生的点突变,是由于位于编码基因第 14 号外显子中的第 1 819 位核苷酸碱基"G"替换成"T",从而由编码缬氨酸"V"突变成苯丙氨酸"F",即 V617F,导致该激酶失活。

Cas12a/JAK2 V617F 诊断系统依赖 PAM 进行单个核苷酸的差异的检测。Cas12a 的 PAM 要求的序列是:TTN/TTTN/TTTV(N=A/T/C/G;V=A/C/G),JAK2 V617F 点突变产生了新的 PAM(TTTC),在点突变区,设计 Cas12a 的 crRNA 来特异性地结合并剪切该点突变区,根据 Cas12a 的酶学剪切特点,在剪切 dsDNA 的同时,会反式剪切 ssDNA 报告分子片段,结果会通过报告片段中荧光信号的释放呈现出来。所以,荧光的出现指示该系统检测到了 JAK2 基因中 V617F 点突变。

(二)技术方法

下面以梁德生团队的工作为例,阐述 CRISPR/Cas12a 在 JAK2 V617F 突变诊断中的应用。

1. 初始靶标序列 DNA 的准备　临床样本,来自患者外周血。采用传统的酚氯仿方法,提取基因组 DNA。

2. 检测体系　依据 GenBank 数据库中 JAK2 DNA(NM_004942)序列,采用美国国家生物技术信息中心(National Center for Biotechnology Information,NCBI)-PrimerBlast 在线软件设计引物,其扩增片段覆盖点突变区。RPA 体系包括 $2\times$ 反应液 $25\mu L$、脱氧核糖核苷三磷酸(deoxyribonucleoside triphospahte,dNTP)($10\mu mol/L$)$9.2\mu L$、E-mix $5\mu L$、RPA 引物($10\mu mol/L$)$2.4\mu L$、$20\times$ 核心缓冲液 $2.5\mu L$、$280mmol/L$ Mg$(OAc)_2$ $2.5\mu L$、靶标 dsDNA,总体积 $50\mu L$。$40℃$孵育 $40min$。酶系统为通用的 CRISPR/Cas12a(LbCas12a),JAK2 基因位点特异性 crRNA。

使用荧光定量 PCR 仪监测荧光,其强度与 JAK2 V617F 突变出现的频率呈正相关。荧光淬灭报告分子包含荧光基团-ssDNA-淬灭基团。

该方法利用突变产生的新 PAM 来检测突变,虽然在一定程度上限制了所检测基因突变位点的适用范围,但仍有诸多优势:采样简单,耗时短,灵敏度高,可定性或定量,不需要昂贵仪器,可即时现场操作,结果可通过颜色反应来呈现,灵活性好,对该基因出现的其他基因点突变,可以通过调整 crRNA 设计来完成检测。

二、不依赖 PAM 的罕见点突变检测

有的点突变位点与上述的 JAK2 案例情况不同,如肺癌易感基因表皮生长因子受体(epidermal growth factor receptor,EGFR)点突变不是发生在 PAM 上。EGFR 基因是肺腺癌的黄金靶点基因,发生在 7 号染色体的第 19 号外显子的缺失和第 21 号外显子上的点突变 L858R 占 90%,其余 10% 为第 18 号外显子和第 20 号外显子的突变。EGFR 2369 点突变发生在第 20 号外显子上的一个碱基置换(C→T),造成一个编码苏氨酸(T)的密码子变成精氨酸(R)。该突变使得晚期小细胞肺癌患者对三代抗癌药物产生了很强的耐药性。

(一) 技术原理

由于 *EGFR* S790T 突变的位置不产生新 PAM，设计 Cas12a-crRNA 时，无法通过 PAM 的有无来判别野生型和突变型。但是，如果对 crRNA 进行巧妙的设计，就可以通过非常规 dsDNA 反式剪切，创造一种 PAM 解耦联的检测方法。即在 PAM 和靶标序列之间切开一个缺口，Cas12a 在保留了顺式剪切活性同时，可以调节其对 dsDNA 报告片段的反式剪切活性。相对于野生型位点，存在顺式剪切突变体靶标时，反式剪切报告片段产生的信号放大得更快。该信号的变化，可以通过荧光或电化学的方法来检测。

(二) 技术方法

以香港科技大学 Hsing 团队的工作为例，介绍 PAM 解耦联的方法在 *EGFR* S790T 突变诊断中的应用。

1. 寡聚核苷酸和序列 用于 *EGFR* S790T 突变诊断的寡聚核苷酸和序列见表 10-1。

表 10-1 寡聚核苷酸和序列

引物和探针	核苷酸序列（5′→3′）
crRNA EGFR	UAAUUUCUACUCUUGUAGAUACAACCGCAUCCGUUCUCACGG
NTS_EGFR（WT）	GCGGGCGTTAATTTAGCATGATGAGCTGCACGGTGGAGGTGAGGCAGATGCCCAGCA
NTS_EGFR（WT_fluor）	GCGGGCGTTAATTTAGCATGATGAGCTGCACGGTGGAGGTGAGGCAGATGCCCAGCA/36-FAM/
NTS_EGFR（WT_MB）	GCGGGCGTTAATTTAGCATGATGAGCTGCACGGTGGAGGTGAGGCAGATGCCCAGCA/3-Methylene Blue/
NTS_EGFR（SNV）	GCGGGCGTTAATTTAGCGTGATGAGCTGCACGGTGGAGGTGAGGCAGATGCCCAGCA
NTS_EGFR（SNV_fluor）	GCGGGCGTTAATTTAGCGTGATGAGCTGCACGGTGGAGGTGAGGCAGATGCCCAGCA/36-FAM/
NTS_spurious	GCGGGCGTTAATTTAACCACCGCATCCGTTCTCACGGAACTGCTATGTCGATTAAGT/36-FAM/
NTS_spurious（WT_fluor）	GCGGGCGTTAATTTAACCACCGCATCCGTTCTCACGGAACTGCTATGTCGATTAAGT
PAM_TS_EGFR（PM）	TGCTGGGCATCTGCCTCACCTCCACCGTGCAGCTCATCATGCTAAATTAACGCCCGC
PAM_TS_EGFR（MM2）	TGCTGGGCATCTGCCTCACCTCCACCGTGCAGCTCATCATTCTAAATTAACGCCCGC
PAM_TS_EGFR（MM3）	TGCTGGGCATCTGCCTCACCTCCACCGTGCAGCTCATCACGCTAAATTAACGCCCGC
PAM_TS_EGFR（MM4）	TGCTGGGCATCTGCCTCACCTCCACCGTGCAGCTCATCCTGCTAAATTAACGCCCGC

引物和探针	核苷酸序列（5′→3′）
PAM_TS_EGFR（MM5）	TGCTGGGCATCTGCCTCACCTCCACCGTGCAGCTCATAATGCTAAATTAACGCCCGC
PAM only	TAAATTAACGCCCGC
TS_EGFR（WT）	TGCTGGGCATCTGCCTCACCTCCACCGTGCAGCTCATCACGC
TS_EGFR（WT_quench）	/5IABkFQ/TGCTGGGCATCTGCCTCACCTCCACCGTGCAGCTCATCACGC
TS_EGFR（SNV）	TGCTGGGCATCTGCCTCACCTCCACCGTGCAGCTCATCATGC
TS_EGFR（SNV_quench）	/5IABkFQ/TGCTGGGCATCTGCCTCACCTCCACCGTGCAGCTCATCATGC
TS_spurious	ACTTAATCGACATAGCAGTTCCGTGAGAACGGATGCGGTGGT
正向引物	GCAGCCGAAGGGCATGAGCT
反向引物	TGCTGGGCATCTGCCTCACC
ssDNA_trans_FQ	/5Alex647N/GGATCGCGCACGGTGTACCG/3IAbRQSp/
dsDNA_trans_quench	CCCTGGAATATTTAAG/3IAbRQSp/
dsDNA_trans_fluor	/5Alex647N/CTTAAATATTCCAGGGTTTTCGCCT

2. 报告分子的准备　1×TBE 缓冲液，$MgCl_2$ 终浓度为 12.5mmol/L，按等摩尔比例，将各组分混合；95℃变性 3h（在 PCR 仪上孵育），逐渐降温至 20℃，形成 dsDNA 或三链 DNA 报告分子。

3. Cas12a-crRNA 复合物的制备　限制性内切酶通用缓冲液（CutSmart），Cas12a 和 crRNA 按摩尔比 1：1.25 混合，补充二硫苏糖醇（dithiothreitol，DTT）至 2mmol/L，室温孵育 15min。

4. 样本检测　100nmol/L Cas12a-crRNA 复合物，250nmol/L 反式剪切报告片段。结果记录可采用两种方法：荧光检测和电化学检测。荧光检测：在荧光读数仪上直接读取荧光量。电化学检测：将剪切反应混合溶液用脉冲检测仪进行脉冲检测，碳糊电极表面，在 0.1~0.5V 范围内，测量差分脉冲伏安（differential pulse voltammetry，DPV）信号。具体参数设置如下：电位步长为 2.5mV，扫描速率为 25mV/s，采样间隔为 10s。

在本系统中，通过引入 PAM 解耦联的方法，扩大了 CRISPR/Cas12a 技术在低频罕见核苷酸突变方面的诊断范围。检测方法能在血浆中检测出 10amol 和 0.1% 的 *EGFR* T790M 突变的游离 DNA。

第二节　DNA 甲基化检测

通常情况下，基因突变会引发人类疾病。但是，有时即使核苷酸序列没有变化，而是 DNA 序列中某个核苷酸被化学修饰（如甲基化），也有可能引发肿瘤。这种核苷酸被化学修饰的现象称为表观遗传学变化。DNA 甲基化是常见的表观遗传学修饰方式。DNA 甲基化是指在甲基转移酶的催化下，DNA 的 CpG 二核苷酸中的胞嘧啶被选择性地添加甲基，

RNase 抑制剂 1μL，DPEC 水补充到 50μL。37℃孵育 1h，转移至 96 孔板，加入 100μL TMB 底物溶液，孵育 3min，加入 0.16mol/L 硫酸终止反应。

5. 结果检测　使用酶标仪读取 96 孔板上各样品 450nm 波长处测得的吸光度值，得到检测结果。

上述 RCA 介导的恒温扩增技术，具有选择性好、灵敏度高、方便快捷等特点，逐渐被应用于多种 miRNA 定量分析。本方法中所采用的恒温扩增的方法及其他报告系统，可以通过不断更新换代以保持方法的先进性。本方法适用于不同 miRNA 的检测。由于所检测 miRNA 的特异性是由所设计的 gRNA 序列的特异性决定，因此，通过定制不同的 gRNA，就可以扩大方法的适应范围，用于其他疾病的 miRNA 生物标志物的检测。

二、基于 Cas12a 的微小 RNA 检测

miRNA-21 在许多肿瘤中高效表达。有证据表明，它能有效抑制肿瘤相关基因，包括 *TPM1*、*PDCD4* 和 *PTEN*。另外，miRNA-21 本身也参与癌变的发生，包括肿瘤细胞的繁殖、浸润及耐药性的产生。本部分介绍基于多级联链置换扩增的超灵敏 miRNA-21 检测。

(一) 技术原理

结合多级联链置换扩增技术和 CRISPR/Cas12a 的反式剪切特点来检测 miRNA-21。第一步是 miRNA-21 的扩增，扩增出大量的 DNA 片段。这些片段可以在 crRNA 的驱动下，结合到 Cas12a，并激活 Cas12a 的反式剪切活性，把报告片段切开，释放出荧光。在荧光读数仪上，读取结果。

侯长军团队建立了一种检测 miRNA-21 的方法。在反应体系中，miRNA-21 作为引物，结合到 T-1 的 a 片段，触发 Klenow 片段的聚合反应活性，合成一条 T-1 的互补链。Nt.BbvCI 切刻限制性内切酶将在 b 处各剪切一个切刻。最后得到 a′、c′ 和 d′，这样在 Klenow 片段和 Nt.BbvCI 切刻限制性内切酶的作用下，实现了第一个循环。接下来，c′ 可以作为引物与 T-1 和 T-2 结合，引发后续聚合和剪切循环，最后产生大量 d′。d′ 是 crRNA 的结合靶标序列。CRISPR/Cas12a 只有在其 crRNA 驱动下，结合 d′ 之后，才被激活其反式剪切的活性。

(二) 技术方法

1. 模板的设计　预先设计两条 ssDNA 片段为模板（表 10-2），T-1 和 T-2。T-1 由 a-b-c-b-d 组成，a 片段和 miRNA-21 互补，b 片段含有一个切刻限制性内切酶 Nt.BbvCI 的切点。T-2 片段由 c-b-a-b-d 组成。

表 10-2　DNA 序列

引物和探针	序列（5′→3′）
miRNA-21	UAGCUUAUCAGACUGAUGUUGA
模板 1（T-1）	AAAAAAAAAAAAAAAAAAAAAAAAAAGCTGAGGAACCGCTGAGGTCAACATCAGTCTGATAAGCTA

引物和探针	序列（5′→3′）
模板2（T-2）	AAAAAAAAAAAAAAAAAAAAAAAAAAAGCTGAGGTCAACATCAGTCTGATAAGCTGAGGAACCGCTGA
报告片段	HEX-TATTATT-BHQ1
crRNA 模板	TTTTTTTTTTTTTTTTTTTTTTTTATCTACACTTAGTAGAAATTACCCTATAGTGAGTCGTATTAATTTC
T7 启动子	GAAATTAATACGACTCACTATAGGG

HEX:六氯荧光素;BHQ1:黑洞淬灭基团1。

2. 反应体系　crRNA 的合成:10μmol/L T7 启动子,10μmol/L crRNA 模板,加适量无核酸酶水,总体积 15μL。95℃孵育 5min,缓慢冷却至室温,加入 T7 混合物(40U),1×RNA 聚合酶缓冲液,加入 1μmol/L 核苷三磷酸(nucleoside triphosphate,NTP),调至 30μL,37℃孵育 16h,再加入 DNA 酶 I 4μL、10×DNA 酶 I 缓冲液 4μL,37℃孵育 2h,上述 crRNA 用 miRNA 分离试剂盒纯化,-20℃储存备用。用级联链置换扩增技术(Cascade strand displacement amplification,C-SDA)合成 miRNA-21,T-1(20nmol/L)或 T-1 和 T-2 各 20nmol/L,不同浓度的 miRNA-21,10×NEBuffer2 1μL,补加无核酸酶水,总体积为 5μL。80℃孵育 5min,逐渐冷却至室温,依次加 0.5U Klenow 片段、1U Nt.BbvCI、10×CutSmart 1μL、25mmol/L dNTP 0.5μL,总体积 10μL,37℃孵育 80min。

3. 信号检测　CRISPR/Cas12a 体系总计 10μL,包含 2μmol/L crRNA,2μmol/L Cas12a,10μmol/L ssDNA 报告分子,使用 2×NEBuffer 2.1 作为缓冲液,37℃孵育 1h,加去离子水 80μL,用荧光仪器测量荧光信号。

4. CRISPR/Cas12a-crRNA 的反式剪切及检测　在反应体系中,加入报告分子片段,当报告片段被剪切时,荧光即被释放出,在荧光读数仪上即可定量。

切刻限制性内切酶 Nt.BbvCl 和 Klenow 片段聚合酶是链置换反应的基本酶学体系。靶标 miRNA-21 激活整个扩增过程,完成恒温扩增并产生大量的靶标 DNA。相比传统的链置换介导的恒温扩增,此方法的扩增效率提高了四个数量级。基于多级联链置换反应和 Cas12a 反式剪切的检测平台灵敏度能达到 10fmol/L。

第四节　肿瘤蛋白标志物检测

近年来,通过体外选择方法获得的核酸适配体将基于 CRISPR 检测的应用推广到非核酸靶标,如离子、小分子和蛋白质。肿瘤衍生的细胞外囊泡(tumor-derived extracellular vesicle,TEV)蛋白质生物标志物与疾病诊断、预后、进展和某些癌症的免疫反应有关。本节将介绍 CRISPR 技术在诊断与肿瘤相关的细胞外泌体表面蛋白分子中的应用研究。

一、技术原理

近年来发展起来的适配体法,为开发灵敏、准确、操作简便的生物标志物提供了有效方案。适配体通常是从大型随机序列库中筛选出来的、与特定靶标分子结合的寡核苷酸或肽分子。它是抗体的廉价替代品,对靶标蛋白表现出相当出色的亲和力和特异性。

前列腺特异性抗原(prostate-specific antigen,PSA)是前列腺疾病重要的检测指标之一。血清 PSA 水平异常与前列腺癌的发生和进展紧密相关。因此,非侵入式检测和/或定量 PSA 对于前列腺癌患者的早期诊断是非常需要的。西北工业大学王静团队报告了一种基于 CRISPR/Cas12a 协同信号原理的扩增系统,验证了该方法在诊断前列腺癌中的可行性。

基于 CRISPR/Cas12a 协同信号的原理扩增系统如下:在 PSA 存在下,适配体(寡聚核苷酸2)将与其互补 DNA 序列寡聚核苷酸1分离,释放的寡聚核苷酸1与发夹 DNA 的环(寡聚核苷酸3)杂交,并打开发夹结构(寡聚核苷酸3)。然后引物(寡聚核苷酸4)与打开的发夹 DNA 的茎结合,在 dNTP 和 Klenow 片段聚合酶存在下,启动链置换扩增过程。在扩增过程中,Klenow 片段聚合酶的链置换能力会重新生成寡聚核苷酸1,从而触发另一轮链置换扩增循环。发夹 DNA 的延伸末端序列是 crRNA 结合的靶标序列,将与 Cas12a/crRNA 形成三元复合物。结合后,激活的 Cas12a 将介导非特异性 AuNP-接头 ssDNA 的剪切,将最初"链接"的 AuNP 释放出来,从而呈现出颜色变化。然后用 AuNP 依赖性颜色变化来估计 PSA 的浓度。在没有 PSA 的情况下,Cas12a 将保持非活性状态,不会发生颜色变化。

二、技术方法

1. 寡聚核苷酸设计 扩增 PSA 肿瘤蛋白标志物检测的寡聚核苷酸见表 10-3。

表 10-3 寡聚核苷酸

寡聚核苷酸	序列(5'→3')
寡聚核苷酸 1	TCATCCCAGCAACC
寡聚核苷酸 2	GAGCGGGGTTGCTGGGATGATAAGGCCCCTTTGATGTCTG
寡聚核苷酸 3	GGTTGCTGGGATGATCACCAGCAACCATCCTG
寡聚核苷酸 4	GGCGTGTTAACCCACGCCGAATCAGGATGGTT
寡聚核苷酸 5	TCCTAAACACCACAACGAAC
寡聚核苷酸 6	SH-SH-$(CH_2)_6$-TTTTTTGTTCGTTGTG
寡聚核苷酸 7	SH-SH-$(CH_2)_6$-TTTTTTTGTTAGGA
寡聚核苷酸 8	CAGCCCCAGCAACC
寡聚核苷酸 9	GGTTGCTGGGCTGA*GGCCAGCAACCATCCTG
LbCas12a crRNA	UAAUUUCUACUAAGUGUAGAUGGCGUGUUAACCCACGCCGAAU

2. 主要试剂 溶菌酶、胰蛋白酶、牛血清、dNTP、Cas12a、crRNA 及缓冲液、Klenow 大片段、RNA 酶抑制剂、1×CHAPS 裂解液、Nt.BbvCI、氯金酸（$KAuCl_4 \cdot 3H_2O$）。

3. 主要仪器 多功能酶标仪、EliteSizer 纳米颗粒/Zeta 电位器、透射电子显微镜、凝胶成像分析系统。

4. 不需切刻酶的链置换扩增 混合等摩尔寡聚核苷酸 1 和 2，于 95℃变性 5min，冷却至室温，依次加 PSA 2.5μL、0.1μmol/L 上述寡聚核苷酸混合液 2.5μL，在缓冲系统［20.0mmol/L Tris-OAc（pH 7.9），50.0mmol/L KOAc，10.0mmol/L Mg（OAc）$_2$，1.0mmol/L 二硫苏糖醇（dithiothreitol，DTT）］中反应，37℃孵育 10min。依次加入 0.5U Klenow 片段、1.0μmol/L 寡聚核苷酸 3 和寡聚核苷酸 4 各 2.5μL、10.0mmol/L dNTP 2.5μL，终体积为 25μL，37℃继续孵育 60min，10 000r/min，离心半径 10cm，离心 1min，收集上清液，做比色反应。

5. 基于 CRISPR/Cas12a 的比色检测 缓冲体系（pH 7.9）：100mmol/L NaCl，50mmol/L Tris-HCl，10mmol/L $MgCl_2$，100μg/mL 牛血清。反应体系：20μL。在上述缓冲液中包含：100nmol/L Cas12a，120nmol/L crRNA，400nmol/L 连接 ssRNA 底物，加入 5μL 待测上清，混匀后于 37℃水浴，加上 120μL 预先混好的溶液（含 50μL AuNP-DNA 探针 1 溶液、50μL AuNP-DNA 探针 2 溶液），室温孵育 10min，测吸收光谱。

6. 人血清中 PSA 的检测 血清 2.5μL，寡聚核苷酸 1 和寡聚核苷酸 2 底物各 2.5μL。反应缓冲体系为：20mmol/L Tris-OAc（pH 7.9），50mmol/L KOAc，10mmol/L Mg（OAc）$_2$，1mmol/L DTT，37℃孵育 10min。

本技术将检测 PSA 巧妙地转换成检测其核酸适配体，利用了 CRISPR 的反式剪切核酸的特点。通过设计一套组合引物，利用 Klenow 片段聚合酶的链置换特性，不断循环使用引物 1、引物 2 和 HP 的模板，在不需要使用切刻限制性内切酶 Nt.BbvCl 的情况下，完成模板的扩增。Cas12a/crRNA 酶切反应结果，可以通过体系中颜色变化来判别和定量分析。CRISPR 介导的 PSA 适配体方法，对前列腺癌的诊断表现出高度的特异性。

（刘国奇 唐赞 王瑞）

参 考 文 献

［1］BRAY F，LAVERSANNE M，WEIDERPASS E，et al. The ever-increasing importance of cancer as a leading cause of premature death worldwide［J］. Cancer，2021，127（16）：3029-3030.

［2］SUNG H，FERLAY J，SIEGEL R L，et al. Global cancer statistics 2020：GLOBOCAN estimates of incidence and mortality worldwide for 36 cancers in 185 countries［J］. CA Cancer J Clin，2021，71（3）：209-249.

［3］CAO W，CHEN H D，YU Y W，et al. Changing profiles of cancer burden worldwide and in China：a secondary analysis of the global cancer statistics 2020［J］. Chin Med J（Engl），2021，134（7）：783-791.

［4］BEDELL S L，GOLDSTEIN L S，GOLDSTEIN A R，et al. Cervical cancer screening：past，present，and future［J］. Sex Med Rev，2020，8（1）：28-37.

［5］WANG S W，GAO C，ZHENG Y M，et al. Current applications and future perspective of CRISPR/Cas9 gene editing in cancer［J］. Mol Cancer，2022，21（1）：57.

［6］GRAHAM T A,SOTTORIVA A. Measuring cancer evolution from the genome［J］. J Pathol,2017,241（2）：183-191.

［7］SÁNCHEZ-RIVERA F J,JACKS T. Applications of the CRISPR-Cas9 system in cancer biology［J］. Nat Rev Cancer,2015,15（7）：387-395.

［8］KAMINSKI M M,ABUDAYYEH O O,GOOTENBERG J S,et al. CRISPR-based diagnostics［J］. Nat Biomed Eng,2021,5（7）：643-656.

［9］PICKAR-OLIVER A,GERSBACH C A. The next generation of CRISPR-Cas technologies and applications ［J］. Nat Rev Mol Cell Biol,2019,20（8）：490-507.

［10］KAUSHANSKY K. On the molecular origins of the chronic myeloproliferative disorders：it all makes sense ［J］. Blood,2005,105（11）：4187-4190.

［11］CHEN M,ZHANG C,HU Z,et al. CRISPR/Cas12a-based ultrasensitive and rapid detection of JAK2 V617F somatic mutation in myeloproliferative neoplasms［J］. Biosensors,2021,11（8）：247.

［12］DA CUNHA SANTOS G,SHEPHERD F A,TSAO M S. EGFR mutations and lung cancer［J］. Annu Rev Pathol,2011,6：49-69.

［13］LEE YU H,CAO Y,LU X,et al. Detection of rare variant alleles using the AsCas12a double-stranded DNA trans-cleavage activity［J］. Biosens Bioelectron,2021,189：113382.

［14］PAN Y,LIU G,ZHOU F,et al. DNA methylation profiles in cancer diagnosis and therapeutics［J］. Clin Exp Med,2018,18（1）：1-14.

［15］VAN DONGEN J E,BERENDSEN J,EIJKEL J,et al. A CRISPR/Cas12a-assisted in vitro diagnostic tool for identification and quantification of single CpG methylation sites［J］. Biosens Bioelectron,2021,194：113624.

［16］QIU X Y,ZHU L Y,ZHU C S,et al. Highly effective and low-cost MicroRNA detection with CRISPR-Cas9 ［J］. ACS Synth Biol,2018,7（3）：807-813.

［17］CHEN X,DENG Y,CAO G,et al. Ultra-sensitive MicroRNA-21 detection based on multiple cascaded strand displacement amplification and CRISPR/Cpf1（MC-SDA/CRISPR/Cpf1）［J］. Chem Commun （Camb）,2021,57（50）：6129-6132.

［18］SRIVASTAVA S,UPADHYAY D J,SRIVASTAVA A. Next-generation molecular diagnostics development by CRISPR/Cas tool：rapid detection and surveillance of viral disease outbreaks［J］. Front Mol Biosci,2020,7：582499.

［19］WANG W,LIU J,WU L A,et al. Nicking enzyme-free strand displacement amplification-assisted CRISPR-Cas-based colorimetric detection of prostate-specific antigen in serum samples［J］. Anal Chim Acta,2022,1195：339479.

第十一章 非感染性疾病诊断

CRISPR 技术应用于人类疾病的诊断最初始于感染性疾病的病原体检测,目前已扩展到非感染性疾病检测。CRISPR 技术与非感染性疾病诊断主要用于以下几种靶标的检测:可做生物标志物的 mRNA 及 miRNA、单基因突变造成的遗传病突变体、单核苷酸多态性(single nucleotide polymorphism,SNP)、非核酸靶标——蛋白适配体等。

第一节 CRISPR 检测趋化因子配体 mRNA

生物标志物的检测作为疾病诊断和伴随治疗的关键指标起着至关重要的作用。通过检测某个基因表达的 mRNA 来指示治疗效果,是一种快捷的方法。美国麻省理工学院 Collins 团队应用 SHERLOCK 检测人类 CXC 趋化因子配体 9(CXC chemokine ligand-9,CXCL9)mRNA,用以监测肾移植后的器官排斥反应。

一、技术原理

CXCL9 又名 γ 干扰素诱导的单核因子,是属于 CXC 趋化因子家族的一个小分子量细胞因子。CXCL9 的高表达是肾器官移植后产生排斥反应的生物标记。通过定量 CXCL9 mRNA 的水平来诊断肾移植后是否出现了排斥反应,可以进一步判断肾移植的成败。

用 RPA 方法扩增 CXCL9 的保守区,将 T7 启动子序列设计到正向引物中,便于随后使用 T7 RNA 聚合酶完成体外转录。设计与恒温扩增产物互补的 28nt 的 crRNA 来引导 Cas13a-crRNA 结合到靶标核酸序列上,并进一步激活 Cas13a 的反式剪切活性,完成对荧光标记的报告核酸序列的剪切,释放荧光,通过定量荧光强度计算 CXCL9 mRNA 的浓度。

二、技术方法

1. 样品采集和处理 取患者尿液 45mL,于 4℃ 2 000×*g* 离心 30min,沉淀物用 PBS 漂洗一次,重悬于 200μL RNAlater 中,于 −80℃冻藏。使用 RNA 纯化试剂盒提取 mRNA。

2. CXCL9 RPA 引物和 crRNA 的设计 CXCL9 RPA 引物和 qPCR 引物的序列,选自于已发表的文献。crRNA 是 28nt、与靶标序列互补的序列,使用 T7 Quick High Yield RNA Synthesis Kit 合成,序列参见已发表文献。

3. RPA 反应 RPA 反应体系为 120nmol/L 正向引物,480nmol/L 反向引物,7.2mmol/L dNTP,8mmol/L Mg(OAc)$_2$,反应体积 20μL,37℃孵育 50min。

4. Cas13a/RPA 检测 10×NEB 缓冲液 2 2μL,RPA 产物 3μL,Cas13a 复合物 15μL,反应体积 20μL,采用 485nm/520nm 波长进行荧光定量检测,37℃条件下,连续检测 3h,每 5min 读取一次结果。37℃反应条件下,用微孔板荧光检测仪(激发波长 485nm,发射波长 520nm),每 5min 检测一次。

第二节　CRISPR-FISH 检测线粒体 DNA 突变

每个真核细胞中含有数千个线粒体,而每个线粒体中又包含多个线粒体 DNA(mitochondrial DNA,mtDNA)蛋白复合体,称为类核素。mtDNA编码多种转移 RNA(transfer RNA,tRNA)、核糖体 RNA(ribosomal RNA,rRNA)和氧化磷酸化相关的蛋白质,这些蛋白质为真核生物细胞提供能量。mtDNA 具有高频突变的特点,而且自我修复能力有限,这就造成了细胞里含有不同的 mtDNA 基因型。线粒体基因突变的累积与许多疾病有关,包括衰老、神经渐行性退化、代谢失调、癌症和肌少症。因而,鉴定 mtDNA 上单核苷酸变异(single nucleotide variant,SNV),对分析 mtDNA 突变相关疾病的复杂性和异质性是非常重要的。

结合 CRISPR/Cas9 系统和 RCA 介导的恒温扩增,开发了 CasPLA 技术(Cas9-mediated proximity ligation assay),可用于检测 mtDNA 基因突变。

一、技术原理

CasPLA 的作用机制如图 11-1 所示。Cas9/引导 RNA(single-guide RNA,sgRNA)探针由一个 Cas9 分子结合一个 sgRNA 分子组成,sgRNA 序列包括一个 20nt 的间隔区,它与 mtDNA 中的靶标序列互补,可有效地识别和结合靶标 mtDNA。靶标序列必须靠近 PAM 序列,Cas9 识别 PAM 并促进互补碱基 sgRNA 间隔区和 PAM 之间的配对,这种配对对突变很敏感,因此 Cas9/sgRNA 探针在结合到 mtDNA 时,能区分出 SNV。

对于每个靶标序列,专门设计一对 Cas9/sgRNA 探针(CasPLA 探针)来识别基因组中靶标附近的序列。两对 CasPLA 探针在 mtDNA 上结合位置靠得很近,它们可以引入一个

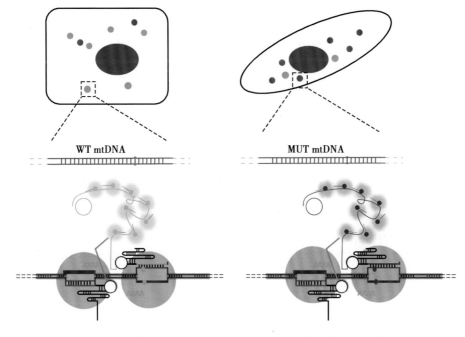

图 11-1 基于 dCas9 的 mtDNA SNV 的荧光原位杂交原理

引自 ZHANG K,DENG R,TENG X,et al. Direct visualization of single-nucleotide variation in mtdna using a CRISPR/Cas9-mediated proximity ligation assay [J]. J Am Chem Soc,2018,140(36):11293-11301.

mtDNA:线粒体 DNA;SNV:单核苷酸变异。

线性寡核苷酸片段,形成环状结构,其可以在酶促作用下形成共价连接。环状的 DNA 可以通过 RCA 大量扩增,随后扩增产物与荧光标记探针杂交,从而使扩增产物能够从背景中区分出来。由于 RCA 的恒温扩增是发生在 mtDNA 局部特定的位置——SNV,荧光原位杂交(FISH)的结果可以直接定位到具有单分子分辨率的靶标 mtDNA 上。

二、技术方法

1. 实验材料 所有寡聚核苷酸序列(表 11-1、表 11-2),dCas9 蛋白,T7 高产量快速 RNA 合成试剂盒,dNTP Mix,T4 DNA 连接酶,T4 多核苷酸激酶,Phi29 DNA 聚合酶,RNA 酶抑制剂。

表 11-1 体外转录中用于制作 sgRNA 模板的引物

引物和 sgRNA	序列
R-引物	5′-AGC ACC GAC TCG GTG CCA CTT-3′
ND5-sgRNA1	5′-TAA TAC GAC TCA CTA TAG ACT AAA CCC CAT TAA ACG CCG TTT AAG AGC TAT GCT GGA-3′

引物和 sgRNA	序列
ND5-sgRNA2	5'-TAA TAC GAC TCA CTA TAG TAA TGA GAA ATC CTG CGA ATG TTT AAG AGC TAT GCT GGA-3'
ND5-Mis1-sgRNA1	5'-TAA TAC GAC TCA CTA TAG ACT AAA CCC CAT TAA ACG CGG TTT AAG AGC TAT GCT GGA-3'
ND5-Mis3-sgRNA1	5'-TAA TAC GAC TCA CTA TAG ACT AAA CCC CAT TAA ACC CCG TTT AAG AGC TAT GCT GGA-3'
ND5-Mis5-sgRNA1	5'-TAA TAC GAC TCA CTA TAG ACT AAA CCC CAT TAA TCG CCG TTT AAG AGC TAT GCT GGA-3'
ND5-Mis7-sgRNA1	5'-TAA TAC GAC TCA CTA TAG ACT AAA CCC CAT TTA ACG CCG TTT AAG AGC TAT GCT GGA-3'
ND5-Mis10-sgRNA1	5'-TAA TAC GAC TCA CTA TAG ACT AAA CCC CTT TAA ACG CCG TTT AAG AGC TAT GCT GGA-3'
ND5-195nt-sgRNA2	5'-TAA TAC GAC TCA CTA TAG AGG GTA GAA TCC GAG TAT GTG TTT AAG AGC TAT GCT GGA-3'
ND5-head-to-tail-sgRNA2	5'-TAA TAC GAC TCA CTA TAG CAG CCG GAA GCC TAT TCG CGT TTA AGA GCT ATG CTG GA-3'
ND5-tail-to-tail-sgRNA2	5'-TAA TAC GAC TCA CTA TAG TAT TTT CGT TAA TGT TAG TAG TTT AAG AGC TAT GCT GGA-3'
ND4-12084-sgRNA1-wt	5'-TAA TAC GAC TCA CTA TAG ATA GGA GGA GAA TGG GGG ATG TTT AAG AGC TAT GCT GGA-3'
ND4-12084-sgRNA1-m	5'-TAA TAC GAC TCA CTA TAG ATA GGA GGA GAA TGG GGA ATG TTT AAG AGC TAT GCT GGA-3'
ND4-12084-sgRNA2	5'-TAA TAC GAC TCA CTA TAG GGT AAT GAT GTC GGG GTT GAG TTT AAG AGC TAT GCT GGA-3'
ND4-11002-sgRNA1	5'-TAA TAC GAC TCA CTA TAG ACT CCT ACC CCT CAC AAT CAG TTT AAG AGC TAT GCT GGA-3'
ND4-11002-sgRNA2-wt	5'-TAA TAC GAC TCA CTA TAG GTT CAC TGG ATA AGT GGC GTG TTT AAG AGC TAT GCT GGA-3'
ND4-11002-sgRNA2-m	5'-TAA TAC GAC TCA CTA TAG GTT CAC TGG ATA AGT GGC GCG TTT AAG AGC TAT GCT GGA-3'
KRAS-sgRNA1	5'-TAA TAC GAC TCA CTA TAG GTA GTT GGA GCT GGT GGC GTG TTT AAG AGC TAT GCT GGA-3'
KRAS-sgRNA2	5'-TAA TAC GAC TCA CTA TAG CTG AAT TAG CTG TAT CGT CAG TTT AAG AGC TAT GCT GGA-3'
KRAS-G13D-Mis-sgRNA1	5'-TAA TAC GAC TCA CTA TAG GTA GTT GGA GCT GGT GAC GTG TTT AAG AGC TAT GCT GGA-3'

sgRNA:引导 RNA。

表 11-2 近端连接的探针

引物和探针	序列
PLA-PCR 探针 1	5′-GGT ATT CCA CTT GCA GGC CTC CTC CAA TTA AAG AAT CAC GAT GAG ACT GGA TGA A-3′
PLA-PCR 探针 2	5′-TCA CGG TAG CAT AAG GTG CAG TAC CCA AAT AAC GGT TCA CCA TTG CTA GAG CAG G-3′
PLA-PCR backbone	5′-CTA CCG TGA TTC ATC CAG-3′
PLA-PCR F-引物	5′-GGC CTC CTC CAA TTA AAG AA-3′
PLA-PCR R-引物	5′-GTG AAC CGT TAT TTG GGT AC-3′
PLA-RCA 探针 1	5′-GGT ATT CCA CTT GCA AAA AAA AAA AGA CGC TAA TAG TTA AGA CGC TT-3′
PLA-RCA Probe2-Green	5′-CAT TGC TAG AGC AGG AAA AAA AAA ATA TGA CAG AAC TAG ACA CTC TT-3′
PLA-RCA Probe2-Red	5′-TCG GTC GAC ATT ACG AAA AAA AAA CAT ACA GAT GAC GTA GAA TCA-3′
PLA-RCA Backbone-Green	5′-CTA TTA GCG TCC AGT GAA TTA TAC CCG TCG CTT CTT TAT GCG CGT CAA GAG TGT CTA-3′
PLA-RCA Backbone-Red	5′-CTA TTA GCG TCC AGT GAA CTC AAT TCT GCT ACT GTA CTA CGC CGT CTG ATT CTA CGT-3′
PLA-RCA Insert-Green	5′-GTT CTG TCA TAT TTA AGC GTC TTA A-3′
PLA-RCA Insert-Red	5′-TCA ATC TGT ATG TTA AGC GTC TTA A-3′
AF488 探针	5′-AF488-TTA TAC CCG TCG CTT CTT TAT-3′
Cy5 探针	5′-Cy5-CTC AAT TCT GCT ACT GTA CTA C-3′

PLA:近端连接技术;PCR:聚合酶链反应;RCA:滚环扩增。

2. 主要设备 实时荧光定量 PCR 检测系统,微量紫外可见分光光度计,激光扫描共聚焦显微镜。

3. sgRNA 合成 使用的引物列于表 11-1。sgRNA 使用 T7RNA 聚合酶体外合成。模板 DNA 使用不同的引物通过 PCR 合成。产生的 sgRNA 用 Trizol 试剂盒纯化。修饰的 sgRNA1 的序列:5′-NNN NNN NNN NNN NNN NNN NNG UUU AAG AGC UAU GCU GGA(AAA AAG AAA AAU GCA AGU GGA AUA CCA AAA AGA AAA A)AA CAG CAU AGC AAG UUU AAA UAA GGC UAG UCC GUU AUC AAC UUG AAA AAG UGG CAC CGA GUC GGU GCU UUU UUU CUU-3′。修饰的 sgRNA2 的序列:5′-NNN NNN NNN NNN NNN NNN NNG UUU AAG AGC UAU GCU GGA(AAA AAG AAA AAC CUG CUC UAG CAA UGA AAA AGA AAA A)AA CAG CAU AGC AAG UUU AAA UAA GGC UAG UCC GUU AUC AAC UUG AAA AAG UGG CAC CGA GUC GGU GCU UUU UUU CUU-3′。

4. 细胞培养和肿瘤切片制备 用 DMEM 培养基培养人乳腺癌细胞系 MCF-7 和

MDA-MB-231,添加 10% 的胎牛血清和 1% 青霉素/链霉素,于 37℃、含 5% CO_2 的加湿培养箱中培养。异种移植肿瘤组织使用福尔马林固定并进行石蜡包埋(formalin-fixed parafin-embedded,FFPE)。

5. mtDNA 成像的 CasPLA 胶原蛋白涂层载玻片培养的细胞在 -20℃ 固定液(甲醇、乙酸比例为 1:1)固定 20min。PBS 洗 3 次,轻轻摇晃,每次 5min。在如下封闭/反应缓冲液中[20mmol/L 羟乙基哌嗪乙磺酸(hydroxyethyl piperazine ethanesulfonic acid,HEPES)(pH 6.5),100mmol/L NaCl,5mmol/L $MgCl_2$,0.1mmol/L 乙二胺四乙酸(ethylenediaminetetra-acetic acid,EDTA),1mmol/L 新配的二硫苏糖醇(dithiothreitol,DTT),250μg/mL 牛血清白蛋白,25μg/mL 超声波处理鲑鱼精子 DNA,0.05% 吐温-20]37℃ 孵育 2h。

6. 组装 CasPLA 探针 在封闭/反应缓冲液中进行。Cas9 蛋白(20nmol/L)与 sgRNA 以 1:4 的摩尔比混合,室温下孵育 10min。加入 PLA-RCA 探针 1 和 2,每种探针的终浓度为 200nmol/L。加入组装的 CasPLA 探针到预封闭的细胞,37℃ 下孵育 1h,去除 CasPLA 探针溶液,终止反应。用封闭/反应缓冲液洗涤 3 次,每次 5min。

连接反应在如下连接缓冲液中浸泡 5min,混合 100nmol/L PLA-RCA 骨架,100nmol/L PLA-RCA 插入物,40mmol/L Tris-HCl,10mmol/L $MgCl_2$,10mmol/L DTT,0.5mmol/L ATP,0.05U/μL T4 DNA 连接酶,连接反应在 37℃ 孵育 2h。样品在封闭/反应缓冲液中洗 3 次,各 5min,以去除多余的寡核苷酸。

7. RCA 反应 添加如下 RCA 混合物:33mmol/L 三乙酸酯,10mmol/L Mg(OAc)$_2$,66mmol/L 醋酸钾,体积分数 0.1% 吐温-20,1mmol/L DTT、10mol/L dNTP,0.1U/μL Phi29 DNA 聚合酶,37℃ 孵育 2h,在封闭/反应缓冲液中洗 3 次,各 5min,加入 10nmol/L 探针,37℃ 孵育 30min。保持载玻片在黑暗环境中。PBS 洗涤 3 次,各 5min,用 4′,6-二脒基-2-苯基吲哚(4′,6-diamidino-2-phenylindole,DAPI)染色细胞核。载玻片/盖玻片用封固剂封固。使用共聚焦显微镜照相。

8. CasPLA 用于核基因组成像 将在胶原涂层玻璃培养的细胞在如下预冷的 -20℃ 固定液中固定 10min,甲醇和乙酸按 3:1 的比例溶解。上述固定程序重复两次。在含有 0.01% 胃蛋白酶、0.1mol/L HCl 中,37℃ 浸泡 90s。PBS 洗涤 3 次。为了脱水,用系列乙醇(70%、90% 和 100%)浸泡。以下 CasPLA 程序与用于上述 mtDNA 成像的 CasPLA 操作相同。

9. 显微镜和图像分析 所有 CasPLA 样品均采用 40 倍油浸物镜,使用倒置共聚焦显微镜观察。用 Ar 激光(488nm)作为激发源,用 500~535nm 带通的滤光片检测 Alexa488 标记的荧光探针。使用 HeNe633 激发(633nm)激光和 650~750nm 带通的滤光片检测 Cy5 染料的荧光。采用 Z-STACKS 影像机,以 0.2μm 的步长收集 20 个切片,获得细胞成像。使用 ImageJ 软件处理图像,确定每个细胞中扩增子的拷贝数。

第三节　CRISPR-层析技术检测 DNA 缺失突变

基因突变是人类遗传病的主要原因之一。脊髓性肌萎缩(spinal muscular atrophy, SMA)是一种常染色体隐性遗传的神经退行性疾病,是导致婴儿死亡的常见遗传疾病之一。梁德生团队整合了 Cas12a 的核酸检测、恒温扩增和层析等技术,建立了一种方便且低成本的检测 SMA 患者生存运动神经元 1(survival of motor neuron 1, *SMN1*)基因第 7 号外显子的纯合缺失方法。

一、技术原理

SMN1 基因是 SMA 的致病基因,超过 95% 的 SMA 患者的 *SMN1* 第 7 号外显子纯合缺失。虽然 *SMN2* 与人类的 *SMN1* 高度同源,但 *SMN2* 不能完全弥补 *SMN1* 的损失。因此,检测 SMA 的核心即鉴别 *SMN1* 第 7 号外显子的缺失。

SMA-Cas12a 检测原理如下:Cas12a 对 crRNA 和靶标双链 DNA(double-stranded DNA, dsDNA)之间的错配很敏感,尤其是 crRNA5′ 端不能有错配,这有助于提高识别 *SMN1* 第 7 号外显子的特异性。在第 7 号外显子的 DNA 序列里,距离第 6 号内含子第 9 个碱基处有一个 Cas12a 的 PAM 序列 5′-TTTN-3′。而且 *SMN1* 和 *SMN2* 两个基因在 PAM 下游的第 4 个碱基处有 1 个碱基的差异。据此,可设计合成两个 crRNA:特异性区分 1 个核苷酸的差异(分别为 AGUCU 和 GGUCU 序列),以区分 *SMN1* 和 *SMN2* 两个基因。

二、技术方法

1. 主要材料　PCR 引物 *SMN1* F1/R1,RPA 引物,RPA 扩增试剂盒;RPA 引物 *SMN1* F2/R2 可以扩增 *SMN1* 和 *SMN2*;RPA 引物 *SMN1* F3/R3,3′ 端位于 *SMN1* 的特异征点,可以特异扩增 *SMN1*,但不扩增 *SMN2*。

2. crRNA　使用网络工具 CHOPCHOP 设计靶向 *SMN1* 的 crRNA。内在单核苷酸 c.840 的变异包含在 *SMN1* crRNA-wt 的 5′ 末端区域。除 c.840 外的错配被人工引入 *SMN1* crRNA-mut 以识别 *SMN1* 第 7 号外显子。引物、crRNA 和荧光探针的详细序列信息见表 11-3。

表 11-3　引物、crRNA 和探针

靶标基因	引物和探针	序列
SMN1(第 7 号外显子)	PCR 引物 F1	5′-AAA ATG TCT TGT GAA ACA AAA TGC-3′
	PCR 引物 R1	5′-CAC TTT CAT AAT GCT GGC AGA C-3′
	RPA 引物 F2	5′-AAC TGC AGC CTA ATA ATT GTT TTC TTT GGG AT-3′
	RPA 引物 R2	5′-CAA ACC ATA AAG TTT TAC AAA AGT AAG ATT CAC-3′

靶标基因	引物和探针	序列
SMN1(第7号外显子)	RPA 引物 F3	5'-ATA TAA AGC TAT CTA TAT ATA GCT ATC TAT G-3'
	RPA 引物 R3	5'-TAT TGA TTG TTT TAC ATT AAC CTT TCA ACT TTT-3'
	crRNA-wt	5'-UAA UUU CUA CUA AGU GUA GAU UCU GAA ACC CUG UAA GGA AAA UA-3'
	crRNA-mut	5'-UAA UUU CUA CUA AGU GUA GAU UCU GGA ACC CUG UAA GGA AAA UA-3'

crRNA:CRISPR RNA;*SMN1*:生存运动神经元 1;PCR:聚合酶链反应;RPA:重组酶聚合酶恒温扩增。

3. RPA 反应 利用 RPA 扩增试剂盒,扩增体系包括缓冲液 25μL、10μmol/L dNTP 9.2μL、酶混合物 5μL、核心反应混合物 2.5μL、280mmol/L Mg(OAc)$_2$ 2.5μL、10μmol/L 正向 RPA 引物 2.4μL、10μmol/L 反向 RPA 引物 2.4μL、DNA 模板 1.0μL,加水至 50μL。40℃反应 40min。

4. 带有荧光探针的 SMA-Cas12a 检测 SMA-Cas12a 检测体系包括 2μmol/L LbCas12a 1μL、NEBuffer 2.1 2μL、1μmol/L crRNA 1μL、PCR 产物 2μL、10μmol/L 荧光报告分子 0.8μL、H$_2$O 13.2μL,总体积 20μL。37℃孵育 40min,每分钟测量一次荧光信号。带有 FITC 生物素标记的 SMA-Cas12a-Strip 检测采用如下体系:5μmol/L LbCas12a 1μL、NEBuffer 2.1 2μL、0.5μmol/L crRNA 1μL、RPA 产物 2μL、0.05mol/L FITC-生物素标记报告分子 1μL、H$_2$O 14μL,总体积 20μL。在 37℃孵育。反应完毕后,混合 20μL 上述反应产物和 100μL HybriDetect 分析缓冲液,将 LFA 试纸条直立放入试管中,观察和记录 LFA 试纸条对照带和测试带的显色。

第四节　CRISPR-酶联免疫吸附试验

本节介绍检测细胞因子、蛋白分子的 CRISPR/酶联免疫吸附试验(enzyme linked immunosorbent assay,ELISA)检测方法。这种方法结合了 CRISPR 技术和临床中分子免疫诊断方法的优点,从而大大提高了检测的灵敏度,缩短了检测时间。以周小明团队的工作为例进行介绍。

一、技术原理

ELISA 是临床诊断分析的基本方法,被广泛用来检测生物分子,包括小分子、蛋白质、核酸、囊泡甚至整个细胞。但是,由于抗体亲和力的制约,ELISA 检测灵敏度较低(pmol/L~nmol/L),限制了它的临床应用。CRISPR/Cas13a 已经表现出高效的信号放大能力,把 CRISPR 和 ELISA 结合起来,称为 CLISA(CRISPR/Cas13a amplification linked immunosorbent assay)。

用生物素标记含有 T7 启动子序列的 dsDNA,并转录合成大量 ssRNA。设计 CRSIPR/Cas13 系统来识别上述靶标 RNA,激活 Cas13a 反式剪切活性,剪切 RNA 报告分子,释放出荧光。包被在 96 孔板孔底部的白细胞介素-6 抗体可以捕获检测抗原白细胞介素-6 蛋白,链霉亲和素标记的二抗与生物素标记的 dsDNA 结合作为报告复合体,在 T7 RNA 聚合酶作用下转录合成大量的 mRNA,crRNA 驱动 Cas13a-crRNA 复合体识别 mRNA 并激活 Cas13a 反式剪切活性,进一步剪切 ssRNA 报告片段,释放出荧光。

二、技术方法

1. 试剂和仪器 DNA 序列见表 11-4,T7 RNA 聚合酶,NTP 和转录缓冲液,人白细胞介素-6 抗原和抗体,人白细胞介素-6 ELISA 试剂盒,蛋白质表达和纯化试剂,多功能酶标仪。

表 11-4　寡聚核苷酸序列

寡聚核苷酸	序列(5'→3')
DNA1	GAA ATT AAT ACG ACT CAC TAT AGG GCG CCT GAA CCA CCA GGC TAT ATC TGC CAC TTT
DNA2	Biotin-AAA GTG GCA GAT ATA GCC TGG TGG TTC AGG CGC CCT ATA GTG AGT CGT ATT AAT TTC
crDNA1	GAA ATT AAT ACG ACT CAC TAT AGG GGG CCA CCC CAA AAA TGA GGG GGA CTA AAA CAC AGA TAT AGC CTG GTG GTT C
crDNA2	GAA CCA CCA GGC TAT ATC TGT GTT TTA GTC CCC TTC ATT TTT GGG GTG GCC CCC TAT AGT GAG TCG TAT TAA TTT C
FQ reporter	FAM-UUUUU-BHQ1

Biotin:生物素;FAM:羧基荧光素;BHQ1:黑洞淬灭基因 1。

2. Cas13a 蛋白表达和纯化 使用常规方法从表达 Cas13a 蛋白的重组大肠埃希菌中纯化具有活性的 Cas13a 蛋白。

3. crRNA 的体外转录 将 crDNA1 和 crDNA2 模板加热至 95℃,然后缓慢冷却至室温进行退火。转录反应体系包括 250U T7 RNA 聚合酶,NTP(终浓度为 0.5mmol/L),50U 重组 RNA 酶抑制剂,200ng 模板 DNA,总体积 50μL。37℃ 孵育 4h,加入 DNA 酶Ⅰ以消化多余的 DNA 模板,纯化反应的产物 RNA。−20℃冻存。

4. CLISA 反应 将在包被缓冲液(碳酸氢盐缓冲液,pH 9.6)中的特异性抗体蛋白(5μg/mL)稀释液添加到板中,每孔 0.1mL,4℃孵育过夜,添加 1% 牛血清白蛋白,每孔 0.3mL,37℃ 孵育 1h 封闭。将抗原的系列稀释液添加到板中,每孔 0.1mL,37℃孵育 1h,向板中加入稀释的生物素化检测抗体(50ng/mL),每孔 0.1mL,37℃孵育 1h。将链霉亲和素和生物素化的 dsDNA 扩增模板逐一加入板中(每孔 0.1mL),37℃ 孵育 0.5h,除去未结合的溶液,在每次结合孵育之间,用含有 0.05% 吐温-20 的 PBS 洗涤样品孔 5 次,向每个孔中加入 50μL 下列反应混合物,1×T7 缓冲液、150U T7 RNA 聚合酶、1.25mmol/L NTP,37℃孵育 1h,在不同浓度的抗原孔中进行反应,反应体积为 100μL,采用如下 Cas13a 反应体系,100nmol/L Cas13a,200nmol/L crRNA,200nmol/L RNA 荧光报告分子,37℃孵育 30min,用多功能酶标仪检测荧光信号,每分钟记录一次荧光信号。

将 ELISA 与 CRISPR/Cas13a 结合,不需要筛选适配体和恒温扩增的条件,就可以检测靶标抗原(白细胞介素-6 蛋白)的存在。测试结果表明 CLISA 灵敏度可达到了 fmol/L 级别,白细胞介素-6 和血管内皮生长因子(vascular endothelial growth factor,VEGF)的检测限分别是 45.81fg/mL(2.29fmol/L)和 32.27fg/mL(0.81fmol/L),和传统的 ELISA 相比,灵敏度分别提高了 264 倍和 617 倍。

第五节　CPISPR-链置换扩增检测

喻学锋团队应用 Cas9 介导的链置换反应介导的恒温扩增技术,研发了超灵敏(amol级灵敏度)的 DNA 检测方法。

一、技术原理

CRISPR 触发的切刻内切核酸酶介导的链置换扩增法(CRISDA)反应机制如图 11-2 所示。这里 Cas9 是指的一个能切开一个缺口的 Cas9 突变体。

步骤一:设计一对 sgRNA(sgRNA$_{UPS}$/sgRNA$_{DNS}$),可以指导 Cas9 识别靶标 DNA 的两端,在两条非靶标链中剪切产生一对切口。

步骤二:引入一对引物,结合到暴露的非靶标链,以启动链置换反应,起始引物配对,形成上游链(IP$_{UPS}$)和下游链(IP$_{DNS}$)起始引物。

步骤三:每个 IP 起始引物包含一个 5′Nb.BbvCI 核酸内切酶剪切位点,中间杂交区域与暴露的非靶标链互补,以及 3′与非靶标链双链区互补的突出端。加入链置换反应混合物后,DNA 聚合酶(Klenow Fragment 3′→5′exo-)延伸 IP 引物,在单链的帮助下沿着非靶标链 DNA 结合单链结合蛋白(Single strand binding protein,SSB)TP32。同时,在暴露的非靶标链上,DNA 聚合酶从 Cas9 诱导的剪切位点,延伸到 5′端退火的 IP 引物,产生双链 Nb.BbvCI 切刻核酸内切酶剪切位点。此外,Nb.BbvCI 在 DNA 聚合酶和 TP32 蛋白共同作用下,沿着靶标 DNA 到相反的 Cas9 的结合位点产生线性链置换反应。

步骤四:正向单链(Strand-For)和反向单链(Strand-Rev)与引物退火,IP$_{DNS}$ 和 IP$_{UPS}$ 分别引发链置换反应,25~40℃反应 90min,扩增 3 种靶标序列。

步骤五:加入标有生物素和 Cy5 染料的肽核酸探针(PNA),与扩增子中间区域结合。用带有亲和素的磁珠吸附富集扩增的靶标 DNA,根据 Cy5 的荧光强度定量靶标 DNA。

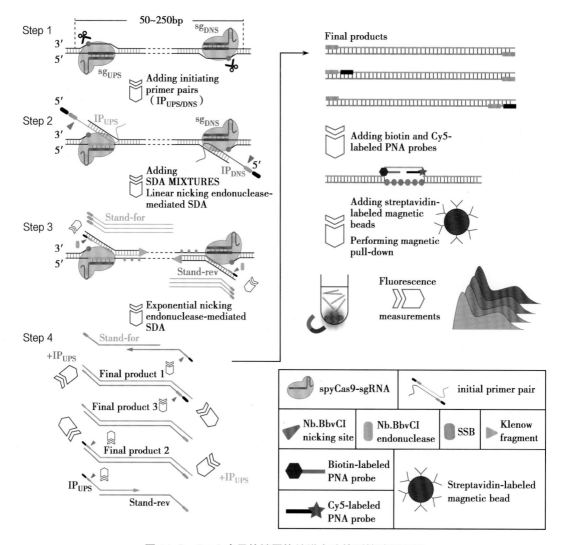

图 11-2 Cas9 介导的链置换扩增方法检测核酸原理图

引自 ZHOU W，HU L，YING L，et al. A CRISPR-Cas9-triggered strand displacement amplification method for ultrasensitive DNA detection［J］. Nat Commun，2018，9（1）：5012.

sg_DNS：下游引导RNA；sg_UPS：上游引导RNA；Adding initiating primer pairs：添加初始引物对；IP：初始引物对；UPS：上游；DNS：下游；SDA：链置换扩增；Adding SDA MIXTURES：添加 SDA 混合物；Linear nicking endonuclease-mediated SDA：线性切刻内切酶介导的 SDA；Strand-for：正义链；Strand-rev：反义链；Exponential nicking endonuclease-mediated SDA：指数型切刻内切酶介导的链置换反应；Final products：终产物；Adding biotin and Cy5-labeled PNA probes：添加生物素和 Cy5 标记的 PNA 探针；Adding streptavidin-labeled magnetic beads：添加链霉亲和素标记磁珠；Performing magnetic pull-down：磁性下拉；Fluorescence：荧光；Measurements：测量；sgRNA：引导RNA；initial primer pair：初始引物对；Nb.BbvCI nicking site：Nb.BbvCI 切刻位点；Nb.BbvCI endonuclease：Nb.BbvCI 内切酶；SSB：单链结合蛋白；Klenow fragment：Klenow 片段（一种 DNA 聚合酶）；PNA：肽核酸；Biotin-labeled PNA probe：生物素标记的 PNA 探针；Cy5-labeled PNA probe：Cy5 标记的 PNA 探针；Streptavidin-labeled magnetic bead：链霉亲和素标记磁珠。

二、技术方法

1. 寡聚核苷酸序列设计 用于 CRISDA 检测的寡核苷酸序列见表 11-5。

表 11-5 寡聚核苷酸序列

引物和探针	序列（5′→3′）
IPT1-DNS-Cy3	Cy3-CGT GCT CAG TCT GGG
RV3Cy5	Cy5-CTA GCA AAA TAG GCT GTC CC
GL2Cy5	Cy5-CTT TAT GTT TTT GGC GTC TTC CA
IPpTF1-UPS-47.5	TAG ATC GGT AAG GAT AGC GCT GAG GGC AAG TGC AGG TGC CAG AAC ATT TCT CTA TCG ATA GGT
IPpTF1-DNS-49.7	TAG ATC GGT AAG GAT AGC GCT GAG GAC GTG CTC AGT CTG GGC CTC GAG CCC GGG
IPpTF1-UPS-38.7	TAG ATC GGT AAG GAT AGC GCT GAG GGC AAG TGC AGG TGC CAG AAC ATT TCT CTA TCG A

2. 主要试剂 质粒 pET28a/Cas9-Cys，pET28a/Cas9（H840A）-Cys 和 pET28a/S3C-dCas9。Platinum™ Taq DNA 聚合酶，EZ-Link 马来酰亚胺-PEG2-生物素，磁性用链霉亲和素包被的珠子（Dynabeads™ MyOne™ 链霉亲和素 C1），单链结合蛋白（T4 噬菌体基因 32 编码蛋白），Nb.BbvCI 切刻核酸内切酶，DNA 聚合酶（Klenow 片段 3′→5′exo-，KF），dNTP，牛血清白蛋白（20mg/mL）。

3. Cas9 蛋白的表达和纯化 使用表达载体 pET28a/Cas9（H840A）-Cys 和 pET28a/S3C-dCas9 表达 Cas9（H840A）和 S3C-dCas9 蛋白。将质粒转化到大肠埃希菌 BL21（DE3）感受态细胞中，转化的细胞在 250mL LB 培养基中，37℃培养过夜，添加 0.1mmol/L 异丙基-β-D-硫代半乳糖苷，23℃ 继续诱导蛋白质表达 14~16h，离心（6 000×g，4℃，15min）收获细胞，重悬于 50mL 裂解缓冲液（20mmol/L Tris-HCl，300mmol/L NaCl，20mmol/L 咪唑，0.1% 吐温-20，pH 8.0），超声波处理细胞，40℃ 9 400×g 离心 15min，上清液转移至 Poly-制备色谱柱，与 500μL Ni-NTA 琼脂糖珠在 4℃ 孵育 1~2h。用 10mL 裂解缓冲液洗涤两轮后，结合的蛋白质用 1mL 下列缓冲液洗脱：20mmol/L Tris-HCl，300mmol/L NaCl，300mmol/L 咪唑，0.1% 吐温-20，pH 8.0。洗脱的蛋白质在下述透析缓冲液中透析过夜，20mmol/L Tris-HCl，250mmol/L KCl，0.5mmol/L TCEP，0.5mmol/L EDTA，0.1% 吐温-20，pH 8.8。用十二烷基硫酸钠-聚丙烯酰胺凝胶电泳分析纯化的蛋白质，并通过 Bradford 测定法定量，分装的蛋白质在液氮中快速冷冻，-80℃储存。

4. sgRNA 设计与合成 定制 20bp 靶向序列引物，亚克隆到 pRD274 载体，转化大肠埃希菌 DH5α。提取构建的质粒 DNA，双酶切后分离纯化 290bp 片段。使用 T7 转录试剂盒，将 100ng 上述纯化的 DNA 片段转录为 sgRNA。乙醇沉淀转录的 sgRNA，通过光谱进行定量。

5. 构建含有 pTF1 及其突变体的载体　使用 *Sac*I 和 *Nhe*I 限制性内切酶消化 pGL3-基本载体,凝胶提取 4 804bp 质粒骨架,把 100bp PCR 扩增萤光素酶编码区(引物对:pGL3-100-For/Rev)与纯化的质粒骨架载体 pGL3-100 连接。凝胶提取的 pGL3-100 载体,使用 Xho I 和 Hind Ⅲ 限制性内切酶进行第二轮双酶切,凝胶提取后,消化的质粒主链与含有野生型的退火寡核苷酸连接,构建 pGL3-100-Target_{WT} 及其突变载体 pGL3-100-Target_{MP/M1-M5}。

6. CRISDA 反应中靶标片段的制备　以 pGL3-100-Target_{WT} 质粒为模板,用 5′ 端标记 Cy5 的引物 RV3_{Cy5} 和 GL2_{Cy5} 进行 PCR 扩增,得到标记 Cy5 的模板 pTF1-Cy5。用引物 pTF1-For/Rev,以 pGL3-100-Target_{WT/MP/M1-M5} 质粒为模板,通过 PCR 扩增,得到未标记的 pTF1 片段及其在 DNS 位点带有不同单核苷酸突变的突变片段。使用引物对 hTF1-For/Rev,在人类基因组中的 9 号染色体扩增得到 hTF1 片段。使用引物对 hTF2-For/Rev,从人类基因组 16 号染色体扩增得到带有 rs3803662 SNP 位点的 hTF2。所有 PCR 扩增的靶标片段,纯化后保存备用,产物经测序验证,并通过光谱法定量。定量检测时用如下稀释溶液进行十倍系列稀释(10mmol/L Tris-HCl,50mmol/L NaCl,10mmol/L MgCl_2,0.1% Tween-20,0.2mg/mL 牛血清白蛋白,100ng/μL pEGFP,pH 8.0)稀释浓度范围为 2.5μmol/L~0.25amol/L。

7. IP 引物与 DNA-Cas9-sgRNA 复合物结合　将 100nmol/L sgpTF1_{DNS},50nmol/L Cas 9,加至 20μL 反应缓冲液(10mmol/L Tris-HCl,50mmol/L NaCl,10mmol/L MgCl_2,0.1%Tween-20,pH 8.0),37℃ 孵育 15min 构建核糖核蛋白。

8. DNA-Cas9-sgRNA 核糖核蛋白复合体　加入 1μL Cy5 标记的 DNA 片段 pTF1-Cy5(2μmol/L),37℃ 孵育 15min,加入 0.5μL 的 Cy3 标记的 IP 引物(IP_{T1-DNS}-Cy3,2μmol/L),37℃ 孵育 10min。

9. 测试 Cas9 触发的线性链置换反应　使用 IP 引物(IP_{T1-DNS}-Cy3)起始线性 SDA 反应。在 10μL 反应体积中,含有:Cas9-sgRNA 核糖核蛋白复合物,pTF1-Cy5,IP_{T1-DNS}-Cy3,加入 10μL SDA 混合物(10mmol/L Tris-HCl,50mmol/L NaCl,10mmol/L MgCl_2,0.1% 吐温-20,0.8U/μL KF 聚合酶,4μmol/L SSB,0.5mmol/L dNTP,0.4mg mL/L 牛血清白蛋白,pH 8.0),37℃ 孵育 15min。

10. CRISDA 反应液　CRISDA 反应混合物分别制备为组分 A 和 B,−20℃ 条件下可存储数月。组分 A 缓冲液:10mmol/L Tris-HCl,50mmol/L NaCl,10mmol/L MgCl_2,0.1% 吐温-20,pH 8.0。在反应缓冲液中混合如下试剂:250nmol/L Cas9(H840A)蛋白和 500nmol/L sgRNA,37℃ 孵育 15min。组分 B 在如下反应缓冲液中组装:IP 引物,每个引物 100nmol/L,0.4U/μL Nb.BbvCI 核酸内切酶,0.8U/μL KF 聚合酶,4μmol/L SSB,0.5mmol/L dNTP,0.4mg/mL 牛血清白蛋白。

11. 典型的 CRISDA 反应　靶标片段辅以封闭 DNA 和牛血清白蛋白的缓冲液 9μL,组分 A 1μL,孵育 15min,使 DNA-Cas9 形成核糖核蛋白复合体,加入 B 组分 10μL,37℃ 孵育 90min,荧光检测。

12. PNA 侵入介导的荧光测量 为了定量区分 CRISDA 中非靶标和靶标产物特异性反应,使用 PNA 侵入介导的荧光测量来完成。其基本原理是:用分别由生物素和 Cy5 标记的 PNA 探针(均为 100nmol/L),与 CRISDA 反应体系共同孵育,这些探针序列靶向于扩增子的中间区域,其可以被磁珠吸附,进一步通过荧光进行测量。PNA 混合物(生物素标记的 PNA 和 Cy5 标记的 PNA,均为 1μmol/L)2μL,CRISDA 反应液 20μL,37℃孵育 15min,加入链霉亲和素包被的磁珠 3μL,混合均匀,37℃孵育 15min,通过磁性富集分离包含特定扩增子和两个 PNA 探针的复合物。珠子被重新悬浮在 100μL 含 0.4% SDS 的反应缓冲液中,室温孵育 15min,用荧光分光光度计测量上清液的荧光强度。

13. DNA 的靶向富集及 CRISDA 结合 以 hTF1 片段为模型,验证 CRISDA 是否可以与 Cas9 介导的 DNA 富集整合起来,以进一步提高其在 DNA 检测中的灵敏度。在 100μL 反应液中,500nmol/L 生物素标记的 S3C-dCas9 与 1μmol/L sgRNA(sg$_{hTF1-UPS1}$)结合,37℃孵育 15min,形成 Cas9-sgRNA 核糖核蛋白,再加入 900μL 反应缓冲液,2.5amol/L hTF1 片段作为靶标,100ng/μL 的质粒 DNA,0.5mg/mL 牛血清白蛋白,37℃孵育 20min,加入链霉亲和素磁珠 7.5μL,继续孵育 30min,磁吸附富集靶标 DNA,加入 sg$_{hTF1-UPS2/DNS2}$ 和 IP$_{hTF1-UPS2/DNS2}$,按照上述 PNA 侵入介导的荧光测量法进行荧光定量。

第六节 CRISPR-适配体传感器

细胞外囊泡(extracellular vesicle,EV)是一种异质的膜结合磷脂囊泡,被细胞释放到各种体液中。CD9、CD63 和 CD81 跨膜蛋白常用于免疫分离 EV。基于 CRISPR 的传感器已被用于 EV 检测,基本原理是通过检测细胞表面的标记分子,确定 EV 的存在。

一、技术原理

适配体是从随机寡苷核酸序列库中筛选出来的寡核苷酸,能与靶标蛋白特异性结合,并具有较好的亲和力,可以替代抗体。特异性适配体与 EV 外膜蛋白结合,将蛋白靶标识别信号转换为 DNA 识别信号。这种特异性结合的适配体,可用 DNA 恒温扩增技术〔如 RPA、RCA 和杂交链反应(hybridization chain reaction,HCR)〕进行扩增,扩增模板用 CRISPR/Cas12a 进行检测。

二、技术方法

以刘万里团队的工作为例,介绍适配体 HCR-CRISPR 技术平台。

1. 主要试剂 EV 分离试剂:CD63、CD9、CD81 抗体耦联的链霉亲和素包被的磁珠,CD63、CD9、CD81 抗体,PCR 缓冲液,T7 RNA 聚合酶和配套缓冲液,鼠源核酸酶抑制剂,四种核苷三磷酸(nucleoside triphosphate,NTP),crRNA(表 11-6),NEBuffer 2.1。

表 11-6　DNA 序列

引物和探针	序列（5′→3′）
Nucleolin H0	AGT CTA GGA TTC GGC GTG GGT TAA TTT TTT TTT GGT GGT GGT GGT TGT GGT GGT GGT GG
PD-L1 H0	AGT CTA GGA TTC GGC GTG GGT TAA TTT TTT TTT ACG CTC GGA TGC CAC TAC AGA CGG GCC ACA TCA ACT CAT TGA TAG ACA ATG CGT CCA CTG CCC GTC TCA TGG ACG TGC TGG TGAC
H1	TTA ACC CAC GCC GAA TCC TAG ACT CAA AGT AGT CTA GGA TTC GGC GTG
H2	AGT CTA GGA TTC GGC GTG GGT TAA CAC GCC GAA TCC TAG ACT ACT TTG
T7-crRNA-F	GAA ATT AAT ACG ACT CAC TAT AGG G
T7-crRNA1-R	TTC GGC GTG GGT TAA CAC GCC ATC TAC ACT TAG TAG AAA TTA CCC TAT AGT GAG TCG TAT TAA TTT C
T7-crRNA2-R	ATT CGG CGT GGG TTA ACA CGC CAT CTA CAC TTA GTA GAA ATT ACC CTA TAG TGA GTC GTA TTA ATT TC
T7-crRNA3-R	GAT TCG GCG TGG GTT AAC ACG CCA TCT ACA CTT AGT AGA AAT TAC CCT ATA GTG AGT CGT ATT AAT TTC
T7-crRNA4-R	GGA TTC GGC GTG GGT TAA CAC GCC ATC TAC ACT TAG TAG AAA TTA CCC TAT AGT GAG TCG TAT TAA TTT C
T7-crRNA5-R	TTA ACC CAC GCC ATC TAC ACT TAG TAG AAA TTA CCC TAT AGT GAG TCG TAT TAA TTT C
T7-crRNA6-R	AGT AGT CTA GGA TTC GGC GTG TAT CTA CAC TTA GTA GAA ATT ACC CTA TAG TGA GTC GTA TTA ATT TC
T7-crRNA7-R	AAG TAG TCT AGG ATT CGG CGT GTA TCT ACA CTT AGT AGA AAT TAC CCT ATA GTG AGT CGT ATT AAT TTC
T7-crRNA8-R	AAC CCA CGC CGA TCC TAC GAC TAT CTA CAC TTA GTA GAA ATT ACC CTA TAG TGA GTC GTA TTA AT TTC
T7-crRNA9-R	TAA CCC ACG CCG AAT CCT AGA CTA TCT ACA CTT AGT AGA AAT TAC CCT ATA GTG AGT CGT ATT AAT TTC
NS-T7-crRNA10-R	TTG CTG TAT GGT GGG CGT TGA TCT ACA CTT AGT AGA AAT TAC CCT ATA GTG AGT CGT ATT AAT TTC
NS-T7-crRNA11-R	TCT GAG AAT AGT GGT TTG CTG TAA TCT ACA CTT AGT AGA AAT TAC CCT ATA GTG AGT CGT ATT AAT TTC
NS-T7-crRNA12-R	TTG CTG TAT GGT GGG CGT TGA AAG AAT CTA CAC TTA GTA GAA ATT ACC CTA TAG TGA GTC GTA TTA ATT TC
NS-T7-crRNA13-R	TAC CAG TGC GAT GCT CAG TGC CGT ATC TAC ACT TAG TAG AAA TTA CCC TAT AGT GAG TCG TAT TAA TTT C

引物和探针	序列（5′→3′）
H2-R	CAA AGT AGT CTA GGA TTC GGC GTG TTA ACC CAC GCC GAA TCC TAG ACT
H2-H2-F	AGT CTA GGA TTC GGC GTG GGT TAA CAC GCC GAA TCC TAG ACT ACT TTG AGT CTA GAT TCG GCG TGG GTT AAC ACG CCG AAT CCT AGA CTA CTT TG
H2-H2-R	CAA AGT AGT CTA GGA TTC GGC GTG TTA ACC CAC GCC GAA TCC TAG ACT CAA AGT AGT CTA GGA TTC GGC GTG TTA ACC CAC GCC GAA TCC TAG ACT
H2-10	AGT CTA GGA TTC GGC GTG GGT TAA CAC GCC GAA TCC TA
H2-10-H2-10	AGT CTA GGA TTC GGC GTG GGT TAA CAC GCC GAA TCC TAA GTC TAG GAT TCG GCG TGG GTT AAC ACG CCG AAT CCT A
Nucleolin-apt-biotin	AGT CTA GGA TTC GGC GTG GGT TAA TTT TTT TTT GGT GGT GGT GGT TGT GGT GGT GG-biotin
PD-L1-apt-biotin	AGT CTA GGA TTC GGC GTG GGT TAA TTT TTT TTT ACG CTC GGA TGC CAC TAC AGA CGG GCC ACA TCA ACT CAT TGA TAG ACA ATG CGT CCA CTG CCC GTC TCA TGG ACG TGC TGG TGA C-biotin
biotin-H1	biotin-TAC CAG TGC GAT GCT CAG TGC CGT ATC TAC ACT TAG TAG AAA TTA CCC TAT AGT GAG TCG TAT TAA TTT C
biotin-H2	biotin-TAC CAG TGC GAT GCT CAG TGC CGT TTC ATC TAC ACT TAG TAG AAA TTA CCC TAT AGT GAG TCG TAT TAA TTT C
ssDNA-FQ reporter	HEX-TTATT-BHQ1

2. 杂交链扩增 三段 DNA 序列（H0、H1、H2）的设计参照文献，额外加上一段适配体区域（表 11-6）H1 和 H2，在 95℃热变性 2min，退火到室温，孵育 1h，H0、H1、H2 以等摩尔浓度混合，在缓冲液（100mmol/L Na_2HPO_4，1mmol/L NaCl，5mmol/L EDTA，pH 7.0）中 37℃ 孵育 1h。

3. CRISPR/Cas12a 复合体 250nmol/L Cas12a，500nmol/L crRNA，NEBuffer 2.1，37℃ 孵育 1h，形成复合体；加入 50nmol/L ssDNA 片段，37℃孵育 0.5~2h；HCR-CRISPR 复合体，适量 H0 和 0.72mg/mL 抗体耦联的链霉亲和素包被的磁珠混合，37℃孵育 0.5h，漂洗 3 次，重悬在如下溶液里，2μmol/L H1 50μL，2μmol/L H2 50μL，37℃孵育 1h。

4. EV 的分离与检测 采用低温超速离心的方法，4℃，100 000×g，离心 75min，用 PBS 重悬；Apta-HCR-CRISPR，EV（64×10^6 颗粒/μL）100μL，加上 CD63、CD9、CD81 抗体耦联的磁珠，500nmol/L 生物素标记的适配体 H0，37℃孵育 1h，漂洗三次；加入辣根过氧化物酶（horseradish peroxidase，HRP）耦联的链霉亲和素 100μL，室温孵育 20min，用 PBS（内含 0.01% 吐温-20，5nmol/L $MgCl_2$）洗三次，用 50μL 含有 2μmol/L H1 和 2μmol/L H2 的溶液重悬上述磁珠，37℃孵育 1h。PBS 漂洗后，用 CRISPR/Cas12a 技术检测。

（刘国奇　胖铁良　陈江坡）

参 考 文 献

［1］ KAMINSKI M M,ALCANTAR M A,LAPE I T,et al. A CRISPR-based assay for the detection of opportunistic infections post-transplantation and for the monitoring of transplant rejection［J］. Nat Biomed Eng,2020, 4(6):601-609.

［2］ JACKSON J A,KIM E J,BEGLEY B,et al. Urinary chemokines CXCL9 and CXCL10 are noninvasive markers of renal allograft rejection and BK viral infection［J］. Am J Transplant,2011,11(10):2228-2234.

［3］ HRICIK D E,NICKERSON P,FORMICA R N,et al. Multicenter validation of urinary CXCL9 as a risk-stratifying biomarker for kidney transplant injury［J］. Am J Transplant,2013,13(10):2634-2644.

［4］ GOOTENBERG J S,ABUDAYYEH O O,LEE J W,et al. Nucleic acid detection with CRISPR-Cas13a/C2c2 ［J］. Science,2017,356(6336):438-442.

［5］ GOOTENBERG J S,ABUDAYYEH O O,KELLNER M J,et al. Multiplexed and portable nucleic acid detection platform with Cas13,Cas12a,and Csm6［J］. Science,2018,360(6387):439-444.

［6］ MYHRVOLD C,FREIJE C A,GOOTENBERG J S,et al. Field-deployable viral diagnostics using CRISPR-Cas13［J］. Science,2018,360(6387):444-448.

［7］ IMANISHI H,HATTORI K,WADA R,et al. Mitochondrial DNA mutations regulate metastasis of human breast cancer cells［J］. PLoS One,2011,6(8):e23401.

［8］ WEST A P,KHOURY-HANOLD W,STARON M,et al. Mitochondrial DNA stress primes the antiviral innate immune response［J］. Nature,2015,520(7548):553-557.

［9］ FLISS M S,USADEL H,CABALLERO O L,et al. Facile detection of mitochondrial DNA mutations in tumors and bodily fluids［J］. Science,2000,287(5460):2017-2019.

［10］ ZHANG K,DENG R,TENG X,et al. Direct visualization of single-nucleotide variation in mtdna using a CRISPR/Cas9-mediated proximity ligation assay［J］. J Am Chem Soc,2018,140(36):11293-11301.

［11］ Pearn J. Classification of spinal muscular atrophies［J］. Lancet,1980,1(8174):919-922.

［12］ VERHAART I E C,ROBERTSON A,WILSON I J,et al. Prevalence,incidence and carrier frequency of 5q-linked spinal muscular atrophy-a literature review［J］. Orphanet J Rare Dis,2017,12(1):124.

［13］ ZHANG C,LI Z,CHEN M,et al. Cas12a and lateral flow strip-based test for rapid and ultrasensitive detection of spinal muscular atrophy［J］. Biosensors,2021,11(5):154.

［14］ LABUN K,MONTAGUE T G,GAGNON J A,et al. CHOPCHOP v2:a web tool for the next generation of CRISPR genome engineering［J］. Nucleic Acids Res,2016,44(W1):W272-W276.

［15］ CHEN Q,TIAN T,XIONG E,et al. CRISPR/Cas13a signal amplification linked immunosorbent assay for femtomolar protein detection［J］. Anal Chem,2020,92(1):573-577.

［16］ ZHOU W,HU L,YING L,et al. A CRISPR-Cas9-triggered strand displacement amplification method for ultrasensitive DNA detection［J］. Nat Commun,2018,9(1):5012.

［17］ GORI A,ROMANATO A,GRETA B,et al. Membrane-binding peptides for extracellular vesicles on-chip analysis［J］. J Extracell Vesicles,2020,9(1):1751428.

［18］ KOWAL J,ARRAS G,COLOMBO M,et al. Proteomic comparison defines novel markers to characterize heterogeneous populations of extracellular vesicle subtypes [J]. Proc Natl Acad Sci U S A,2016,113(8): E968-E977.

[19] ABELS E R,BREAKEFIELD X O. Introduction to extracellular vesicles:biogenesis,RNA cargo selection, content,release,and uptake [J]. Cell Mol Neurobiol,2016,36(3):301-312.

[20] XING S,LU Z,HUANG Q,et al. An ultrasensitive hybridization chain reaction-amplified CRISPR-Cas12a aptasensor for extracellular vesicle surface protein quantification [J]. Theranostics,2020,10(22): 10262-10273.

第十二章　耐药基因检测

近年来,随着抗生素在医疗领域以及农牧业的广泛应用,出现了越来越多的多重耐药细菌,可能让临床抗感染治疗陷入未来无药可用的困境。与此同时,抗病毒药物和癌症靶向药物的广泛应用,也使得越来越多的病毒以及肿瘤细胞产生了耐药性。对耐药性的早期发现及药物管理是控制耐药性出现和传播的关键干预措施。本章介绍 CRISPR 技术在 β-内酰胺类耐药基因、氨基糖苷类耐药基因、抗拉米夫定耐药基因、抗奥司他韦耐药基因、抗磺胺多辛耐药基因、肺癌靶向药物耐药基因和急性髓性白血病靶向药物耐药基因检测中的应用。

第一节　β-内酰胺类耐药基因检测

β-内酰胺类抗生素(β lactam antibiotics)是指化学结构中具有 β-内酰胺环的一大类抗生素,包括青霉素及其衍生物、头孢菌素、单酰胺环类、碳青霉烯类和青霉烯类酶抑制剂等,是现有的抗生素中使用最广泛的一类。相关的耐药基因包括编码金属内酰胺酶的 *IMP*,编码超广谱内酰胺酶的 *TEM*,编码 β-内酰胺酶的 *mecA*,编码苯唑西林酶的 *OXA-23*、*OXA-51* 等。目前已有多个研究团队基于 CRISPR/Cas12 的 DETECTR 系统建立了 β-内酰胺类耐药基因检测方法,可大幅提高耐药检测的灵敏度,缩短检测时间。

一、技术原理

通过结合 RPA 和 CRISPR 检测体系建立了可快速检测 *mecA* 耐药基因的检测方法,具体如图 12-1 所示。将 RPA 体系和 CRISPR 检测体系分别添加到反应管的管底和管盖来实现对两个体系的暂时分离。首先,将待测模板加至管底的 RPA 扩增体系,经过短暂的恒温孵育后,通过离心使管盖上的

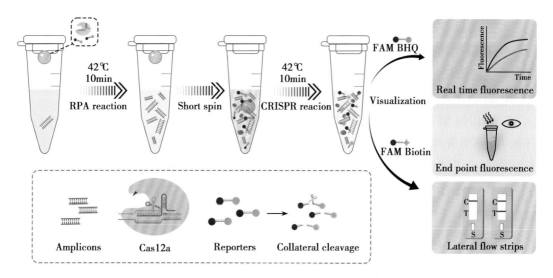

图 12-1 单管 RPA-CRISPR/Cas12a 耐药基因快速检测示意图

引自 LI Y,SHI Z,HU A,ET AL. Rapid one-tube RPA-CRISPR/Cas12 detection platform for methicillin-resistant *Staphylococcus aureus*[J]. Diagnostics,2022,12(4):829.

RPA:重组酶聚合酶恒温扩增;Short spin:短暂离心;CRISPR reaction:CRISPR 反应;Visualization:可视化;Real time fuorescence:实时荧光;End point fuorescence:终点荧光;Lateral fow strips:侧向流层析试纸;Amplicons:扩增子;Reporters:报告分子;Collateral cleavage:附带剪切。

检测体系和管底的扩增体系混合,实现边扩增边检测。最后利用实时荧光、终点荧光以及 LFA 试纸 3 种方法使检测结果可视化。该方法实现了对耐甲氧西林金黄色葡萄球菌携带的 *mecA* 耐药基因的快速检测。

二、技术方法

1. 寡核苷酸序列　单管 RPA-CRISPR/Cas12a 耐药基因快速检测系统的序列信息如表 12-1。

表 12-1　单管 RPA-CRISPR/Cas12a 耐药基因快速检测系统所用序列信息

引物和探针	序列(5′→3′)
mecA-RPA-F3	TATGCAACAAGTCGTAAATAAAACACATAAAG
mecA-RPA-R2	TCATATGATATAAACCACCCAATTTGTCTGCC
mecA-crRNA3	UAAUUUCUACUAAGUGUAGAUAGUUCUGCAGUACCGGAUUU
FQ Reporter	5′-6-FAM-TTATT-BHQ1-3′
FB Reporter	5′-6-FAM-TTATTTTATTTTATT-BHQ1-3′

RPA:重组酶聚合酶恒温扩增;FAM:羧基荧光素;BHQ1:黑洞淬灭基团 1。

2. 主要试剂　LbCas12a 蛋白,T7 高产率转录试剂盒,RNA 分离纯化试剂盒,质粒小提取试剂盒,Taq DNA 聚合酶预混液,RNA 酶抑制剂,NEBuffer 2.1 内切酶缓冲液,RPA 基础扩增试剂盒,LFA 试纸。

3. 主要设备 PCR 仪,微量紫外可见分光光度计,qPCR 仪。

4. 核酸靶标制备 合成 *mecA* 基因部分序列,连接至 pUC57 载体,转化到大肠埃希菌内。使用质粒提取试剂盒提取含有 *mecA* 基因的重组 pUC57 质粒 DNA。使用 M13F 和 M13R 通用引物,PCR 扩增 *mecA* 基因。

5. crRNA 制备 正向引物 T7-crRNA-F 分别与不同 crRNA 反向引物 R 混合后进行退火(95℃条件下变性 5min,随后以每分钟降低 1℃的速率降温至 20℃)。根据 T7 转录试剂盒操作说明向退火后的产物中加入 T7 转录酶、核糖核苷三磷酸(ribonucleoside triphosphate,rNTP)mix 和反应缓冲液,在 37℃条件下转录 6h。使用 RNA 纯化试剂盒对转录后的 crRNA 进行纯化。使用微量紫外可见分光光度计对纯化后 crRNA 进行定量。

6. CRISPR 检测(实时荧光法) RPA 反应体系中包含 10μL 2× 反应缓冲液,1μL dNTP,2μL 10×E-mix,1μL 20×Core Reaction mix,RPA 上下游引物各 1μL,2μL DNA 模板和 2μL Mg(OAc)$_2$。将待测核酸与 RPA 体系混匀后加入反应管中,随后向管盖上加入配制好的 CRISPR/Cas12a 检测体系(包含 1μmol/L LbCas12a 1μL、2μmol/L crRNA 1μL、RNA 酶抑制剂 0.25μL、ssDNA FQ 1μL、10×NEBuffer 2.1 2μL)。42℃孵育 10min 后短暂离心,使管底 RPA 体系与管盖 CRISPR/Cas12a 检测体系混合,于 qPCR 仪中反应和检测(激发波长 492nm,发射波长 518nm),每分钟记录一次荧光强度。

7. CRISPR 检测(终末荧光) 单管 RPA 反应与前述操作过程相同。短暂离心后,使管底 RPA 扩增体系与管盖 CRISPR/Cas12a 检测体系混合,放置 42℃恒温孵育 10~15min。利用蓝光进行照射,使用手机相机拍摄并进行分析。

8. CRISPR 检测(LFA 试纸) 单管 RPA 反应与前述操作过程相同。将待测核酸与 RPA 体系混匀后加入反应管中,随后向管盖上加入配制好的试纸法 CRISPR/Cas12a 检测体系(体系中包含:1μmol/L LbCas12a,2μmol/L crRNA,RNA 酶抑制剂 0.25μL,5μmol/L ssDNA FB Reporter,10×NEBuffer 2.1 3μL),将反应管 42℃孵育 10min 后短暂离心,使管底 RPA 体系与管盖 CRISPR/Cas12a 检测体系混合,放置 42℃恒温孵育 10~20min。向反应体系中添加双重去离子水,使反应体系升至 100μL。将反应体系转移到 CRISPR 检测 LFA 试纸上,5~10min 后读取检测结果。

三、技术特点

1. 减少交叉污染 将 RPA 体系和 CRISPR 检测体系分别添加到管底和管盖上,实现了单管 RPA-CRISPR 检测,简化了检测操作流程,整个检测过程无需开盖操作,避免了样本对外部环境的污染。

2. 简便快速 将 RPA 恒温扩增过程分成两个部分,利用 RPA 恒温扩增和 CRISPR 检测温度相近的特性,实现边扩增边检测,只需约 20min 即可完成检测。

3. 检测灵敏 单管 RPA-CRISPR 方法可检出 10 拷贝/μL 的 *mecA* 耐药基因片段。

4. 适合现场检测 终末荧光法和 LFA 试纸法均不依赖昂贵的仪器设备,且不受专业实验室等条件的限制,便于开展现场检测,对资源匮乏的地区有重要意义。

第二节　氨基糖苷类耐药基因检测

氨基糖苷类抗生素(aminoglycosides antibiotic)是由氨基糖与氨基环醇通过氧桥连接而成的苷类抗生素。研究表明此类药物可影响细菌蛋白质的合成过程,在诱导细菌合成错误蛋白的同时也会抑制已合成蛋白的释放,从而导致细菌死亡。链霉素(streptomycin,STR)是人类历史上第一个氨基糖苷类抗生素,也是治疗肺结核的关键药物。该药可以靶向结核分枝杆菌核糖体亚基的 16S rRNA,干扰蛋白质合成,进而导致细菌死亡。然而当结核分枝杆菌 *rpsL* 基因发生 Lys43Arg 和 Lys88Arg 两种突变时,则会对氨基糖苷类抗生素产生耐药性。本节介绍基于 CRISPR 的耐药基因检测方法。

一、技术原理

由于 Cas12aRR 蛋白可以识别更多非传统的 PAM 序列,研究人员通过优化改进DETECTR 核酸检测系统,分别设计出了可特异性识别结核分枝杆菌 *rpsL* 基因的 Lys43Arg 和 Lys88Arg 两种突变的 Cas12aRR 检测系统。具体原理如图 12-2 所示,首先提取出样本中的 DNA,利用特异性引物进行 RPA 反应。随后将扩增产物和特异性 crRNA 加入

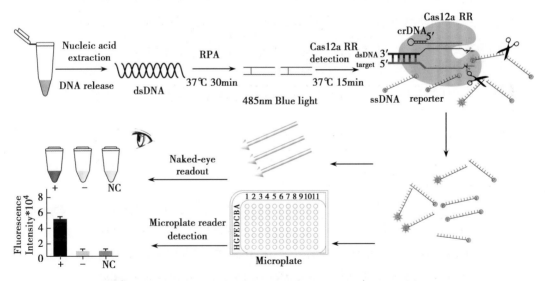

图 12-2　基于 CRISPR/Cas12aRR 的耐链霉素结核分枝杆菌检测示意图

引自 LIU P,WANG X,LIANG J,et al. A recombinase polymerase amplification-coupled Cas12a mutant-based module for efficient detection of streptomycin-resistant mutations in *Mycobacterium tuberculosis* [J]. Frontiers In Microbiology,2021,12:796916.

dsDNA:双链 DNA;RPA:重组酶聚合酶恒温扩增;crRNA:CRISPR RNA;ssDNA:单链 DNA;Nucleic acid extraction:核酸提取;DNA release:DNA 释放;dsDNA target:双链 DNA 靶标;ssDNA:单链 DNA;reporter:报告分子;Naked-eye readout:裸眼读取;Microplate reader detection:微孔板读数;Microplate:微孔板。

Cas12aRR 检测体系中。当 crRNA 特异性识别靶标核酸片段后，带有荧光基团的 ssDNA（序列 TTATT）被非特异性剪切并发出荧光。检测体系在 485nm 蓝光光源下，可以通过肉眼观测溶液从无色变为绿色。此外，也可以将检测体系置于 RT-qPCR 检测设备中进行检测结果的读取。

二、技术方法

1. **核苷酸序列**　用于耐链霉素结核分枝杆菌检测的序列见表 12-2。

表 12-2　耐链霉素结核分枝杆菌检测所用序列

引物和探针	序列（5′→3′）
rpsl RPA-F2	TCAGTAAGGTCAAGACCGCGGCTCTGAAGGGC
rpsl RPA-R1	CCTGTTTGCGGTTCTTGACACCCTGCGTATCCAGCG
rpsl F	ATGCCAACCATCCAGCAG
rpsl R	TCAGCCCTTCTCCTTCTTAGC
rpsl K43R-crRNA4	GAGGAAGCCGAACUCGGCGCUUC
rpsl K88R-crRNA5	UCACCCGGCCGCCGCACACCAGC

RPA：重组酶聚合酶恒温扩增。

2. **主要试剂**　细菌 DNA 提取试剂盒、Cas12aRR 蛋白、酶促重组恒温扩增（Enzymatic Recombinase Amplification，ERA）试剂盒、BCA 蛋白质定量试剂盒、Superdex 200 吸附柱。

3. **主要设备**　荧光分析仪。

4. **引物筛选**　使用不同组合的引物对结核分枝杆菌 *rpsL* 基因进行 RPA 反应，然后将扩增的产物添加到 Cas12a 反应系统中。在 37℃ 下孵育 15min 后，同时使用酶标仪或荧光灯观察结果。选择最强荧光信号的引物组合进行后续实验。

5. **恒温扩增**　使用商业 ERA 恒温扩增试剂盒将含有 2μL DNA 样品，2μL 正向引物（10μmol/L），2μL 反向引物（10μmol/L）和 2.5μL 乙酸镁（280mmol/L）的 50μL 体系反应在 37℃ 下恒温孵育 30min。

6. **CRISPR 检测**　按照如下组分配制 CRISPR 检测体系：Cas12aRR 200ng，25pmol/L ssDNA FQ，1μmol/L crRNA，RPA 产物 2μL，100mmol/L NaCl，50mmol/L Tris-HCl，pH 7.5，10mmol/L $MgCl_2$，100μg/mL 牛血清白蛋白，总体积 20μL。37℃ 孵育，利用荧光分析仪检测荧光强度（激发波长 485nm，发射波长 520nm）。此外，也可通过肉眼在 485nm 蓝光光源下观察绿色荧光。

三、技术特点

1. **提高检测特异性**　由于 Cas12a 蛋白只能识别富含胸腺嘧啶核苷酸的传统 PAM。该方法将 DETECTR 系统中的 Cas12a 蛋白换成 Cas12aRR 蛋白，使其可利用 PAM 对模板的特异性识别,提高单基因突变检测的特异性,为耐药基因检测提供了新的工具。

2. 适合低丰度基因检测　该方法将野生型结核分枝杆菌的基因组与发生 STR 抗性突变的基因组混合,模拟不同突变比例的测试样本。结果表明,Cas12aRR 荧光法可以检测出混合样本中比例仅为 0.1% 的 Lys43Arg 和 Lys88Arg 突变,提示该方法检测低丰度耐药突变的能力较强。

3. 检测速度快、检出率高　只需要将模板扩增 45min 即可完成检测,在 49 例 Lys43Arg 突变的样本和 40 例 Lys88Arg 突变的样本的检测中,CRISPR/Cas12aRR 系统的检测结果与基因测序的结果完全一致。

4. 适合现场检测　检测结果可通过肉眼判读,无需复杂昂贵的专业荧光检测设备,适用于不发达的国家和地区开展现场检测。

第三节　乙型肝炎病毒拉米夫定耐药基因检测

慢性乙型肝炎(以下简称乙肝)是全球性公共卫生问题。抗病毒药物可将乙肝患者血清中乙型肝炎病毒(hepatitis B virus,HBV)DNA 控制在较低水平,但长期的抗病毒治疗会导致 HBV 耐药的产生。目前 HBV 耐药基因突变检测的"金标准"是 DNA 直接测序法,该方法费时、费力,且灵敏度较差,只有当发生变异的病毒株超过 HBV 总种群 20% 时才能被检出,无法早期发现 HBV 耐药突变。基于 qPCR 的 YMDD 耐药突变检测技术较为成熟,其灵敏度较 DNA 直接测序法更高,但是仍无法有效检出低病毒载量中的 HBV 耐药突变。CRISPR/Cas13a 核酸检测系统由于具有核酸触发的酶促反应,可将核酸扩增后的信号进一步放大,因而兼具了核酸检测的高灵敏度和单碱基突变识别的特异性,特别适用于对痕量基因突变开展高灵敏、高特异检测。本节介绍宋宏彬团队针对 HBV YMDD 耐药突变,建立的基于 PCR-CRISPR 技术的高灵敏、高特异检测方法。

一、技术原理

该方法的具体原理如图 12-3 所示,研究人员结合 PCR 扩增技术和高灵敏 CRISPR/Cas13a 检测系统,首先设计合成可特异性扩增出 YMDD 区域的 PCR 引物,其中一条引物的一侧加入 T7 转录序列,用于对扩增产物的转录。随后设计并合成可特异性识别 YMDD 两种突变(YIDD、YVDD)以及未突变野生型序列的 YIDD-crRNA、YVDD-crRNA。随后将通过 PCR 扩增的产物稀释并加入反应缓冲液、T7RNA 聚合酶、Cas13a 核酸酶、crRNA 以及 RNA 报告分子(两端分别带有荧光基团和荧光淬灭基团),进行 ssRNA 的转录和 CRISPR 检测。crRNA 的导向区利用一段互补序列识别靶标 RNA 并进一步激活 Cas13a 的反式剪切活性,完成对荧光标记报告 ssRNA 的剪切,释放出荧光。通过荧光强度,判断待测 HBV 核酸样本中是否含有 YMDD 耐药突变。

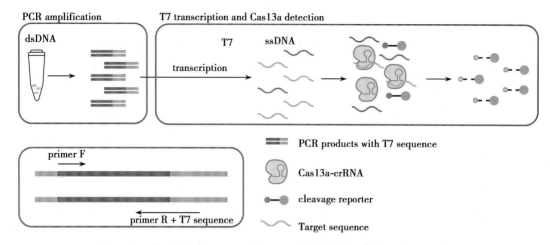

Step 1.   Step 2.

PCR amplification   T7 transcription and Cas13a detection

dsDNA   T7   ssDNA

transcription

▬▬ PCR products with T7 sequence

Cas13a-crRNA

cleavage reporter

Target sequence

primer F

primer R + T7 sequence

图 12-3 基于 PCR-CRISPR 的 HBV 抗拉米夫定耐药基因检测示意图

引自 WANG S,LI H,KOU Z,et al. Highly sensitive and specific detection of hepatitis B virus DNA and drug resistance mutations utilizing the PCR-based CRISPR-Cas13a system[J]. Clin Microbiol Infect,2021,27(3):443-450. PCR:聚合酶链反应;HBV:乙型肝炎病毒;crRNA:CRISPR RNA;PCR amplification:PCR 扩增;T7 transcription and Casl3a detection:T7 转录和 Casl3a 检测;dsDNA:双链 DNA;transcription:转录;ssDNA:单链 DNA;primer F:正向引物;primer R+T7 sequence:反向引物 +T7 序列;PCR products with T7 sequence:带有 T7 序列的 PCR 产物;cleavage reporter:剪切报告分子;Target sequence:靶标序列。

二、技术方法

1. 核苷酸序列　用于 HBV 抗拉米夫定耐药基因检测的引物及 crRNA 序列见表 12-3。

表 12-3　HBV 抗拉米夫定耐药基因检测使用的引物及 crRNA 序列

引物和探针	序列(5'→3')
HBV F	CCTWCGGAYGGAAAYTGCACCTGTATTCCC
HBV R	AATTCTAATACGACTCACTATAGGGCCCATGAARTTAAGGGAGTAGCCC
YIDD-crRNA	GGGGAUUUAGACUACCCCAAAAACGAAGGGGACUAAAACUGGCUUUCAGUUA UAUUGAUGAU
YVDD-crRNA-a	GGGGAUUUAGACUACCCCAAAAACGAAGGGGACUAAAACUUCAGUUAUGUG GAUGAUAUGGUAU

HBV:乙型肝炎病毒。

2. 主要试剂　LwCas13a 蛋白、T7 快速高产 RNA 合成试剂盒、总 RNA 提取试剂盒、RNA 酶 Alertv2、RNA 酶抑制剂、T7 RNA 聚合酶、RNA 纯化磁珠、PCR 反应预混液。

3. 主要设备　蛋白纯化仪、超声破碎仪、电泳仪、PCR 仪、荧光定量 PCR 仪、核酸自动提取仪。

4. crRNA 的制备 对 YMDD 区上下游共 32bp（725~756bp）的核苷酸进行了序列保守性的分析，对于保守性较低的位点，选择每个位点出现概率最高的碱基设计 crRNA。

crRNA 的 5′ 端带有 39nt 的重复序列，该段序列可与 LwCas13a 蛋白结合，设计 ssDNA 序列作为扩增模板，序列包含重复序列 + 靶点序列，设计上游引物包含 T7 序列和 20nt 的重复序列，下游引物设计为靶序列 20nt 左右的反向互补序列，随后回收 PCR 扩增后的 dsDNA，微量紫外可见分光光度计检测浓度后取 1μg 作为转录模板，使用 T7 快速高产 RNA 合成试剂盒转录 crRNA。将得到的 crRNA 利用 RNA 纯化磁珠进行纯化，微量紫外可见分光光度计测定纯化得到的 crRNA 浓度，−80℃保存备用。

5. CRISPR 检测 按照以下组分配制 CRISPR 检测体系：ssRNA 100ng，45nmol/L LwCas13a 蛋白，10×Nuclease assay 缓冲液 2.5μL，RNA 酶抑制剂 1μL，crRNA 20ng，背景 RNA 100ng，125nmol/L RNA 酶 Alertv2，无核酶水，总体积 25μL。37℃条件下孵育，利用荧光定量 PCR 仪羧基荧光素（carboxyfluorescein，FAM）通道检测体系的荧光信号变化（激发波长 492nm，发射波长 518nm）。

三、技术特点

1. 灵敏度高 对于样本中的 YVDD 突变，CRISPR/Cas13a 检测系统可检出 1 拷贝/μL 的 YVDD 突变模板，而 qPCR 仅能检出 10 拷贝/μL 的 YVDD 突变模板，灵敏度较直接测序法和 qPCR 更高。

2. 特异性强 该方法不仅可以高灵敏检测血清样本中的耐药突变，还可同时准确检出两种突变同时存在的样本，并且两种突变的检测互不影响。同时，该方法针对 YIDD 突变设计的 crRNA 可以同时检测两种 YIDD 耐药突变（ATT 和 ATA）。

第四节　流行性感冒病毒奥司他韦耐药基因检测

奥司他韦（Oseltamivir）是一种作用于流行性感冒病毒表面的神经氨酸酶的特异性抑制剂，可以抑制成熟的流行性感冒病毒脱离宿主细胞，进而阻止流行性感冒病毒在人体内的传播以起到治疗流行性感冒的作用。然而，流行性感冒病毒神经氨酸酶第 275 位氨基酸突变（H275Y），使得流行性感冒病毒产生了对奥司他韦的耐药性。早期准确识别流行性感冒病毒针对奥司他韦耐药性对于流行性感冒患者的治疗以及疫情防控具有重要意义。Kang 团队基于 CRISPR 技术建立了一种快速、简单和准确的流行性感冒病毒耐药检测方法。

一、技术原理

该方法的具体原理如图 12-4 所示。将 dCas9/gRNA 复合物固定在微孔板上，针对流行性感冒病毒神经氨酸酶第 275 位氨基酸突变（H275Y）设计特异性 gRNA。当病毒

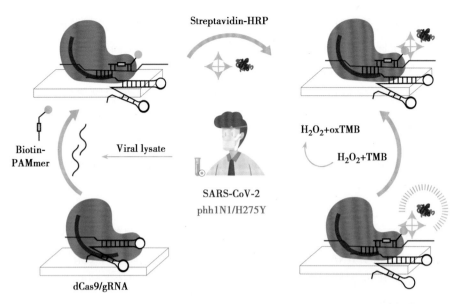

图 12-4 基于 CRISPR/dCas9 的流行性感冒病毒奥司他韦耐药基因检测示意图
引自 MOON J, KWON H-J, YONG D, et al. Colorimetric detection of SARS-COV-2 and drug-resistant pH1N1 using CRISPR/dCas9 [J]. ACS Sensors, 2020, 5 (12): 4017-4026.
gRNA:引导 RNA;Biotin:生物素;PAMmer:聚丙烯酰胺标志物;HRP:辣根过氧化物酶;TMB:四甲基联苯胺;Streptavidin-HRP:链霉亲和素-辣根过氧化物酶;H_2O_2+oxTMB:过氧化氢 + 氧化 TMB;Viral lysate:病毒裂解液;H_2O_2+TMB:过氧化氢 +TMB。

裂解物中的靶标 RNA 被 CRISPR/dCas9 系统识别后,靶标 RNA 与核糖核蛋白复合体(ribonucleoprotein complex,RNP)结合并被吸附在微孔板上,该系统中的生物素-聚丙烯酰胺标志物(biotin-PAMmer)与靶标 RNA 结合并被吸附在微孔板上,再与链霉亲和素 HRP结合。通过洗涤微孔板去除未被吸附的多余体系。反应体系在 TMB 的氧化作用下变为黄色,进而完成对流行性感冒病毒神经氨酸酶 H275Y 突变的检测。

二、技术方法

1. 核苷酸序列 用于流行性感冒病毒抗奥司他韦耐药基因检测的引物序列见表 12-4。

表 12-4 流行性感冒病毒抗奥司他韦耐药基因检测使用的引物序列

引物和探针	引物序列(5′→3′)
pH1N1 WT N1	AUCAGUCGAAAUGAAUGCCCCUAAUUAUCACUAUGAGGAAUGCUCCUG
pH1N1/H275Y N1	AUCAGUCGAAAUGAAUGCCCCUAAUUAUUACUAUGAGGAAUGCUCCUG
gRNA	CCUCAUAGUAAUAAUUAGGG
生物素-PAM 标志物	生物素-TAGUCAGCUUUACUUGGCGGGAUUAA

gRNA:引导 RNA;PAM:原型间隔邻近域序列。

2. 主要试剂 gRNA 和重组化脓性链球菌 dCas9 蛋白,链霉亲和素 HRP,焦碳酸二乙酯(diethyl pyrocarbonate,DEPC),对甲基苯丙氨酰氯甲基酮胰蛋白酶,三(2-巯基乙基)磷盐酸盐,SARS-CoV-2 和 pH1N1/H275Y 突变病毒,pH1N1 病毒。

3. 主要设备 Gel Doc XR 凝胶成像分析系统、多功能酶标仪。

4. CRISPR 检测 将 dCas9/gRNA 复合物稀释 10 倍后,将 100μL 稀释的 RNP 溶液在 96 孔微孔板中恒温 25℃孵育 2h。用洗涤缓冲液(1×PBS,含 0.05% Tween-20)洗涤孔表面 3 次,同时将 0.1mg/mL 牛血清白蛋白添加到孔表面恒温 25℃孵育 40min。

将 10μL 的靶标 RNA 加入含有 1μmol/L biotin-PAMmer 的 1×FastDigest 缓冲液中恒温 37℃孵育 60min。用洗涤缓冲液洗涤孔表面,加入 1μg/mL 链霉亲和素 HRP 恒温 25℃孵育 30min。将 TMB 底物和 2.5mol/L 硫酸依次添加到表面上,使用多功能酶标仪测量吸光度值。

三、技术特点

1. 可视化检测 该方法将 ELISA 与 CRISPR/Cas 系统相结合,可不依赖专业检测设备,通过肉眼观察反应体系中的颜色变化。

2. 操作简便 基于 dCas9/gRNA 的 RNA 检测方法可以直接检测病毒裂解物中的奥司他韦耐药基因突变,无需 RNA 提取和扩增,操作流程简单。

3. 多重检测 结合微孔板,可同时检测多个靶分子,适用于大规模筛查以及多重检测。

第五节　疟原虫磺胺多辛耐药基因检测

磺胺多辛是二氢蝶酸合酶(dihydroptero-ate synthase,DHPS)的抑制剂。疟原虫在生长繁殖过程中不能利用外源性的叶酸,必须以蝶啶、对氨基苯甲酸为原料,在 DHPS 作用下逐步生成四氢叶酸,参与嘧啶及嘌呤的合成。磺胺多辛与叶酸合成过程中的 DHPS 有较强的亲和力,能抑制其活性,从而使疟原虫因生长繁殖受抑而死亡。研究表明,疟原虫 *dhps* 基因中 A581G 单碱基突变是产生针对磺胺多辛耐药的主要原因,A581G 单碱基突变将导致酶活性位点内的氨基酸置换,引起 DHPS 结构改变,与药物结合作用减弱,最终导致药物失效。

目前,科研人员已经开发出了基于 PCR、环介导恒温扩增检测(loop mediated isothermal amplification,LAMP)、RPA 等技术的疟原虫耐药基因检测方法,用于及时监测疟原虫耐药性的出现和传播。本节主要介绍 Jonathan 团队基于 CRISPR 技术建立的疟原虫抗磺胺多辛耐药基因的高灵敏检测方法。

一、技术原理

该方法具体检测原理如图 12-5 所示,首先设计合成可特异性扩增 *dhps* 基因的 RPA

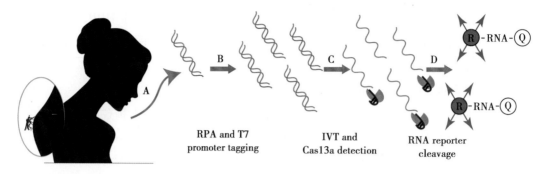

图 12-5　基于 SHERLOCK 的疟原虫耐药基因突变检测示意图

引自 CUNNINGHAM C H,HENNELLY C M,LIN J T,et al. A novel CRISPR-based malaria diagnostic capable of *Plasmodium* detection,species differentiation,and drug-resistance genotyping［J］. EBioMedicine,2021,68：103415.

RPA：重组酶聚合酶恒温扩增；IVT：体外转录；RPA and T7 promoter tagging：重组酶聚合酶恒温扩增和 T7 启动子标记；IVT and Cas13a detection：体外转录和 Cas13a 检测；RNA reporter cleavage：RNA 报告分子剪切。

引物,其中一条引物的一侧加入 T7 转录序列,用于对扩增产物的转录。随后设计并合成可特异性识别 A581G 单碱基突变的 crRNA。将 RPA 产物稀释并加入反应缓冲液、T7RNA 聚合酶、Cas13a 核酸酶、crRNA 及报告 RNA(两端分别带有荧光基团和荧光淬灭基团),进行 ssRNA 的转录和 CRISPR 检测。crRNA 识别靶标 ssRNA 并进一步激活 Cas13a 的反式剪切活性,完成对荧光标记报告 ssRNA 的剪切,释放出荧光。通过荧光强度,判断待测样本中是否含有 *dhps* 基因 A581G 单碱基突变。

二、技术方法

1. 引物序列　用于疟原虫耐药基因突变检测的引物序列见表 12-5。

表 12-5　疟原虫耐药基因突变检测的引物序列

引物和探针	引物序列(5′→3′)
18S RPA F	GAAATTAATACGACTCACTATAGGGACGAAAGTTAAGGGAGTGAAGACGATCAGATACCG
18S RPA R	GCCCCAGAACCCAAAGACTTTGATTTCTCATAAGG
dhps RPA F	GAAATTAATACGACTCACTATAGGGTTTCTTGTATTAAATGGAATACCTCGTTATAG
dhps RPA R	AATATCCAATAAAAAGTGGATACTCATCAT
Pan-Plasmodium crRNA F	GAAATTAATACGACTCACTATAGGGGATTTAGACTACCCCAAAACGAAGGGGACTAAAACGCATAGTTTATGGTTAAGATTACGACGG
Pan-Plasmodium crRNA R	CCGTCGTAATCTTAACCATAAACTATGCGTTTTAGTCCCCTTCGTTTTTGGGGTAGTCTAAATCCCCTATAGTGAGTCGTATTAATTTC
P. falciparum crRNA 2 F	GAAATTAATACGACTCACTATAGGGGATTTAGACTACCCCAAAACGAAGGGGACTAAAACAAAGATGACTTTTATTTTTAACACTTTC
P. falciparum crRNA 2 R	GAAAGTGTTAAAAATAAAAGTCATCTTTGTTTTAGTCCCCTTCGTTTTTGGGGTAGTCTAAATCCCCTATAGTGAGTCGTATTAATTTC

引物和探针	引物序列(5'→3')
P. vivax crRNA 2 F	GAAATTAATACGACTCACTATAGGGGATTTAGACTACCCCAAAAACGAAGGGGACT AAAACAGAGAAAATTCTTATTTTAAAATCTTTC
P. vivax crRNA 2 R	GAAAGATTTTAAAATAAGAATTTTCTCTGTTTTAGTCCCCTTCGTTTTTGGGGTAGTCT AAATCCCCTATAGTGAGTCGTATTAATTTC
dhps mutant crRNA 5 F	GAAATTAATACGACTCACTATAGGGGATTTAGACTACCCCAAAAACGAAGGGGACT AAAACTCTACCCAAATCCTAATCCAATATCAAA
dhps mutant crRNA 5 R	TTTGATATTGGATTAGGATTTGGGTAGAGTTTTAGTCCCCTTCGTTTTTGGGGTAGTCT AAATCCCCTATAGTGAGTCGTATTAATTTC

RPA:重组酶聚合酶恒温扩增。

2. 主要试剂 LwCas13a 蛋白,T7 高效 RNA 合成试剂盒,小鼠 RNA 酶抑制剂,RNA 报告分子,核糖核苷三磷酸(ribonucleoside triphosphate,rNTP),T7 聚合酶,RNA 纯化磁珠, RPA 试剂盒,基因组 DNA 纯化试剂盒。

3. 主要设备 多功能酶标仪、微量紫外可见分光光度计。

4. crRNA 的制备 ssDNA 核苷酸进行 PCR 扩增得到 dsDNA 产物。使用 T7 试剂盒 在体外转录 dsDNA,孵育过夜。使用 RNA 纯化磁珠纯化 crRNA,并通过微量紫外可见分 光光度法进行定量。

5. RPA 恒温扩增 RPA 反应在试剂盒说明书的基础上进行了修改,在加入 5μL 样品 之前,将乙酸镁提前加入混合体系内,并将 45μL 体系等分为 5 个 9μL 的反应体系。为了 模拟临床样本,在所有反应中都添加了 40ng 人基因组 DNA。在开始孵育 4min 后取出反 应管,短暂涡旋后再放回到热循环仪中,共孵育 30min。

6. CRISPR 检测 按照以下组分配制 CRISPR 检测体系:45nmol/L LwCas13a,125nmol/L RNA 荧光报告分子,RNA 酶抑制剂 0.625μL,背景 RNA 31.25ng,rNTP 1mmol/L 混合物, T7 聚合酶 0.75μL,3mmol/L $MgCl_2$,RPA 产物 1.25μL。

将上述体系放置于多功能酶标仪,37℃孵育 3h,每 5min 读取一次荧光数值(激发波长 492nm,发射波长 518nm)。

每个反应中的荧光值减去对照组人基因组 DNA 在 180min 时的平均荧光强度,以去 除背景荧光值。

三、技术特点

1. 灵敏度高、特异性强 该方法可高灵敏检出抗疟药物耐药性相关的 A581G 单碱基 突变。当疟原虫数量在 420 个/μL 以上时,此方法针对 A581G 单碱基突变样本的检测灵 敏度和特异性均达到 100%。

2. 操作简便 无需复杂精密的设备即可进行检测,降低了对设施设备的要求,适用于 资源有限的地区开展抗疟药物耐药性相关基因的检测。

第六节　肺癌靶向药物表皮生长因子受体耐药基因检测

肺癌预后不佳,其病死率在所有癌症类型中最高,其中非小细胞肺癌(non-small-cell carcinoma,NSCLC)占所有肺癌的85%。表皮生长因子受体(epidermal growth factor receptor, EGFR)因可激活诱导癌细胞的增殖和生长,是晚期NSCLC治疗的关键靶点,EGFR-酪氨酸激酶抑制剂可显著延长晚期NSCLC患者的五年生存期。然而,由于 *EGFR* 基因L858R和T790M点突变会影响EGFR-酪氨酸激酶抑制剂药物的疗效,临床上通常在针对肺癌患者开展靶向药物治疗前会对其进行 *EGFR* 基因耐药突变检测。本节主要介绍美国马里兰大学医学院Feng团队基于CRISPR技术针对 *EGFR* 耐药基因建立的一种简单、快速、高灵敏的检测方法。

一、技术原理

该方法的具体原理如图12-6所示,研究人员利用PCR扩增技术结合高灵敏CRISPR/Cas12检测系统,首先设计合成可特异性扩增出 *EGFR* 基因耐药突变区域的PCR引物、可特异性识别L858R和T790M点突变的crRNA,随后对样本进行PCR扩增,PCR扩增产物稀释后加入反应缓冲液、Cas12a核酸酶、crRNA以及报告DNA(两端分别带有荧光基团和淬灭基团),进行CRISPR检测。crRNA识别靶标DNA并进一步激活Cas12a的

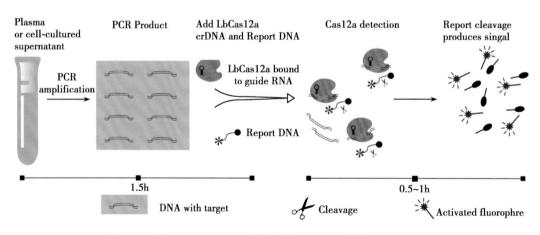

图 12-6　基于 DETECTR 系统的肺癌 *EGFR* 耐药基因检测示意图

引自 TSOU J-H,LENG Q,JIANG F. A CRISPR test for rapidly and sensitively detecting circulating EGFR mutations [J]. Diagnostics,2020,10(2):114.

EGFR:表皮生长因子;PCR:聚合酶链反应;crDNA:CRISPR DNA;Plasma or cell-cultured supernatant:血浆或细胞培养上清液;PCR Product:PCR 产物;Add LbCas12a crDNA and Report DNA:加入 LbCas12a crDNA 和报告 DNA;Report cleavage produces singal:报告分子的剪切产生信号;PCR amplification:PCR 扩增;LbCas12a bound to guide RNA:LbCas12a 与引导 RNA 结合;Report DNA:报告 DNA;DNA with target:靶标 DNA;Cleavage:剪切;Activated fluorophre:荧光增强。

反式剪切活性,完成对荧光标记报告 ssDNA 的剪切,释放出荧光。通过荧光强度,判断待测样本中是否含有 L858R 和 T790M 点突变。

二、技术方法

1. 引物及 gRNA 序列 用于肺癌 *EGFR* 耐药基因检测的引物序列见表 12-6。

表 12-6 肺癌 *EGFR* 耐药基因检测使用的引物序列

引物和探针	引物序列(5′→3′)
*EGFR*790-F	TCACCTCCACCGTGCATTTCATCA
*EGFR*790-R	TTGCGATCTGCACACACCAGTTGA
*EGFR*858-F	GTCAAGATCACAGATTTTGGGC
*EGFR*858-R	GCCTCCTTCTGCATGGTATT
crRNA-*EGFR*790-C	UAAUUUCUACUAAGUGUAGAUAUCACGCAGCUCAUGCC
crRNA-*EGFR*790-T	UAAUUUCUACUAAGUGUAGAUAUCAUGCAGCUCAUGCC
crRNA-*EGFR*858-T	UAAUUUCUACUAAGUGUAGAUGGCUGGCCAAACUGCUG
crRNA-*EGFR*858-G	UAAUUUCUACUAAGUGUAGAUGGCGGGCCAAACUGCUG
ssDNA-FQ reporter	/56-FAM/TTATT/3IABkFQ/

EGFR:表皮生长因子;crRNA:CRISPR RNA;ssDNA:单链 DNA;FAM:羧基荧光素;IABkFQ:爱荷华黑色荧光淬灭剂。

2. 主要试剂 1×PCR Master Mix,探针法荧光定量 PCR 预混液,LbCas12a 蛋白,ssDNA-FQ 报告分子,384 孔板,1×结合缓冲液。

3. 主要设备 qPCR 仪、多功能酶标仪。

4. 核酸靶标制备 H1975 细胞系基因组 DNA 是 *EGFR* T790M 突变和 L858R 突变的杂合子。在健康供体的外周血单核细胞获得的基因组 DNA 中连续稀释 H1975 癌细胞的基因组 DNA,分别制备含有 0.005%、0.05%、0.5%、5%、50%*EGFR* 突变的标准物质。

5. 临床样本制备 使用 DNA 提取试剂盒从培养细胞、培养细胞的上清液或人血浆样本中分离 DNA。

将 200μL 裂解液加入样本中。用 20μL 蛋白酶 K 进行消化,56℃下孵育 10min。将混合物转移到吸附柱中,并将其转移到新的 2mL 离心管。用 500μL 缓冲液 I 洗涤,并以 8 000r/min,离心半径 10cm,离心 1min。加入 500μL 洗涤缓冲液 II,然后以 12 000r/min,离心半径 10cm,离心 3min,将离心柱转移到新的 1.5mL 离心管中。加入 30μL 缓冲液 AE 洗脱 DNA,将吸附柱在室温下孵育 1min,然后以 8 000r/min 离心 1min,收集 DNA 保存。

6. PCR 扩增 扩增体系包含通用 PCR 预混液,DNA 模板 5μL,以及 *EGFR*790 和 *EGFR*858 特异性引物,总体积 50μL。反应程序如下:95℃,10min;95℃ 10s,54.7℃ 10s,72℃ 30s(40~45 个循环);72℃,10min。

7. CRISPR 检测 将 5μL 扩增的 DNA 转移到 384 孔微孔板。LbCas12a 与 ssDNA-FQ 报告分子、靶向 *EGFR*790 或 *EGFR*858 的 crRNA 在 1× 结合缓冲液中混合,37℃ 孵育 30min。向扩增产物中加入含有 250nmol/L 的 LbCas12a、500nmol/L 的 crRNA 和 500nmol/L 的 ssDNA-FQ 的预组装混合物,总体积 20μL。在 37℃ 条件下反应 2h 后,在多功能酶标仪上读取检测结果(激发波长为 485nm,发射波长为 535nm)。

三、技术特点

1. 简单快速 目前用于检测 *EGFR* 突变的微滴式数字聚合酶链反应(droplet digital polymerase chain reaction,ddPCR)超过 5h,程序复杂,至少需要 200μL 血浆样品。相比之下,CRISPR 系统可以直接检测细胞培养上清液,无需复杂的操作和昂贵设备,仅需要 20μL 血浆即可在 3h 左右完成检测。

2. 灵敏度高 该方法可检出正常基因组 DNA 中 0.000 5% 的 *EGFR* 基因突变,与 ddPCR 相比,在检测 *EGFR* 耐药突变时的灵敏度比 ddPCR 高 10 倍,提示该方法在检测低丰度 *EGFR* 耐药突变的能力更强。

3. 准确可靠 采用 48 例临床样本对该方法进行验证评估,其中确诊肺癌患者 28 例,非肿瘤患者 20 例。CRISPR 在组织活检 L858R 阳性的 2 例病例中均检测到 L858R,与 ddPCR 结果一致。而在组织活检 T790M 阳性的 3 例肺癌患者中,CRISPR 检出 1 例,而 ddPCR 未检出。

第七节　急性髓系白血病靶向药物 FLT3 耐药基因检测

FMS 样酪氨酸激酶 3(fms-like tyrosine kinase 3,FLT3)是细胞信号转导过程中一种重要的受体,其与细胞的异常增殖、肿瘤发生,特别是急性髓系白血病(acute myeloid leukemia,AML)的发生发展密切相关。因此,作为 AML 的重要治疗靶点,FLT3 抑制剂可通过竞争性抑制 FLT3 受体中的 ATP 结合位点,导致细胞周期停滞。然而在大约 30% 的 AML 病例中存在 *FLT3* 基因突变,其中 *FLT3* 基因 F691L 突变可对目前所有 FLT3 抑制剂产生普遍耐药性。因此,早期检测 *FLT3* 基因 F691L 突变对于 AML 患者的精准用药治疗至关重要。本节主要介绍周芙玲团队基于 CRISPR 技术建立的一种灵敏、准确且快速的 *FLT3* 基因突变检测方法。

一、技术原理

该方法具体原理如图 12-7 所示。首先,研究人员从患者的血液样本中获得白细胞沉淀并将这些白细胞的细胞膜裂解破坏,进而释放出细胞内的基因组 DNA。然后通过 RPA 对白细胞释放出的基因组 DNA 进行扩增,并利用 L691-crRNA 诱导 Cas12a 特异性识别 *FLT3* 基因中的 F691L 突变。整个过程可以使用荧光分析仪实时监测反应体系的荧光强

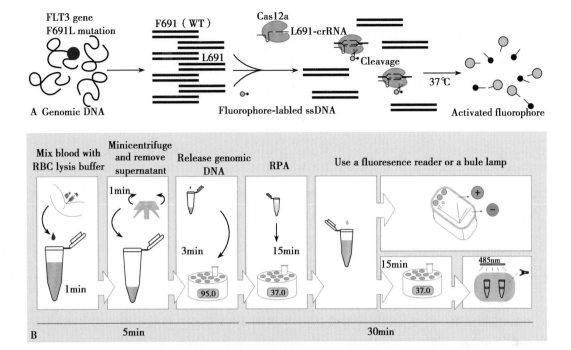

图 12-7 基于 DETECTR 系统的 AML *FLT3* 耐药基因检测示意图

引自 LIU Y,CHEN Y,HUANG S,et al. Rapid and sensitive diagnosis of drug-resistant FLT3-F691L mutation by CRISPR detection［J］. Frontiers In Molecular Biosciences,2021,8:753276.

AML:急性髓系白血病;*FLT3*:FMS 样酪氨酸激酶 3;crRNA:CRISPR RNA;ssDNA:单链 DNA;RBC:红细胞;RPA:重组酶聚合酶恒温扩增;F691L mutation:F691L 突变;Genomic DNA:基因组 DNA;F691(WT):F691(野生型);Fluorophore labeled ssDNA:荧光标记的单链 DNA;Cleavage:剪切;Activated fluorophore:激活的荧光团;Mix blood with RBC lysis buffer:加入红细胞裂解液并混匀;Minicentrifuge and remove supernatant:离心及去除上清液;Release genomic:释放基因组;Use a fluorescence reader or a blue lamp:使用荧光读数器或灯泡。

度变化,也可以在反应结束后将反应体系置于 485nm 蓝光光源下照射,通过肉眼观察即可判读检测结果。

　　研究人员将 RPA 技术与 CRISPR/Cas12 检测系统相结合。首先设计合成可特异性扩增 *FLT3* 基因中 F691L 突变区域的 PCR 引物。同时,设计并合成可特异性识别野生型 F691 位点以及 691L 突变位点的 crRNA。随后从患者全血样本中分离白细胞并提取白细胞中的基因组 DNA 进行 RPA 反应,并将 RPA 反应产物加入含有 Cas12a 核酸酶、crRNA 以及报告 DNA(两端分别带有荧光基团和荧光淬灭基团)的 CRISPR 检测体系中进行反应。crRNA 识别靶标 DNA 并进一步激活 Cas12a 的反式剪切活性,完成对荧光标记报告 ssDNA 的剪切,释放出荧光。通过荧光强度,判断待测样本中是否含有 F691L 突变。

二、技术方法

1. 引物及 crRNA 序列　　AML *FLT3* 耐药基因检测的引物序列见表 12-7。

表 12-7　AML *FLT3* 耐药基因检测的引物序列

引物和探针	引物序列（5′→3′）
FLT3-691-RPA-F	TCTGAAATAACAGTTTGCTTTGTGTATGCC
FLT3-691-RPA-R	TTAGATAGTTGAGAAGATCACCATAGCAACAG
L691-crRNA	UAAUUUCUACUAAGUGUAGAUCUUGAUUUUGGAAUACUGUUGCU
P1-F	TGGTGAGGCCACACATACAAA
P2-R	GGCATGGGTGGAGAGAGACTA
P3-F	CTTGATTTTGGAATACTGTTGCTATG
P4-R	CAGTATTCCAAAATCAAGTAAATTGG
P5-F	ATAAGAAGAGCTAGGCTCAG
P6-R	GCCTACGTTCTATGATGTG

AML：急性髓系白血病；FLT3：FMS 样酪氨酸激酶 3；RPA：重组酶聚合酶恒温扩增。

2. 主要试剂　红细胞裂解缓冲液，样本释放剂，ERA 基础性核酸扩增试剂盒，RNA 酶抑制剂，NEBuffer 3.1 内切酶缓冲液，ssDNA-FQ 报告分子，Cas12a 蛋白。

3. 主要设备　低速离心机、荧光分析仪、单色仪、蓝光灯、微量紫外可见分光光度计。

4. 样本准备　500μL 外周血与四倍体积的红细胞裂解缓冲液充分混合，裂解 1min。1min 低速离心富集白细胞。加入 150μL 核酸释放剂 95℃条件下反应 3min 以释放基因组 DNA。取 2μL DNA 用于后续 RPA 反应。

5. RPA 恒温扩增　反应体系包括 DNA 模板 2μL，10nmol/L RPA F 2.5μL，10nmol/L RPA R 2.5μL，ERA 基础缓冲液 11μL，反应缓冲液 20μL，Activator 活化剂 2μL，双重去离子水 10μL，总体积 50μL。37℃孵育 15min。取 5μL RPA 产物用于后续 Cas12a 荧光检测。

6. CRISPR 检测　CRISPR 检测体系包括 Cas12a 蛋白 200ng，0.1pmol/L crRNA，10× NEBuffer3.1 2μL，RNA 酶抑制剂 1μL，25pmol/L ssDNA-FQ 报告分子，RPA 产物 5μL，无核酶水，总体积 20μL。37℃孵育 15min。在蓝灯下直接观察结果，或使用单色仪检测荧光（激发波长为 485nm，发射波长为 520nm）。

三、技术特点

1. 方便快速　可在 40min 内完成检测，无需大型昂贵的测序设备，便于开展床旁检测。

2. 特异性强　可有效区分不含 L691 突变的野生型 *FLT3* 基因序列和检测区域中的其他 4 个突变。

3. 灵敏度高　可在 30min 内检测到低至 10 拷贝/μL 的 L691 突变基因。可在含有 100 000 个未突变的基因片段中准确检测到其中的 100 个 *FLT3*-L691 突变基因，其针对低比例耐药突变的检测能力相比一代基因测序技术提高了 100 倍。

4. 准确可靠 采用 120 例 AML 患者的临床样本对该方法进行验证评估,结果显示,一代基因测序技术在 120 个样本未检出 F691L 突变样本,而该方法与二代测序技术(next-generation sequencing,NGS)在 120 例临床样本中均检出了 1 例发生 F691L 突变的样本。这表明该方法的可靠性优于一代基因测序,与 NGS 一致。

CRISPR 核酸检测技术的快速发展开启了"新一代分子诊断"的篇章。从病原微生物、耐药基因核酸检测到癌症、遗传病相关基因检测,从依托实验室的高灵敏、多通道并行检测到无需专业设备依托的现场快速核酸检测,CRISPR 技术显示了良好的应用前景。本章介绍了 CRISPR 技术在细菌耐药、病毒耐药、疟原虫耐药以及肿瘤细胞耐药 4 类 7 种耐药检测领域的应用模式和研究进展。随着 CRISPR 检测技术的进一步发展成熟,未来针对耐药的检测和监测手段将更加便捷和高效,这不仅对临床治疗方案以及个体化精准医疗的诊疗策略的制定、调整提供了有力的技术支撑,也为人类攻克耐药这个全球性难题带来了希望和曙光。

(李 浩 胡 强 孙岩松)

参 考 文 献

[1] ZIMMERMAN C E,STAMPER P D,BRYANT L,et al. Development of a simple,low-density array to detect methicillin-resistant *Staphylococcus aureus* and mecA dropouts in nasal swabs [J]. J Microbiol Methods, 2012,91(3):366-376.

[2] PICKENS C I,QI C,POSTELNICK M,et al. Association between a rapid diagnostic test to detect methicillin-resistant *Staphylococcus aureus pneumonia* and decreased vancomycin use in a medical intensive care unit over a 30-month period [J]. Infect Control Hosp Epidemiol,2021,42(11):1385-1387.

[3] LI Y,SHI Z,HU A,et al. Rapid one-tube RPA-CRISPR/Cas12 detection platform for methicillin-resistant *Staphylococcus aureus* [J]. Diagnostics(Basel),2022,12(4):829.

[4] XU H,ZHANG X,CAI Z,et al. An isothermal method for sensitive detection of *Mycobacterium tuberculosis* complex using clustered regularly interspaced short palindromic repeats/Cas12a cis and trans cleavage [J]. J Molr Diagn,2020,22(8):1020-1029.

[5] LIU P,WANG X,LIANG J,et al. A recombinase polymerase amplification-coupled Cas12a mutant-based module for efficient detection of streptomycin-resistant mutations in *Mycobacterium tuberculosis* [J]. Front Microbiol,2021,12:796916.

[6] ZETSCHE B,GOOTENBERG J S,ABUDAYYEH O O,et al. Cpf1 is a single RNA-guided endonuclease of a class 2 CRISPR/Cas system [J]. Cell,2015,163(3):759-771.

[7] CHEN P,ZHOU J,WAN Y,et al. A Cas12a ortholog with stringent PAM recognition followed by low off-target editing rates for genome editing [J]. Genome Biol,2020,21(1):78.

[8] POLARIS OBSERVATORY COLLABORATORS. Global prevalence,treatment,and prevention of hepatitis b virus infection in 2016:a modelling study [J]. Lancet Gastroenterol Hepatol,2018,3(6):383-403.

[9] LOK A S,ZOULIM F,LOCARNINI S,et al. Antiviral drug-resistant HBV:standardization of nomenclature and assays and recommendations for management [J]. Hepatology,2007,46(1):254-265.

[10] 王珊. 基于 CRISPR 技术的乙肝病毒 DNA 及 YMDD 耐药突变高灵敏检测技术研究[D]. 北京:中国

人民解放军军事科学院,2019.

［11］EOM G,HWANG A,KIM H,et al. Diagnosis of Tamiflu‐resistant influenza virus in human nasal fluid and saliva using surface‐enhanced Raman scattering［J］. ACS Sens,2019,4（9）:2282‐2287.

［12］HWANG S G,HA K,GUK K,et al. Rapid and simple detection of Tamiflu‐resistant influenza virus: development of oseltamivir derivative‐based lateral flow biosensor for point‐of‐care（POC）diagnostics［J］. Sci Reps,2018,8（1）:12999.

［13］MOON J,KWON H‐J,YONG D,et al. Colorimetric detection of SARS‐COV‐2 and drug‐resistant pH1N1 using CRISPR/dCas9［J］. ACS Sens,2020,5（12）:4017‐4026.

［14］VACHOT‐GANÉE L,KHIM N,IANNELLO A,et al. A novel field‐based molecular assay to detect validated artemisinin‐resistant k13 mutants［J］. Malar J,2018,17（1）:175.

［15］KAMAU E,ALEMAYEHU S,FEGHALI K C,et al. Development of a TaqMan allelic discrimination assay for detection of single nucleotides polymorphisms associated with anti‐malarial drug resistance［J］. Malar J, 2012,11:23.

［16］MOHON A N,MENARD D,ALAM M S,et al. A novel single‐nucleotide polymorphism loop mediated isothermal amplification assay for detection of Artemisinin‐resistant *Plasmodium falciparum* Malaria［J］. Open Forum Infect Dis,2018,5（4）:ofy011.

［17］CUNNINGHAM C H,HENNELLY C M,LIN J T,et al. A novel CRISPR‐based malaria diagnostic capable of *Plasmodium* detection,species differentiation,and drug‐resistance genotyping［J］. EBioMedicine, 2021,68:103415.

［18］ETTINGER D S,WOOD D E,AISNER D L,et al. NCCN Guidelines® Insights:non‐small cell lung cancer, version 2.2023［J］. J Natl Compr Canc Netw,2023,21（4）:340‐350.

［19］TSOU J H,LENG Q,JIANG F. A CRISPR test for rapidly and sensitively detecting circulating EGFR mutations［J］. Diagnostics（Basel）,2020,10（2）:114.

［20］DAVER N,SCHLENK R F,RUSSELL N H,et al. Targeting FLT3 mutations in AML:review of current knowledge and evidence［J］. Leukemia,2019,33（2）:299‐312.

［21］EGUCHI M,MINAMI Y,KUZUME A,et al. Mechanisms underlying resistance to FLT3 inhibitors in acute myeloid leukemia［J］. Biomedicines,2020,8（8）:245.

［22］LIU Y,CHEN Y,HUANG S,et al. Rapid and sensitive diagnosis of drug‐resistant FLT3‐F691L mutation by CRISPR detection［J］. Front Mol Biosci,2021,8:753276.

第十三章 食品安全检测

食品安全是指食品无毒、无害,符合应当有的营养要求,对人体健康不造成任何急性、亚急性或者慢性危害。民以食为天,食品安全关系到每一个人的健康,也是百姓关心的民生问题之一。食品安全是"管"出来的,而精准检测是"管"的前提与基础。食品安全相关病原微生物、非法添加、食品掺假、转基因食品及食品安全相关的危害小分子等的识别与高效精准检测以及基于此的新方法开发是食品安全领域的核心问题,是关乎食品安全的"重中之重"。基于 CRISPR 的分子检测作为一种新兴的生物分析技术,成功地展示了建立具有高灵敏度和特异性的快速检测方法的潜力,为保障食品安全提供了有力的手段和支持。

第一节 核酸靶标检测

CRISPR 检测已用于食品安全检测,其中 CRISPR/Cas 系统中的 Cas9、Cas9 nickase(H840A)、dCas9(D10A、H840A)等可作为目标识别元件,利用其对靶标核酸的特异性识别、结合和剪切能力进行生物传感设计;另一方面,除了 Cas9 之外,Cas12a、Cas13a、Cas14a(亦称 Cas12f)等具有识别和结合靶标后所引发的反式剪切活性,即对任意的 ssDNA 或 ssRNA 进行随机地剪切,这一特性可以用作核酸检测的信号放大工具,实现核酸的特异性检测。

1. 基于 Cas9 的检测技术 Cas9 在 sgRNA 的引导下可以特异性地识别和结合 dsDNA,并对靶标核酸进行剪切获得一个钝末端产物。Cas9 nickase、dCas9 为 Cas9 的突变体,前者对结合靶标中未与 sgRNA 互补的 DNA 链进行剪切,后者则完全失去核酸酶活性,不对结合的 dsDNA 进行剪切。研究者利用这一特性和原理建立了一些检测食品安全相关核酸靶标的方法,例如 Sun 等利用 Cas9(H840A)-sgRNA 复合物识别并剪切靶标,触发链位移扩增和滚环扩增(rolling circle amplification,RCA)。放大反应后,大量产物可以与探针杂交,然后结合金属有机骨架平台并记录荧光信号,用于检测通过标准添加方法制备的泉水、脱脂牛奶和橙汁中的大肠埃希菌(图 13-1A)。另外,Guk 等使用 dCas9-sgRNA 复合物作为靶向工具,以碱基互补原理与靶基因相互作用,通过磁珠与磁铁的结合从而进行磁性分离,结合荧光探针 SYBR Green I(SG I)作为信号输出,建立了针对耐甲氧西林金黄色葡萄球菌(methicillin-resistant *S. aureus*,MRSA)的检测方法,MRSA 的检测限低至 10CFU/mL(图 13-1B)。Qiao 等利用生物素对 dCas9 进行修饰,将生物层干涉术(biolayer interferometry,BLI)与 CRISPR 生物传感器相结合,建立了一个实时、灵敏、快速的 dsDNA 检测数字系统 CRISPR-BLI。固定在生物层上的 CRISPR 生物传感器可以将靶 DNA 募集到生物传感器表面并改变其光学厚度,导致 BLI 的干涉模式和响应信号发生变化。

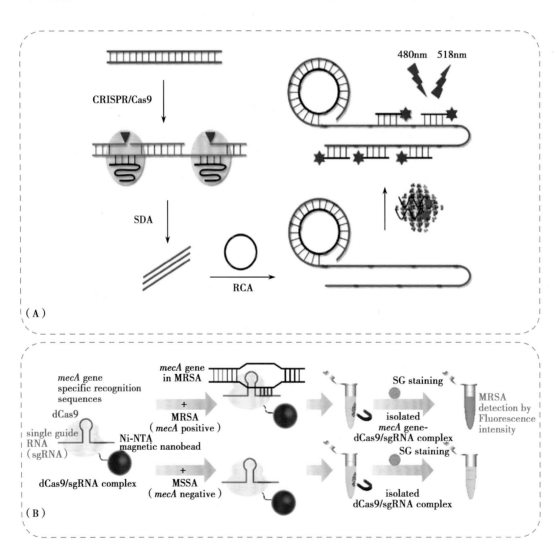

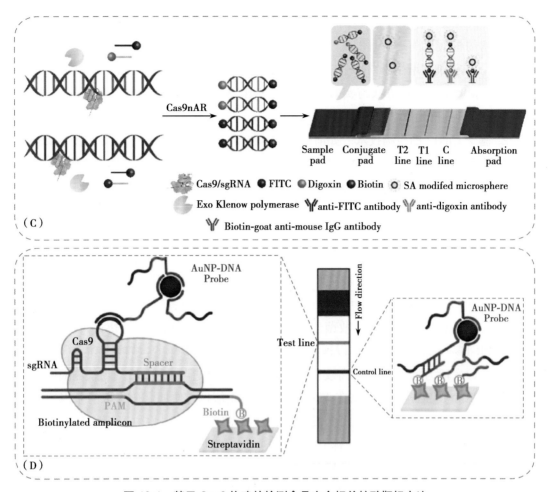

图 13-1 基于 Cas9 构建的检测食品安全相关核酸靶标方法

引自 SUN X,WANG Y,ZHANG L,et al. CRISPR-Cas9 triggered two-step isothermal amplification method for *E.coli* O157∶H7 detection based on a metal-organic framework platform［J］. Anal Chem,2020,92（4）:3032-3041;GUK K,KEEM J O,HWANG S G,et al. A facile,rapid and sensitive detection of MRSA using a CRISPR-mediated DNA FISH method,antibody-like dCas9/sgRNA complex［J］. Biosens Bioelectron,2017,95:67-71;WANG L,SHEN X,WANG T,et al. A lateral flow strip combined with Cas9 nickase-triggered amplification reaction for dual food-borne pathogen detection［J］. Biosens Bioelectron,2020,165:112364;WANG X,XIONG E,TIAN T,et al. Clustered regularly interspaced short palindromic repeats/Cas9-mediated lateral flow nucleic acid assay［J］. ACS Nano,2020,14（2）:2497-2508.

SDA:链置换扩增;RCA:滚环扩增;sgRNA:引导 RNA;*mecA* gene specific recognition sequences:*mecA* 基因特异识别序列;magnetic nanobead:纳米磁珠;MRSA:耐甲氧西林金黄色葡萄球菌;MSSA:对甲氧西林敏感的金黄色葡萄球菌;isolated *mecA* gene-dCas9/sgRNA complex:分离的 *mecA* 基因 -dCas9/sgRNA 复合物;SG staining:SYBR Green 染色;MRSA detection by Fluorescence intensity:通过荧光强度检测耐甲氧西林金黄色葡萄球菌;Sample pad:样本区;Conjugate pad:结合区;T2 line:检测线 2;T1 line:检测线 1;C line:控制线;Absorption pad:吸收区;Cas9/sgRNA:Cas9 与引导 RNA 的复合物;FITC:异硫氰酸荧光素;Digoxin:地高辛;Biotin:生物素;SA modified microsphere:链霉亲和素修饰微球;Exo Klenow polymerase:Exo Klenow 聚合酶;anti-FITC antibody:抗异硫氰酸荧光素抗体;anti-digoxin antibody:抗地高辛抗体;Biotin-goat anti-mouse IgG antibody:生物素标记的山羊抗小鼠 IgG 抗体;AuNP-DNA Probe:金纳米粒子-DNA 探针;Spacer:间隔序列;PAM:原型间隔邻近域序列;Biotinylated amplicon:生物素标记的扩增子;Streptavidin:链霉亲和素;Test line:检测线;Flow direction:流向;Control line:控制线。

LFA 试纸条可有效避免对设备和技术人员的依赖,同时满足现场快速检测的需要,是一种便携的核酸检测平台(图 13-1C)。Wang 等将 Cas9 识别系统整合到 LFA 检测平台上,建立了单核细胞增生李斯特菌、转基因生物和非洲猪瘟病毒(African swine fever virus,ASFV)的检测方法。该方法与实时 PCR 分析相比,从样本处理到结果获取耗时约 1h,具有高特异性和高准确度(图 13-1D)。

2. 基于 Cas12 的检测技术　如前所述,Cas12 识别并结合 DNA 后,Cas12 的反式剪切活性被激活,可以对任意的 ssDNA 进行剪切。基于此,体系中是否存在 DNA 靶标,就可以采用荧光信号、比色信号、光热信号、试纸条、拉曼信号、电化学信号等进行表征。下面将逐一介绍各种信号记录手段。

荧光信号是通过对任意的 ssDNA 进行修饰,比如一端修饰荧光基团,另一端修饰荧光淬灭基团。当 ssDNA 完整时,由于荧光淬灭基团的存在,荧光基团的荧光信号不能释放,则没有信号输出;当 ssDNA 被降解后,荧光淬灭基团和荧光基团分开并游离出去,这时荧光基团释放出的荧光信号可以被记录下来,基于此,研究者建立了一系列检测食品安全的方法。Meng 等针对啤酒腐败菌建立了一种基于 CRISPR/Cas12a 的快速、特异和便携的 CRISPR-Beer Scan 技术平台。以这些主要腐败微生物的可变 16S 核糖体 DNA(ribosomal DNA,rDNA)片段为靶点,确定了高效和特异的 crRNA。通过与 RPA 相结合,检测限低至 10 个拷贝。CRISPR-Beer-Scan 可以在 45min 内通过荧光信号方便地区分提取的基因组 DNA 样品(图 13-2A)。2020 年,马龙团队发现 CRISPR/Cas12a 具有作为内置生物传感器的潜力,以 CRISPR 与食源性致病菌靶标 DNA 相互作用为基础,利用了 Cas12a-crRNA 与靶标核酸结合的高特异性,用于食源性致病菌的快速检测及智能预警,具有较高的灵敏度和特异性。该研究验证了 CRISPR/Cas12a 系统构建生物计算设备的可行性,为快速、智能的病原菌检测提供了一种生物传感器原型。Liu 等通过将 RPA 与 Cas12a 相结合,建立了针对沙门氏菌的检测方法。此外,将可逆阀辅助芯片与 CRISPR/Cas12a 耦合,建立了一种快速、方便的副溶血性弧菌检测方法,用于海鲜食品检测,可在 50min 内完成。Huang 等建立了一种基于 CRISPR/Cas12b 的检测系统,可快速、准确检测空肠弯曲菌污染。Zhang 等利用双标记 DNA 报告基团替代品,使用近端 DNA 探针的方法,可在无需扩增步骤的情况下检测肠球菌。He 等使用一次性墨盒和定制荧光计,搭建了基于 Cas12a 的现场检测 ASFV 的方法,检测限达 1pmol/L。

Liu 等开发了一种基于 CRISPR/Cas12a 和 RPA 的核酸快速分析方法 RPA-Cas12a-FS,用于食品安全检测,包括食源性致病菌、转基因作物和肉类掺假的分子鉴定(图 13-2B)。另外,Wu 等结合了 Cas12 系统的序列识别和 PCR 方法的高效扩增,建立了基于 CRISPR/Cas 的 PCR-DNA 条形码法以提高猪肉成分识别的准确性。CRISPR/Cas12a 与 RPA 技术结合也被用于检测猪源性成分,对 125 种商品的检测结果表明,与 RT-PCR 方法相比,检测结果的准确率为 100%。

2021 年,研究者报道了一种基于颜色变化和光热效应的 CRISPR/Cas12a 双模生物传感器,对沙门氏菌特异性 *invA* 序列进行扩增,扩增产物激活了 CRISPR/Cas12a 的核酸酶活

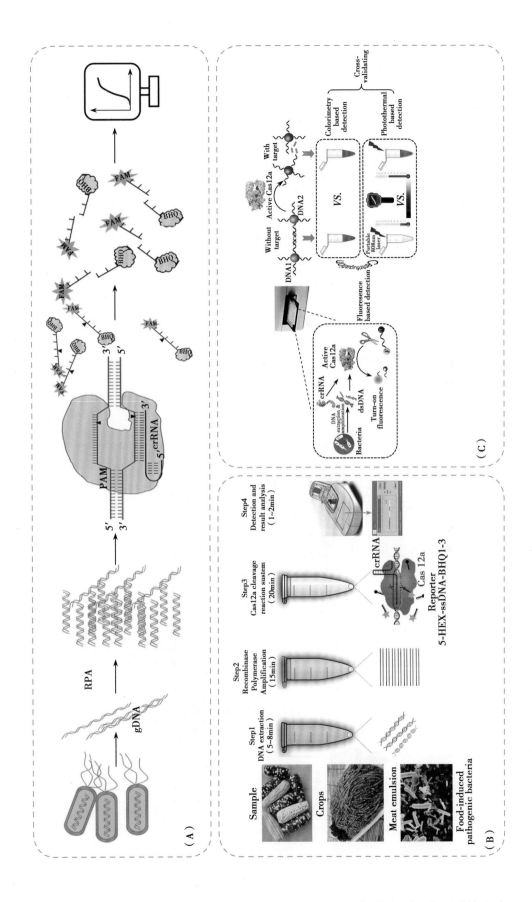

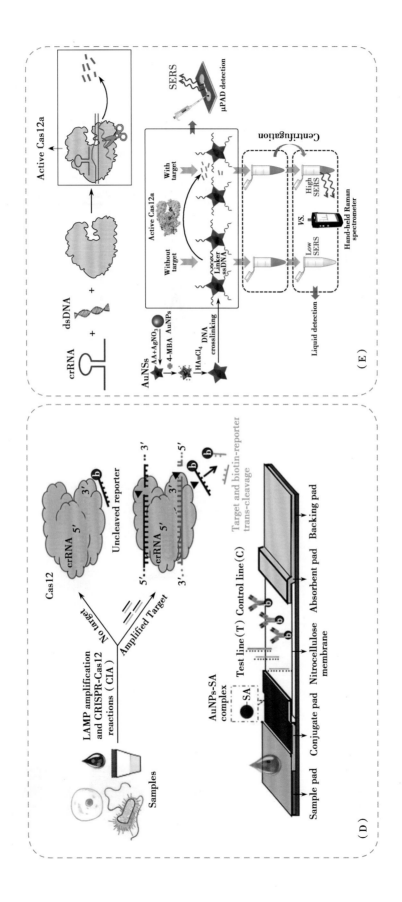

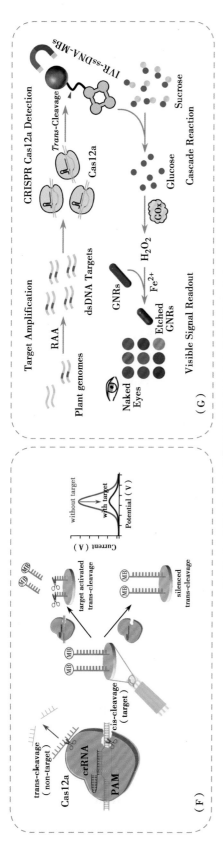

图 13-2 基于 Cas12 构建的检测食品安全相关核酸靶标方法

引自 MENG Q, YANG H, ZHANG G, et al. CRISPR/Cas12a-assisted rapid identification of key beer spoilage bacteria [J]. Innov Food Sci Emerg, 2021, 74; LIU H, WANG J, ZENG H, et al. RPA-Cas12a-FS: a frontline nucleic acid rapid detection system for food safety based on CRISPR-Cas12a combined with recombinase polymerase amplification [J]. Food Chem, 2021, 334: 127608; MA L, PENG L, YIN L, et al. CRISPR-Cas12a-powered dual-mode biosensor for ultrasensitive and specific point-of-care CRISPR/Cas12 based detection of pathogenic bacteria [J]. ACS Sens, 2021, 6 (8): 2920-2927; MUKAMA O, WU J, LI Z, et al. An ultrasensitive and specific point-of-care CRISPR/Cas12 based lateral flow biosensor for the rapid detection of nucleic acids [J]. Biosens Bioelectron, 2020, 159: 112143; ZHUANG J, ZHAO Z, LIAN K, et al. SERS-based CRISPR/Cas assay on microfluidic paper analytical devices for supersensitive detection of pathogenic bacteria in foods [J]. Biosens Bioelectron, 2022, 207: 114167; DAI Y, SOMOZA R A, WANG L, et al. Exploring the trans-cleavage activity of CRISPR-Cas12a (cpf1) for the development of a universal electrochemical biosensor [J]. Angew Chem Int Ed Engl, 2019, 58 (48): 17399-17405; HUANG D, QIAN J, SHI Z, et al. CRISPR-Cas12a-assisted multicolor biosensor for semiquantitative point-of-use testing of the nopaline synthase terminator in genetically modified crops by unaided eyes [J]. ACS Synth Biol, 2020, 9 (11): 3114-3123.

gDNA: 基因组 DNA; RPA: 重组酶聚合酶恒温扩增; PAM: 原型间隔邻近序列; BHQ: 黑洞淬灭基团; FAM: 羧基荧光素; Corns: 玉米; meal emulsion: 餐食乳液; Food-induced parinagemic bacterial: 食物诱导的并行灭菌; DNA extraction: DNA 提取; Recombinase Polymerase Amplification: 重组酶聚合酶恒温扩增; Cas12a cleavage reaction sustain: Cas12a 切割反应维持; Detection and result analysis: 检测与结果分析; Bacteria: 细菌; DNA extraction & amplification: DNA 提取与扩增; crRNA: CRISPR RNA; dsDNA: 双链 DNA; Active Cas12a: 活性 Cas12a; Turn-on fluorescence: 开启荧光; Fluorescence based detection: 基于荧光的检测; Without target: 无靶标; With target: 有靶标; Centrifugation: 离心; Portable 808nm laser: 便携式 808nm 激光器; Colorimetry based detection: 基于比色法的检测; Photothermal based detection: 基于光热的检测; Cas12: Cas12; uncleaved reporter: 未切割的报告分子; LAMP amplification and CRISPR/Cas12 reactions: 环介导等温扩增和 CRISPR/Cas12 反应; No target: 无靶标; Amplified target: 扩增后的靶标; Control line: 控制线; Sample pad: 样本垫; Conjugate pad: 金标垫; Nitrocellulose membrane: 硝酸纤维素膜; Absorbent pad: 吸收垫; Backing pad: 背垫; AuNPs: 金纳米粒子; HAuCl4: 四氯金酸; 4-MBA: 4- 硫基苯甲酸; crosslinking: 交联; Linker ssDNA: 连接单链 DNA; SERS: 表面增强拉曼散射; Liquid detection: 液体检测; Hand-held Raman spectrometer: 手持拉曼光谱仪; μ PAD: 纸基微流控整分析装置; trans-cleavage (non-target): 反式切割（非靶标）; cis-cleavage (target): 顺式切割（靶标）; target activated trans-cleavage: 靶标激活的反式切割; silenced trans-cleavage: 沉默的反式切割; MB: 分子信标; Current: 电流; Potential: 电势; Target Amplification: 靶标扩增; CRISPR Cas12a Detection: CRISPR Cas12a 检测; Plant genomes: 植物基因组; RAA: 重组酶辅助扩增; dsDNA Targets: 双链 DNA 靶标; Naked Eyes: 裸眼; Etched GNRs: 蚀刻金纳米棒; Glucose: 葡萄糖; Sucrose: 蔗糖; Visible Signal Readout: 可视化信号读取; Cascade Reaction: 级联反应。

性,可以随机剪切两端带有金纳米粒子(AuNP)标记的ssDNA,产生肉眼可见的颜色变化,也可用便携式色度计记录。此外,通过808nm的近红外辐射研究了CRISPR/Cas12驱动的AuNP的光热效应,从而可使用热相机记录温度来实现定量测定。这两种检测模式的动态范围和检测限分别为1~10⁸CFU/mL和1CFU/mL(图13-2C)。

Wu等开发了一种基于CRISPR/Cas12a的便携式生物传感器的双终点特异性检测方法,实现了转基因大豆粉中的CaMV35S启动子和凝集素基因肉眼可视化检测。此外,一系列可视化设备和分析手段被引进,以避免对实验室及仪器的依赖,如G-四联体、紫外灯、智能手机等。有研究使用可视荧光的方法将切刻酶辅助扩增(nickase assisted amplification,NEAA)与Cas12a相结合,为建立检测鸡蛋中沙门氏菌提供了新的思路。

LFA试纸条的出现丰富了信号的输出方式,基于LFA的生物传感器(lateral flow biosensor,LFB)是一种很有前途的现场检测手段,解决了对实验室和仪器的依赖问题,在核酸检测中得到了广泛的应用。Mukama等报道了一种LFB,它能够在单拷贝水平上检测克隆的铜绿假单胞菌酰基转移酶基因。即使没有对临床样本进行核酸提取和纯化,生物传感器也可以实现1CFU/mL的检测限(图13-2D)。还有研究结合功能化量子点建立了基于CRISPR/Cas-重组酶辅助扩增(recombinase-assisted amplification,RAA)的LFB(CRA-LFB),可以在70min内检测金黄色葡萄球菌,且该方法在天然食品样品中具有成本低、简单、灵敏的特点和优异的实用性能。

2022年,研究者利用CRISPR/Cas12a和表面增强拉曼散射(surface enhanced Raman spectroscopy,SERS)的技术优势,设计了一种RPA集成纸基微流控分析装置(paper-based microfluidic analytical device,μPAD),即RPA-Cas12a-μPAD,用于超灵敏检测鼠伤寒沙门菌。使用ssDNA作为"下拉"SERS纳米探针。invA基因的扩增子来触发Cas12a的反式剪切活性,使得两端连接纳米颗粒的ssDNA被剪切,SERS纳米探针的聚集程度取决于鼠伤寒沙门菌(S. typhi)的含量。用于牛奶和肉类样品检测,鼠伤寒沙门菌的检测限为3~4CFU/mL,检测范围为1~10⁸CFU/mL,检测时间45min(图13-2E)。

CRISPR检测也与电化学结合输出检测信号(图13-2F)。Li等开发了一种基于电化学发光(ECL)共价有机框架的生物传感器,该传感器与CRISPR/Cas12a耦合,用于痕量农药检测。此外,其他分析策略也与CRISPR/Cas进行集成整合。Liu等提出了脂质体扩增策略与CRISPR/Cas12a偶联,并将其应用于鉴别掺假肉类。即使在复杂的食品基质中,也可以实现对掺假的高灵敏检测。Huang等利用金纳米棒构建了一个基于CRISPR/Cas12a的可视化便携式转基因生物检测平台。通过转化酶-葡萄糖氧化酶级联反应和芬顿反应引起的颜色变化记录信号输出(图13-2G)。

3. 基于Cas13a的检测技术 Cas13a与Cas12a类似,同样具有靶标识别后激活核酸酶的反式剪切活性,与Cas12a不同的是,Cas13a识别的靶点和非特异性剪切的是ssRNA。活菌通过全身感染和食物中毒引起严重的人类疾病。通过DNA提取后对病原微生物进行检测的方法,无法准确检测活的病原菌,而细胞RNA在死细菌中会被快速消化,因而可以用作指示细菌生存状态的信号。基于此,CRISPR/Cas13a可作为理想的检测工具。Zhang等构建了一种基于发光RNA适配体信号转导的CRISPR/Cas13a分析方法,来实现活病原菌的混样检测和读取。Cas13a直接靶向病原体RNA可以精确区分活菌和死菌。利用一种RNA适配体作为荧光报告分子,监测病原体RNA的存在。它可以检测到低至10CFU的蜡样芽孢杆菌,并精确定量活菌,在10^5CFU的总细菌中,活菌的检测范围为0~100%。活菌的量化可以更准确地估计蜡样芽孢杆菌破坏食物的能力(图13-3A)。此外,Xue等将NASBA(nucleic acid sequence-based amplification)恒温扩增RNA技术与CRISPR/Cas13a系统耦合,称为cNASBA分析,可在2.5h内检测到低至1CFU/mL肠道链球菌。此外,Xiang等将CRISPR/Cas13a结合RAA的一步检测方法整合到高通量微流控芯片上(图13-3B),实现对致病性李斯特菌的灵敏、特异检测,检测时间为60min,检测限达amol/L水平。该方法可同时检测8份样品中的致病性李斯特菌,可以避免气溶胶对检测结果的影响。2020年,研究者建立了基于CRISPR/Cas13a的细菌检测方法(CRISPR/Cas13a based bacterial detection,CCB-Detection),用于金黄色葡萄球菌的检测,检测限为1CFU/mL,检测范围为1~10^7CFU/mL。CCB-Detection已成功应用于检测含有已知和未知数量细菌(加标细菌和非加标细菌)的真实食品样品中的金黄色葡萄球菌,其性能与传统的培养计数法相当,但检测时间短、灵敏度高。

4. 基于Cas14a的检测技术　Cas9、Cas12a、Cas13a需要在PAM或PFS序列存在的条件下进行靶标的识别与结合,不适合进行普遍的检测或者诊断。Cas14a的发现解决了这一困扰,并发挥着不可替代的作用,它可以在缺乏PAM或PFS序列的情况下,在sgRNA的引导下对靶标进行识别和结合,并呈现核酸酶活性。基于此,有科学家开发了生物传感系统,并应用于食品安全的检测。Song等设计了一条通用的sgRNA,建立了一个基于CRISPR/Cas14的磁DNA细菌诊断平台进行多种病原体的检测(图13-4A)。使用特异性

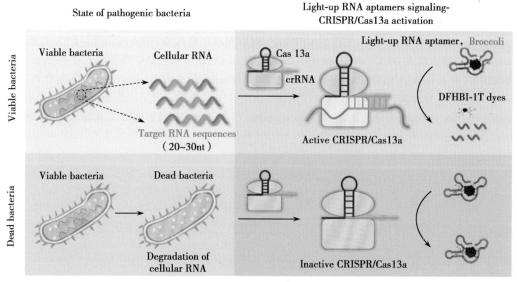

（A）

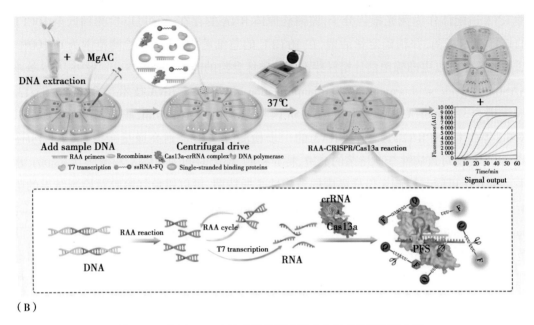

（B）

图 13-3 基于 Cas13 构建的检测食品安全相关核酸靶标方法

引自 ZHANG T,ZHOU W,LIN X,et al. Light-up RNA aptamer signaling-CRISPR-Cas13a-based mix-and-read assays for profiling viable pathogenic bacteria［J］. Biosens Bioelectron,2021,176:112906;XIANG X,LI F, YE Q,et al. High-throughput microfluidic strategy based on RAA-CRISPR/Cas13a dual signal amplification for accurate identification of pathogenic *Listeria*［J］. Sens Actuators B Chem,2022,358.

State of pathogenic bacteria:病原菌状态;Light-up RNA aptamers:基于发光 RNA 适配体;Viable bacteria: 活菌;Dead bacteria:死菌;Cellular RNA:细胞 RNA;Target RNA sequences:靶标 RNA 序列;Degradation of Cellular RNA:细胞 RNA 的降解;Broccoli:一种 RNA 适配体;DFHBl-1T:一种可透过细胞膜的 RNA 适配体激活的荧光探针,可用于活细胞中的 RNA 动态定位成像;Active CRISPR/Cas13a:有活性的 CRISPR/ Cas13a;Inactive CRISPR/Cas13a:失活的 CRISPR/Cas13a;MgAc:醋酸镁;DNA extraction:DNA 提取;Add sample DNA:加入样本 DNA;Centrifugal drive:离心驱动;RAA:重组酶辅助扩增技术;Signal output:信号读取;RAA primers:RAA 引物;Recombinase:重组酶;Cas13a-crRNA complex:Cas13a-crRNA 复合物;DNA polymerase:DNA 聚合酶;T7 transcription:T7 转录;ssRNA FQ:荧光和淬灭基团修饰的单链 RNA;Single-stranded binding proteins:单链结合蛋白;T7 transcription:T7 RNA 聚合酶转录;PFS:原间隔区侧翼序列。

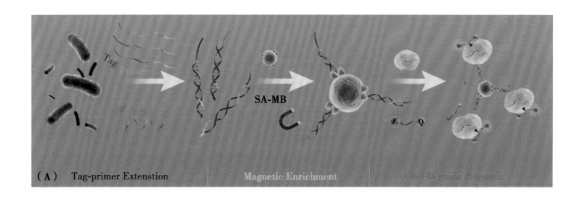

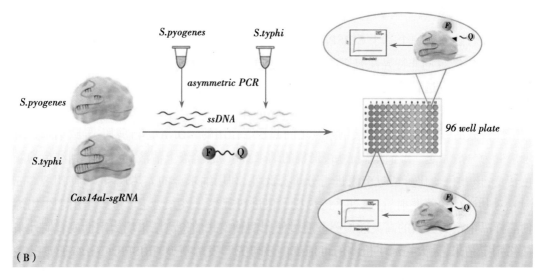

图 13-4 基于 Cas14 构建的检测食品安全相关核酸靶标方法

引自 SONG F, WEI Y, WANG P, et al. Combining tag-specific primer extension and magneto-DNA system for Cas14a-based universal bacterial diagnostic platform [J]. Biosens Bioelectron, 2021, 185:113262; GE X, MENG T, TAN X, et al. Cas14a1-mediated nucleic acid detection platform for pathogens [J]. Biosens Bioelectron, 2021, 189:113350.

SA-MB:链霉亲和素磁珠;Tag-primer Extenstion:特异性引物标记延伸;Magnetic Enrichment:磁性富集; Cas14a guide diagnosis:Cas14a 介导的诊断;*S. pyogenes*:化脓性链球菌;*S. typhi*:伤寒沙门菌;Cas14a1-sgRNA:Cas14a1-sgRNA 复合物;asymmetric PCR:不对称 PCR;ssDNA:单链 DNA;96-well plate:96 孔板。

标记的正向引物（Cas14a 激活的标记区域）和生物素共轭反向引物（磁珠修饰的生物素）扩增 16S rRNA 内的靶区，以产生大量的双功能靶区。根据标记区和引物之间的间隔，ssDNA 片段（标记区）可以保留在扩增产物中，并通过链霉亲和素涂层磁珠将产物从混合物中分离出来。该研究将 Cas14a 与特异性标记引物延伸（specifically-labeled primer extension，TSPE）方法耦联，是一个通用的荧光核酸传感平台，该传感平台仅使用一个用于识别特异性引物标记序列的通用 sgRNA，可以诊断多种病原体，检测限为 1CFU/mL 或 1amol/L。鉴于 Cas14 识别的靶标为 ssDNA，Ge 等将不对称 PCR 引入到 CRISPR/Cas14 检测平台，该平台可以准确地识别牛奶样本中的不同种类病原体（图 13-4B）。另外，Wei 等发现 Cas14a 核酸酶的活性可以被 RNA 激活，进而反式剪切 ssDNA。Cas14a 核酸酶在点突变分辨率的检测方面，RNA 激活的反式剪切比 DNA 激活的反式剪切有更高的特异性，前者能够在 1h 内检测出 1amol/L 致病性病原菌，用于检测实际样品牛奶时，准确率为 100%。

一、CRISPR-光热可视化双模式检测

研究者建立了一个基于 CRISPR/Cas12a 的光热可视化双模式检测平台（图 13-5），该平台依靠 Cas12a 的非特异性剪切活性和纳米金的聚集与分离引起的颜色变化以及纳米金独特的光热效应进行检测，检测信号可视化且可实现双模式检测。以沙门氏菌特异性基因 invA 为待测靶标，CRISPR/Cas12a 特异识别 invA 基因扩增产物后，Cas12a 的非特异性剪切活性被激活，进而对原本连接纳米金之间起桥联作用的 ssDNA 进行剪切，导致纳米金由聚集变为分散状态。经简单离心后，聚集的纳米金沉淀，溶液上清液显示无色到红色的颜色转变，该颜色变化可通过肉眼进行分辨。此外，利用纳米金的光热现象，可使用 808nm 激光对其进行短暂照射后，通过手持热成像仪进行观察。该方法还可进一步用于牛奶等食品样品中沙门氏菌的高灵敏检测。通过使用两种模式的检测结果均为阳性或者阴性来最终判定结果，大大提高了检测的可信度。该研究开发的新型 CRISPR/Cas12a 驱动的生物传感器通过比色和光热双信号模式检测沙门氏菌，具有较高的灵敏度和特异性，实现了与荧光分析相当的检测灵敏度，即 1CFU/mL，并可以在 1~10⁸CFU/mL 的范围内对沙门氏菌进行准确定量检测。该平台具有流程简单、无需大型或专业仪器、灵敏度高、选择性好等优点，能够对实际样品进行有效的定量。该平台有望为食源性致病菌的安全监管提供合理的技术支持。通过对构建的生物传感器的两种模式检测结果的并排比较，可以实现交叉验证检测，得到更可信的结果。

1. 引物和 crRNA 的设计 采用沙门氏菌 invA 基因作为检测靶基因，在基因保守区域进行 PCR 引物设计。crRNA 以扩增片段 PAM 位点附近区域为靶点进行设计。引物、crRNA 及 ssDNA 的序列如表 13-1 所示。

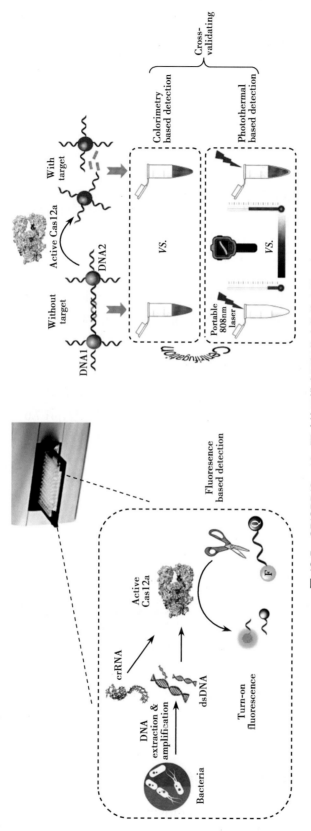

图 13-5　CRISPR/Cas12a 驱动的双模式可视化生物传感器示意图

引自 MA L，PENG L，YIN L，et al. CRISPR-Cas12a-powered dual-mode biosensor for ultrasensitive and cross-validating detection of pathogenic bacteria［J］. ACS Sens，2021，6（8）：2920-2927.

Bacteria：细菌；crRNA：CRISPR RNA；dsDNA：双链 DNA；Active Cas12a：活性 Cas12a；DNA extraction & amplification：DNA 提取与扩增；Turn-on fluorescence：开启荧光；Fluorescence based detection：基于荧光的检测；Without target：无靶标；With target：有靶标；Centrifugation：离心；Portable 808nm laser：便携式 808nm 激光器；Colorimetry based detection：基于比色法的检测；Photothermal based detection：基于光光热的检测；Cross-validating：交叉验证。

表 13-1　CRISPR/Cas12a 驱动的双模式检测沙门氏菌的引物、crRNA 和 ssDNA 的序列

引物和探针	序列（5′→3′）	长度/nt
DNA1	SH-AAAAAAAAACCCAGGTTCTCT	21
DNA2	TCACAGATGCGTAAAAAAAAA-SH	21
连接 ssDNA	ACGCATCTGTGAAGAGAACCTGGG	24
F1	AAGAAGTGCTCAGACATGCC	20
R1	TCCTCAACTTCAGCAGATACC	21
crRNA	GAAAUUAAUACGACUCACUAUAGGGUAAUUUCUACUAAGUGUAGAUCGUGCGUAAUAUGAAGUUAAU	67
ssDNA	FAM-GTAGCGCGGTGTATTATACC-BHQ1	20

ssDNA:单链 DNA;SH:巯基;FAM:羧基荧光素;BHQ1:黑洞荧光淬灭基因 1。

2. PCR 扩增　PCR 反应体系包括 Taq 酶 12.5μL、上下游引物（10μmol/L）各 1μL、无核酶水 8.5μL、模板 2μL，总体积 25μL，进行 PCR 扩增。PCR 程序为:94℃ 3min,94℃ 30s,55℃ 30s,72℃ 45s（28 个循环）。

3. DNA 功能化 AuNP 的制备　将 DNA1（100μmol/L,3μL）与 100μL AuNP 混合,将混合物在-20℃下放置 2h,然后在环境温度下解冻。解冻后,溶液用缓冲液 A［5mmol/L 羟乙基哌嗪乙磺酸（hydroxyethyl piperazine ethanesulfonic acid, HEPES）缓冲液, pH 7.6］洗涤 3 次,在 4℃以 12 000r/min,离心半径 10cm,离心 30min。最后收集颗粒并将其重悬于缓冲液 B（10mmol/L HEPES,300mmol/L NaCl, pH 7.6）中。

4. CRISPR/Cas12a 检测　反应体系包括 200nmol/L Cas12a,300nmol/L crRNA,50nmol/L 连接 ssDNA,靶 dsDNA（扩增产物）,AuNP-DNA1 25μL,AuNP-DNA2 25μL,总体积 100μL。

5. 灵敏性　CRISPR/Cas12a 驱动的双模式生物传感器对沙门氏菌的检测限为 1CFU/mL,动态检测范围为 1~10^8 CFU/mL。

6. 特异性　从七种不同的病原菌中提取基因组 DNA,使用沙门氏菌引物扩增,然后进行 CRISPR/Cas12a 检测。结果显示,该方法检测与其他常见病原菌无交叉反应,特异性达 100%。

7. 真实样本验证　该生物传感器利用从当地的超市买来的牛奶样品进行检测。一系列已知浓度的沙门氏菌（预先通过传统平板计数方法确定）掺入到牛奶样品中。色度和光热读数与沙门氏菌含量呈正相关,相关系数 R^2 为 0.99,表明 CRISPR/Cas12a 生物传感器可有效检测食品样品中的沙门氏菌。与传统平板计数方法的结果对比,该方法可达 1CFU/mL 的检测限和 1~10^{8}CFU/mL 的动态检测范围。

二、CRISPR-G 四联体耦合技术的智能手机检测

2021 年,研究者开发了一种基于 G 四联体的 CRISPR/Cas12a 生物检测方法（图 13-6）,

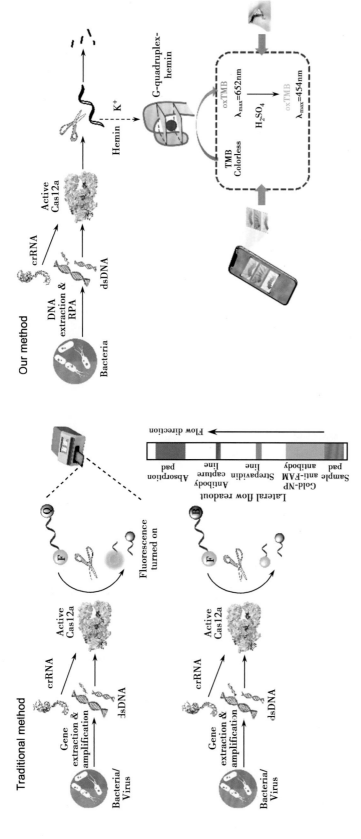

图 13-6　基于 G 四联体的 CRISPR/Cas12a 超灵敏食源性致病菌检测示意图

引　自 YIN L, DUAN N, CHEN S, et al. Ultrasensitive pathogenic bacteria detection by a smartphone-read G-quadruplex-based CRISPR-Cas12a bioassay [J]. Sens Actuators B Chem, 2021, 347.

Traditional method: 传统方法; Our method: 本方法; Bacteria/Virus: 细菌/病毒; Gene extraction & amplification: 基因提取与扩增; dsDNA: 双链 DNA; crRNA: CRISPR RNA; Active Cas12a: 活性 Cas12a; S. reptavidin line: 链霉亲和素线; Lateral flow readout: 荧光开启; Sample pad: 样本垫; Gold-NP anti-FAM antibody: 金纳米粒子抗 FAM 抗体; S. reptavidin line: 链霉亲和素线; Antibody capture line: 抗体捕获线; Absorption pad: 吸收垫; Flow direction: 流向; DNA extraction & RPA: DNA 提取与重组酶聚合酶恒温扩增; Hemin: 氧化血红素; TMB: 四甲基联苯胺; G-quadruplex Hemin: G-四联体氧化血红素; TMB Colorless: 无色四甲基联苯胺; OxTMB: 氧化四甲基联苯胺。

具有高灵敏度和可视化的致病菌检测能力。以沙门氏菌作为检测模型,沙门氏菌特异性 *invA* 基因的扩增产物激活了 Cas12a 的非特异性剪切活性,用富含鸟嘌呤的序列设计 ssDNA,通过加入 K$^+$ 离子形成稳定的四联体 DNAzyme。该 DNAzyme 在氧化血红素存在下催化 TMB-H$_2$O$_2$ 反应,导致 454nm 处的吸光度增加和颜色变化,这种变化可以很容易地通过肉眼和带有配色器应用程序的智能手机来区分。该方法可进一步用于果汁、啤酒等食品样品中沙门氏菌的高灵敏检测。该技术是一种新的基于 G 四联体的 CRISPR/Cas12a 生物分析方法,用于超灵敏和高特异性的检测致病菌,检测限为 1CFU/mL,线性范围为 1~10^{8}CFU/mL,可对沙门氏菌进行定量检测,具有高灵敏度、高特异性和可视化特点。

1. 引物和 crRNA 的设计 采用沙门氏菌 *invA* 基因作为检测靶基因,在基因保守区域进行 RPA 引物设计。crRNA 以扩增片段 PAM 位点附近区域为靶点进行设计。引物、crRNA 及 ssDNA 的序列如表 13-2 所示。

表 13-2 CRISPR/Cas12a 驱动的双模式检测沙门氏菌的引物、crRNA 和 ssDNA 的序列

引物和探针	序列(5′→3′)	长度/nt
G-rich ssDNA	TTAGGGTTAGGGTTAGGGTTAGGGTTA	27
F1	AAGAAGTGCTCAGACATGCCACGGTACAACGTAT	34
R1	GATACCATTACTGCTCGTAATTCGCCGCCATTGG	34
crRNA	GAAAUUAAUACGACUCACUAUAGGGUAAUUUCUACUAAGUGUAGAUCGUGCGUAAUAUGAAGUUAAU	67
ssDNA	FAM-TTATT-BHQ1	5

ssDNA:单链 DNA;crRNA:CRISPR RNA;FAM:羧基荧光素;BHQ1:黑洞淬灭基团 1。

2. RPA 扩增 使用 TwistAmp Basic Kit(TABAS03kit),试剂盒当中带有冻干粉反应管,加入 10μmol/L 上下游引物各 2.4μL、反应缓冲液 29.5μL 于反应管中,将冻干粉充分溶解,再加入沙门氏菌基因组(1~10^{8}CFU/mL)5μL,最后加入 Mg(OAc)$_2$ 2.5μL 和无核酶水 8.2μL。42℃ 20min。

3. CRISPR/Cas12a 检测 带标签修饰的 ssDNA 换成无标签修饰的 G 四联体 DNA 作为报告基团。在 100μL 反应体系中,加入反应缓冲液[50mmol/L Tris-HCl,10mmol/L MgCl$_2$,1mmol/L 二硫苏糖醇(dithiothreitol,DTT)],200nmol/L 的 Cas12a,300nmol/L 的 crRNA,50pmol/L 的 G 四联体 DNA 和 200nmol/L 的靶标 DNA,轻微震荡混匀,37℃ 孵育 50min。取 50μL 反应产物在 88℃加热 10min,自然冷却至室温。向溶液中加入 10μL 500mmol/L KCl 和 40μL 50μmol/L 氯化血红素溶液。混合物在 37℃孵育 90min。取 50μL 反应混合物与 100μL TMB 显色液(50μL A 液、50μL B 液)混合,室温下避光孵育 15min。最后,在溶液中加入 150μL H$_2$SO$_4$(2.0mol/L)停止反应。记录溶液颜色变化并保存下来。

用酶标仪测定溶液在 350~550nm 处的吸光度值。

4. 灵敏度 通过智能手机读取基于 G 四联体的 CRISPR/Cas12a 生物测定法对沙门氏菌的检测限为 1CFU/mL。

5. 特异性 使用实验室保存的菌种,采用沙门氏菌特异性引物进行 RPA 扩增和 CRISPR/Cas12a 系统检测,与其他非沙门氏菌无交叉反应,特异性达 100%。

6. 样本验证 从本地一家超市购买啤酒和果汁等样品检测沙门氏菌,最低检测限为 1CFU/mL,吸光度值与沙门氏菌的含量呈线性关系。而实时 PCR 法检测限分别为:SYBR Green 法为 10^4CFU/mL,TaqMan 探针法为 10CFU/mL。

三、CRISPR-表面增强拉曼散射微流控检测

研究者利用此前设计的 μPAD 方法,结合表面增强拉曼技术,用于伤寒沙门菌检测(图 13-7)。合成了基于纳米金粒子(Au-NS)的 SERS 纳米报告分子 Au-NS@4-MBA@Au@DNA1/DNA2。SERS 纳米报告分子可以被连接 ssDNA 交联形成聚集,但如果连接 ssDNA 被激活的 Cas12a 反式剪切,则不能形成这种聚集,SERS 纳米报告分子呈现分散的状态,不能被下拉。阴性样本不能激活 Cas12a 的反式剪切活性,ssDNA 不被剪切保持完整,无 SERS 信号。而阳性样本,SERS 纳米报告分子被 Cas12a 反式剪切 ssDNA,显示出高强度的 SERS 信号。检测牛奶和肉类样品,伤寒沙门菌的检测限为 3~4CFU/mL,线性检测范围为 $1~10^8$CFU/mL,检测时间 45min。

1. 引物和 crRNA 的设计 采用沙门氏菌 *invA* 基因作为检测靶基因,在基因保守区域进行 RPA 引物设计。crRNA 以扩增片段 PAM 位点附近区域为靶点进行设计。引物、crRNA 及 ssDNA 的序列如表 13-3 所示。

表 13-3　基于 SERS 的 CRISPR/Cas μPAD 检测沙门氏菌的引物、crRNA 和 ssDNA 的序列

引物和探针	序列(5′→3′)	长度/nt
F1	AAGAAGTGCTCAGACATGCCACGGTACAACGTAT	34
R1	AAGAAGTGCTCAGACATGCCACGGTACAACGTAT	34
crRNA	GAAAUUAAUACGACUCACUAUAGGGUAAUUUCUACUAAGUGUAG AUCGUGCGUAAUAUGAAGUUAAU	67
连接 ssDNA	ACGCATCTGTGAAGAGAACCTGGG	24
DNA1	SH-AAAAAAAAACCCAGGTTCTCT	21
DNA2	TCACAGATGCGTAAAAAAAAA-SH	21

SERS:表面增强拉曼散射;μPAD:纸基微流控分析装置;crRNA:CRISPR RNA;ssDNA·单链 DNA。

2. RPA 反应 使用 TwistAmp Basic Kit 进行 RPA 反应,试剂盒当中带有冻干粉反应管,需要加入 10μmol/L 上下游引物各 2.4μL,反应缓冲液 29.5μL,充分溶解冻干粉,再加入沙门氏菌基因组 5μL,最后加入 Mg(OAc)₂2.5μL 和无核酶水 8.2μL,39℃ 孵育 20min。

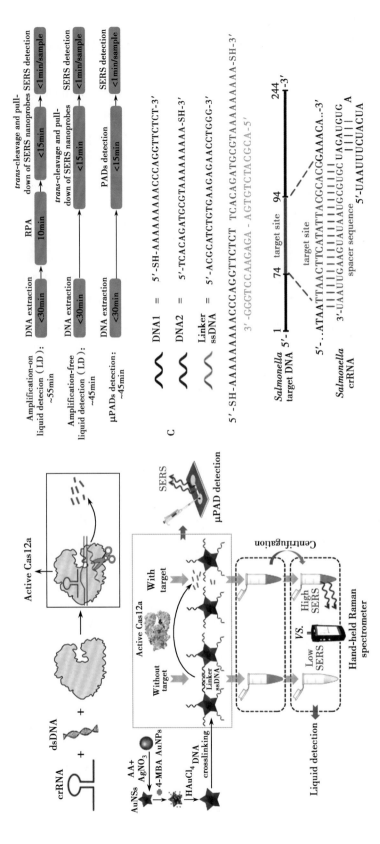

图 13-7 基于 SERS 微流控纸分析的 CRISPR/Cas 超灵敏食源性病原菌检测示意图

引自 ZHUANG J，ZHAO Z，LIAN K，et al. SERS-based CRISPR/Cas assay on microfluidic paper analytical devices for supersensitive detection of pathogenic bacteria in foods [J]. Biosens Bioelectron, 2022,207:114167.

crRNA：CRISPR RNA；dsDNA：双链 DNA；AuNSs：金纳米星；AuNPs：金纳米粒子；HAuCl₄：四氯金酸；4-MBA：4-硫基苯甲酸；crosslinking：交联；Without target：无靶标；With target：有靶标；Linker ssDNA：连接单链 DNA；Centrifugation：离心；SERS：表面增强拉曼散射；Liquid detection：液体检测；Hand-held Raman spectrometer：手持拉曼光谱仪；μPAD：纸基微流控分析装置；Amplification：扩增；extraction：提取；RPA：重组酶聚合酶恒温扩增；trans-cleavage：反式剪切；pull-down：下拉；nanoprobes：纳米探针；detection：检测；*Salmonella*：沙门氏菌。

3. CRISPR/Cas12a 检测　检测体系包括 200nmol/L Cas12a 1μL、250nmol/L crRNA 2μL、5×Cas12 缓冲液 20μL、15nmol/L 连接 ssDNA 10μL、靶 dsDNA（扩增产物）5μL，总反应体系 100μL。

4. 灵敏度　RPA-Cas12a-μPAD 检测方法的检测限为 3~4CFU/mL，动态检测范围为 $1~10^8$CFU/mL。

5. 特异性　利用已知 5 种微生物的基因组和 3 种细胞进行特异性验证，特异性为 100%，与其他常见病原菌无交叉反应。

6. 样本验证　在牛奶和肉类中加入不同浓度的沙门氏菌菌液，将 RPA-Cas12a-μPAD 与实时 PCR 进行对照检测，受试者工作特征（receiver operating characteristic，ROC）曲线下面积（area under the curve，AUC）为 1.0。而 SYBR Green qPCR 的 AUC 为 0.884，TaqMan qPCR 的 AUC 为 0.981，表明 RPA-Cas12a-μPAD 平台具有更好的检测性能。

四、CRISPR-表面增强拉曼散射可视化检测

Liu 等提出了一种基于 SERS 光谱的敏感核酸检测策略（图 13-8），该策略由 CRISPR/Cas12a 介导，脂质体负载 4-硝基硫酚（4-nitrothiophenol，4-NTP）和半胱氨酸两种信号分子，分别可以实现 SERS 和肉眼双模式检测靶标 DNA。在这个信号转导单元中，脂质体拥有球形脂质双层结构，具有出色的包封能力、表面易修饰性和快速释放能力。释放的 4-NTP 是一种生物沉默拉曼报告分子，能够在 $1\,334cm^{-1}$ 处产生特定的 SERS 光谱特征峰（代表 O-N-O 的拉伸振动）。通过引入这种报告分子，可以实现对 DNA 浓度的定量测量，并实现高选择性和高灵敏度的 SERS 测量。释放的半胱氨酸诱导等离子体金纳米粒子（AuNP）的聚集，从而引起明显的红蓝比色偏移，实现便携式肉眼检测。通过这种策略，靶标核酸的浓度可以灵活地转换为 SERS 和可视化信号，线性检测范围为 100amol/L~10pmol/L。

1. 引物和 crRNA 的设计　检测 *ND2* 基因的引物、crRNA 和 ssDNA，采用 Primer Explorer V5 软件设计 LAMP 引物 F3/B3、正向内引物（forward inner primer，FIP）/反向内引物（backward inner primer，BIP）和正向环引物（forward loop primer，LF）/反向环引物（backward loop primer，LB）。crRNA 采用 CRISPOR 软件设计，靶 DNA 中具有 5'-TTTN PAM 基序。设计的寡核苷酸序列见表 13-4。

使用 Mag-MK 动物基因组 DNA 提取试剂盒，从购买的鸭肉中提取 DNA。使用 PCR 引物 ND2-F/R 扩增鸭 *ND2* 基因，并用琼脂糖凝胶电泳进行检测。然后，用 SanPrep 柱 DNA 凝胶提取试剂盒纯化扩增产物，并测序。

2. 反应体系和反应条件　反应在用 ssDNA 修饰的 96 孔板中进行。反应体系包括 0.01μmol/L Cas12a，0.6μmol/L crRNA，0.4U RNA 酶抑制剂，1×NEB 缓冲液 2.1 和靶 DNA 5μL，总体积 100μL，37℃孵育 30min。除去上清液，用去离子水洗涤 3 次。在空白对照中加入不含靶标 DNA 的 Cas12a 反应混合物 100μL。然后，向上述孔中加入 1.25μg/mL 链霉

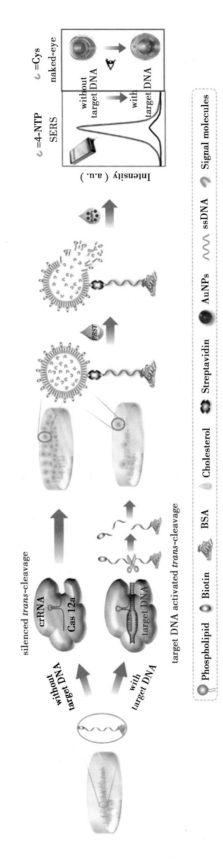

图 13-8 用于 SERS 和裸眼检测的 CRISPR/Cas12a 介导的脂导质体扩增策略示意图

引自 LIU J, CHEN J, WU D, et al. CRISPR-/Cas12a-mediated liposome-amplified strategy for the surface-enhanced Raman scattering and naked-eye detection of nucleic acid and application to food authenticity screening [J]. Anal Chem, 2021, 93 (29):10167-10174.

Without target DNA:无靶标 DNA;silenced trans-cleavage:沉默的反式剪切;With target DNA:有靶标 DNA;target DNA activated trans-cleavage:靶标 DNA 激活的反式剪切;PBST:含 Tween 20 的磷酸盐缓冲液;SERS:表面增强拉曼散射;naked-eye:裸眼;Intensity:强度;4-NTP:4- 硝基硫酚;Cys:半胱氨酸;Phospholipid:磷脂;Biotin:生物素;BSA:牛血清蛋白;Cholesterol:胆固醇;Streptavidin:链霉亲和素;AuNPs:金纳米粒子;ssDNA:单链 DNA;Signal molecules:信号分子。

表 13-4　ND2 的引物、crRNA 和 ssDNA

引物和探针	序列（5′→3′）
ND2-F	AGCCTGAACCGGACTAGAAAT
ND2-R	GACAATAGCGTGGACTATGGG
F3	AGCATAACCAACGCCTGAG
B3	GTAGGGCTGGGTTGAGAGA
FIP	TGCGATTGCTCCTCTGAGCAGCGGCCAGTGAGACATCAC
BIP	AAGTCCTACAAGGATCCCCCCTGGGTCAGTGGGGGGAATT
LF	TGAGGTTGCGTGGTTAAGTTGT
LB	GGCCCTCCTACTCTCAACCCTC
ssDNA	5′ Biotin-T（90）-3′ NH2 C6
crRNA	UAAUUUCUACUAAGUGUAGAUACUUCUGAUUCCCAGAAGUCCUA

crRNA:CRISPR RNA;ssDNA:单链 DNA;FIP:正向内引物;BIP:反向内引物;LF:正向环引物;LB:反向环引物;Biotin:生物素。

亲和素溶液 150μL。室温孵育 30min,并用去离子水洗涤 3 次。加入 4-NTP@liposome 或 Cys@liposome 200μL,室温孵育 30min。除去多余的脂质体,用去离子水洗涤三次。向每个孔中加入 AuNP 50μL 和 1×PBST 0.5μL,然后加入质量浓度 20% KCl 10μL。混合后,对每个样品进行 SERS 分析。对于肉眼检测,向每个孔中加入 AuNP 100μL 和 1×PBST 150μL。观察空白对照组和实验组之间的不同颜色转变,并通过紫外-可见光谱进一步测量。

3. 灵敏度　CRISPR/Cas12a 介导的脂质体扩增策略检测鸭基因 ND2 的检测限为 10pmol/L。

4. 样本验证　采用该技术检测不同含量（25%、5%、1%、0.1%、0.05%）的模拟牛肉样品,SERS 和肉眼分析检测限分别为 0.05% 和 0.1%。

五、CRISPR 快速鉴别清真食品

Wu 等提出了一种基于 CRISPR/Cas12 的无扩增混合阅读核酸分析策略(图 13-9),可以快速识别和分析猪肉成分。通过设计针对猪肉细胞色素 b（cytochrome b,Cytb）基因的 gRNA,gRNA 从猪肉成分中特异性鉴定靶标 Cytb 基因,然后激活 Cas12 蛋白,剪切末端标记荧光基团和荧光淬灭基团的 ssDNA,从而释放荧光。该方法可以对猪肉与牛肉、羊肉和鸡肉进行特异性鉴别,且针对猪肉总 DNA 显示出 2.7ng/μL 的检测限。使用以下加工肉类产品测试了该方法的可靠性:清真食品牛肉午餐肉、五香牛肉和非清真食品香肠和猪肉干。基于 CRISPR/Cas12 的核酸检测策略有望用于快速食品认证。

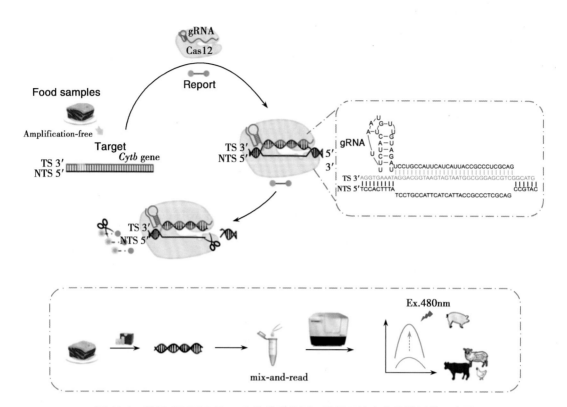

图 13-9　基于 CRISPR/Cas12 的核酸检测工具用于清真食品检测的示意图

引自 ZHAO G,WANG J,YAO C,et al. Alkaline lysis-recombinase polymerase amplification combined with CRISPR/Cas12a assay for the ultrafast visual identification of pork in meat products [J]. Food Chem,2022,383:132318.

Food samples:食品样本;Amplification-free:免扩增;Target:靶标;Report:报告分子;gRNA:引导 RNA;*Cytb* gene:细胞色素 b 基因;TS:靶标链;NTS:非靶标链;mix-and-read:混合并读出;Ex.480nm:激发波长 480nm。

1. crRNA 的设计　使用美国国家生物技术信息中心（National Center for Biotechnology Information,NCBI）在线 BLAST 工具筛选 gRNA,确保其特异性。设计靶向不同结合位点的 gRNA,并选择猪 *Cytb* 基因 DNA 中 TTTN（N:A,G,T,C）之后的 30nt 核酸序列作为 gRNA（表 13-5）。

表 13-5　gRNA 和报告分子序列

gRNA 名称	序列（5′→3′）
gRNA1	TAATACGACTCACTATAGGGTAATTTCTACTAAGTGTAGATTCATCAGTTACACAC ATTTGTCGAGACGTA
gRNA2	TAATACGACTCACTATAGGGTAATTTCTACTAAGTGTAGATCCTATTCATCCACGT AGGCCGAGGTCTATA
gRNA3	TAATACGACTCACTATAGGGTAATTTCTACTAAGTGTAGATCCGTTATAGCAACA GCCTTCATAGGCTACG

gRNA 名称	序列（5′→3′）
gRNA4	TAATACGACTCACTATAGGGTAATTTCTACTAAGTGTAGATCCGTCGACAAAGCAACCCTCACACGATTCT
gRNA5	TAATACGACTCACTATAGGGTAATTTCTACTAAGTGTAGATATCCTGCCATTCATCATTACCGCCCTCGCAG
gRNA6	TAATACGACTCACTATAGGGTAATTTCTACTAAGTGTAGATACCCATACTACACTATTAAAGACATTCTAG
gRNA7	TAATACGACTCACTATAGGGTAATTTCTACTAAGTGTAGATTAATACTAATCCTACTAATCCTTGTACTAT
gRNA8	TAATACGACTCACTATAGGGTAATTTCTACTAAGTGTAGATTTATTCGCCTACGCTATTCTACGTTCAATT
gRNA9	TAATACGACTCACTATAGGGTAATTTCTACTAAGTGTAGATATGCCCATACTACACACATCCAAACAACGA
启动子	TAATACGACTCACTATAGGG
报告分子	5′-6-FAM-GGGTTTTTGGG-BHQ1-3′
正向引物	ACACGATTCTTCGCCTTCCA
反向引物	TTAGTGGGTTTGCTGGGGTG

gRNA：引导 RNA；FAM：羧基荧光素；BHQ1：黑洞淬灭基因 1。

2. 反应体系和反应条件　NEB uffer 4μL、1μmol/L Cas12 4μL、2μmol/L 合成 gRNA 4μL，H_2O 20μL、37℃孵育 10min 形成 Cas12/gRNA 复合体，然后加入 500ng/μL 提取的 DNA 和 5μmol/L 报告分子 4μL，37℃孵育 2.5h。用多功能酶标仪检测（激发波长 480nm，发射波长 510nm）。

3. 灵敏度　检测不同含量的猪肉样本 DNA（0~200ng/μL），检测线性范围为 1~10ng/μL，检测限为 2.7ng/μL。

4. 特异性　选择三种常见肉类（牛肉、羊肉和鸡肉）作为对照组，只有猪肉 *Cytb* 基因 DNA 可以出现明显的荧光信号。

5. 样本验证　使用清真食品牛肉午餐肉、五香牛肉、非清真食品香肠及干猪肉片，验证基于 CRISPR/Cas12 的核酸检测的可靠性，发现只有两种加工猪肉食品产生荧光信号，不含有猪肉的两个清真食品样本均无荧光信号。

第二节　非核酸靶标检测

非核酸靶标包含一系列与食品安全相关的分析物，包括离子、小分子、脂多糖（细菌内毒素）、蛋白质（外毒素、过敏原等）。使用 CRISPR/Cas 系统进行非核酸靶点检测的基本原理是利用功能性核酸作为信号转导元件，例如适配体、DNAzyme 等，将 CRISPR/Cas 系统靶向到非核酸靶点上以实现检测。核酸适配体是一类核酸分子,通常通过指数富集的配体系统进化技术(systematic evolution of ligands by exponential enrichment,SELEX)获得,能够特异性识别和结合靶分子,具有极好的亲和力、特异性和兼容性。DNAzyme 主要依赖于核酸的不同结构基序进行生物捕获和催化。

腺苷三磷酸(adenosine triphosphate,ATP)可作为食品质量控制、卫生、细胞活力和环境分析的指标。另外,ATP 作为生命体的能量物质,含量相对稳定。生物死亡后,体内 ATP 在酶和外界微生物作用下,逐渐分解,含量下降。因此,ATP 的含量变化可以反映生物的死亡时间,同时可以作为肉品新鲜度的评定指标。2020 年,研究者设计了一种 CRISPR/Cas12a 介导的适配体荧光生物传感器,可在 40min 内特异性检测 ATP(图 13-10A)。用 ATP 适配体作为 CRISPR/Cas12a 检测的靶点,当 ATP 存在时,它们优先与 ATP 结合,激活 CRISPR/Cas12a,产生荧光信号,荧光信号的强度与 ATP 浓度正相关。此外,研究者还开发了一种用于非核酸靶标(小分子 ATP)级联放大检测的通用生物传感器 SMART-Cas12a(small-molecule aptamer regulated test using CRISPR/Cas12a)。SMART-Cas12a 由三部分组成:"适配体锁链"系统用于 ATP 特异性识别并将非核酸信号转换为核酸信号;无酶恒温扩增杂交链反应(hybridization chain reaction,HCR)用于信号一步放大;CRISPR/Cas12a 系统用于信号进一步放大和信号输出。当 ATP 存在时,适配体与 ATP 靶标结合后会触发 HCR,CRISPR/Cas 系统识别 HCR 扩增产物,激活反式剪切活性剪切荧光探针,产生荧光信号。

此外,将功能 DNA(functional DNA,fDNA)与 CRISPR/Cas12a 的生物传感器耦合,使用 fDNA 调节 CRISPR/Cas 系统,可现场检测 ATP 和 Na$^+$ 离子(图 13-10B)。与 fDNA 互补的用于触发 Cas12a 活性的 ssDNA 检测靶点,称为 DNA 激活剂。非核酸靶点与 fDNA 结合可导致 DNA 激活剂从杂交链上解离,激活剂可以成为 Cas12a 系统的作用靶标,结合并激活 Cas12a,系统中的 ssDNA 报告分子被非特异性剪切,产生荧光信号,这样的策略使得"turn-off"转变为"turn-on"。也有研究使用全息光镊(Holographic Optical Tweezers)技术和 fDNA 介导的 CRISPR/Cas12a 系统,高通量检测 ATP 和 Na$^+$ 离子(图 13-10C)。Shen 等提出了 APC-Cas(anaphase-promoting complex-Cas)技术,采用核酸变构探针(allosteric probe,AP)和 CRISPR/Cas13a,无需分离就可检测微量细菌病原体(图 13-10D)。AP 由三个功能域组成:用于识别靶标病原体的适配体结构域、引物结合位点结构域和 T7 启动子结构域。在没有靶标病原体的情况下,AP 处于非活性构型,具有发夹结构,引物结合位点结构域和 T7 启动子结构域通过退火被阻断。在靶标病原体存在的情况下,AP 的适配体结构域可以特异性识别并与靶标病原体结合,因此,AP 的发夹结构会展开并切换到其活性构型,使引物结合位点结构域被释放。在 DNA 聚合酶的参与下,AP 作为模板产生 dsDNA。由于聚合酶延伸反应,靶标病原体被置换到下一个催化循环(初级扩增)。随后,使用 T7 RNA 聚合酶识别生成 dsDNA 上的 T7 启动子序列,并通过转录扩增,产生大量 ssRNA(二级扩增)。最后,ssRNA 与 Cas13a/crRNA 杂交,Cas13a/crRNA 的反式剪切活性被激活,剪切多个 RNA 报告分子(三级扩增),从而产生放大的荧光信号。

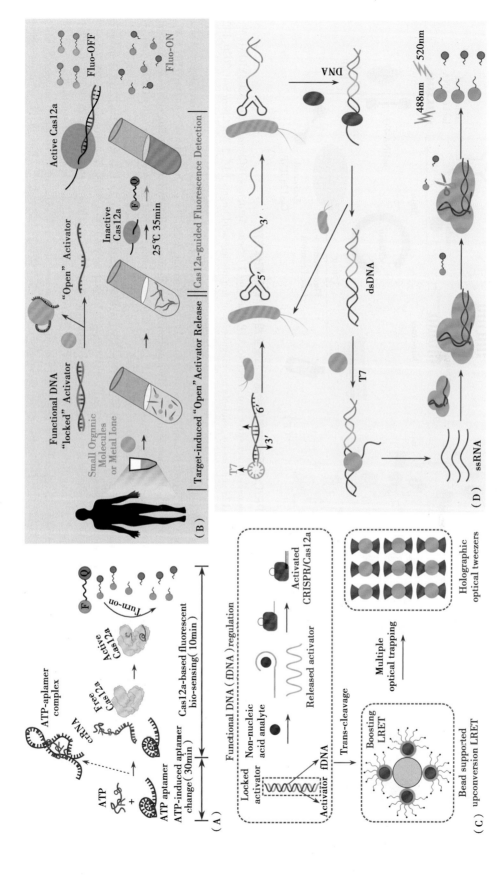

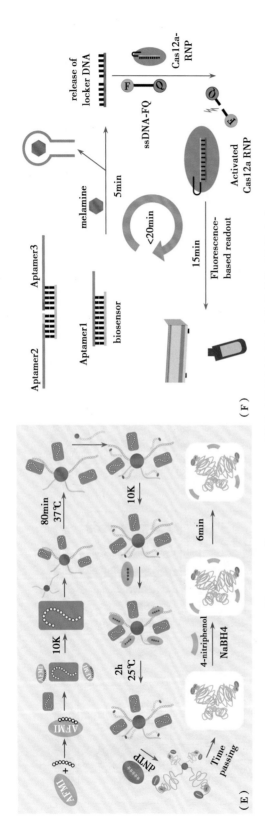

图 13-10 基于 CRISPR/Cas 系统构建的检测食品安全相关非核酸靶标方法

引自 PENG L,ZHOU J,LIU G,et al. CRISPR-Cas12a based aptasensor for sensitive and selective ATP detection[J]. Sens Actuators B Chem,2020,320;XIONG Y,ZHANG J,YANG Z,et al. Functional DNA regulated CRISPR-Cas12a sensors for point-of-care diagnostics of non-nucleic-acid targets [J]. J Am Chem Soc,2020,142 (1):207-213;LI C Y,ZHENG B,LI J T,et al. Holographic optical tweezers and boosting upconversion luminescent resonance energy transfer combined clustered regularly interspaced short palindromic repeats (CRISPR) /Cas12a biosensors [J]. ACS Nano,2021,15 (5):8142-8154;SHEN J,ZHOU X,SHAN Y,et al. Sensitive detection of a bacterial pathogen using allosteric probe-initiated catalysis and CRISPR-Cas13a amplification reaction [J]. Nat Commun,2020,11 (1):267;ABNOUS K,DANESH N M,RAMEZANI M,et al. A novel colorimetric aptasensor for ultrasensitive detection of aflatoxin M1 based on the combination of CRISPR-Cas12a,rolling circle amplification and catalytic activity of gold nanoparticles [J]. Anal Chim Acta,2021,1165:338549;QIAO B,XU J,YIN W,et al. "Aptamer-locker" DNA coupling with CRISPR/Cas12a-guided biosensing for high-efficiency melamine analysis [J]. Biosens Bioelectron,2021,183:113233.
ATP:腺苷三磷酸;ATP aptamer:ATP 适配体;ATP-aptamer complex:ATP 适配体复合物;Free Cas12a:游离的 Cas12a;Active Cas12a:激活的 Cas12a;ATP-induced aptamer change:ATP 诱导的适配体变化;Cas12a-based fluorescent bio-sensing:基于 Cas12a 的荧光生物传感;Functional DNA:功能 DNA;Functional DNA "locked" Activator:功能性 DNA "锁定" 激活剂;"Open" Activator:"开启" 激活剂;Small Organic Molecules or Metal Ions:有机小分子或金属离子;Inactive Cas12a:非活性 Cas12a;Fluo-OFF:荧光关闭;Fluo-ON:荧光开启;Target-induced "Open" Activator Release:靶标诱导的 "开启" 激活剂释放;Cas12a-guided Fluorescence Detection:Cas12a 引导的荧光检测;Functional DNA (fDNA) regulation:功能性 DNA 调控;Locked activator:锁定的激活剂;Non-nucleic acid analyte:非核酸分析物;Released activator:释放的激活剂;Trans-cleavage:反式剪切;Boosting LRET:增强发光共振能量转移;Bead supported upconversion LRET:基于微珠的上转换发光共振能量转移;Multiple optical trapping:多重光学捕获;Holographic optical tweezers:全息光镊;4-nitriphenol:4- 硝基苯酚;biosensor:生物传感器;melamine:三聚氰胺;release of locker DNA:封闭的 DNA 释放;Fluorescence-based readout:基于荧光的读取;RNP:核糖核蛋白复合体;Activated Cas12a RNP:激活的 Cas12a- 核糖核蛋白复合体。

黄曲霉毒素（aspergillus flavus toxin，AF）广泛分布于食品和农产品中。AFM1 是 AFB 在乳制品中的主要代谢产物。Abnous 等基于 CRISPR/Cas12a、滚环扩增（rolling circle amplification，RCA）和金纳米粒子（AuNP），提出了一种用于高灵敏度检测 AFM1 的适配体比色传感器（图 13-10E）。Qiao 等报道了一种将适配体锁（Aptamer-locker）DNA 与基于 CRISPR/Cas12a 相结合的生物传感器，用于三聚氰胺分析（图 13-10F）。高志贤团队报道了一种上转换磁性探针，用核酸适配体取代 CRISPR/Cas12a 系统中的传统荧光探针的检测技术，检测造成肾脏损伤的赭曲霉毒素 A。Zhang 等建立了基于 Cas12a 的双恒温扩增检测桔霉素的方法。Sheng 等基于 MXenes 可有效吸附 ssDNA，抑制荧光产生的特性，与 CRISPR/Cas12 和适配体耦合，设计了一种检测 LPS 的传感平台。Yu 等利用 CRISPR/Cas12a 的核酸酶活性，建立了检测茶饮料和牛奶中 Pb^{2+} 离子的方法。上述所有方法都充分利用了在 crRNA 引导下 Cas 效应蛋白识别靶点所激活的反式剪切活性。此外，CRISPR/Cas 系统也能够用于过敏原检测。

一、CRISPR-适配体传感器检测 ATP

研究者报道了一种简便、灵敏的基于适配体介导 CRISPR/Cas12a 的生物传感器，用于检测 ATP（图 13-11）。使用 ATP 适配体作为靶标 ssDNA 激活 Cas12a，在没有 ATP 的情况下，Cas12a 可以在 crRNA 的引导下靶向识别适配体 ssDNA，使得 Cas12a 处于激活的状态，体系中预先添加的双标记 ssDNA 被激活的 Cas12a 剪切，产生荧光信号。ATP 存在时，适配体会优先结合 ATP，Cas12a 无法被激活，不发生剪切反应，无荧光信号产生。该方法检测 ATP 的线性范围为 1~200μmol/L，检测限为 400nmol/L，检测时间约 40min。

1. crRNA 的制备 将具有 T7 启动子序列的同源 ssDNA 寡核苷酸与具有互补 T7 引物序列（终浓度 5μmol/L）的引物序列退火，用 HiScribe T7 快速高产量 RNA 合成试剂盒将其转录为 crRNA。该转录反应在 37℃过夜。使用 RNA 纯化试剂盒纯化产物 crRNA。CRISPR/Cas12a 检测 ATP 的 crRNA 和 ssDNA 见表 13-6。

表 13-6　CRISPR/Cas12a 检测 ATP 的 crRNA 和 ssDNA

引物和探针	序列（5′→3′）
crRNA	UAAUUUCUACUAAGUGUAGAUACCUUCCUCCGCAAUACUCCCCCAGGU
ATP 适配体	ACCTGGGGGAGTATTGCGGAGGAAGGT
报告分子	FAM-GTAGCGCGGTGTATTATACC-BHQ1

ATP：腺苷三磷酸；crRNA：CRISPR RNA；FAM：羧基荧光素；BHQ1：黑洞淬灭基团 1。

2. 反应体系和反应条件 在由 20mmol/L Tris-HCl（pH 8.0），10mmol/L MgCl$_2$ 组成的缓冲液中加入一定浓度待测 ATP 和 100mmol/L NaCl，混匀后，再加入 300nmol/L ATP 适配体，37℃孵育 30min。再加入 200nmol/L 纯化的 LbCas12a，250nmol/L crRNA，50nmol/L ssDNA

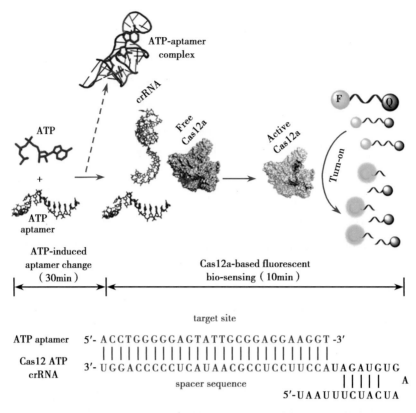

target site

ATP aptamer 　5′- A C C T G G G G G A G T A T T G C G G A G G A A G G T -3′

Cas12 ATP
crRNA　　　3′- U G G A C C C C C U C A U A A C G C C U C C U U C C A U A G A U G U G

　　　　　　　　　　　　　spacer sequence　　　　　　　　　　　　A
　　　　　　　　　　　　　　　　　　　　5′-U A A U U U C U A C U A

图 13-11　基于 CRISPR/Cas12a 生物传感器检测 ATP 示意图

引自 PENG L,ZHOU J,LIU G,et al. CRISPR-Cas12a based aptasensor for sensitive and selective ATP detection
[J]. Sens Actuators B Chem,2020,320.

ATP:腺苷三磷酸;ATP aptamer:ATP 适配体;ATP-aptamer complex:ATP- 适配体复合物;ATP-induced
aptamer change:ATP 诱导的适配体变化;crRNA:CRISPR RNA;Free Cas12a:未与 crRNA 结合的 Cas12a;
Active Cas12a:活性 Cas12a;Turn-on:开启;Cas12a-based fluorescent bio-sensing:基于 Cas12a 的荧光生物传
感;target site:靶标位点;spacer sequence:间隔序列。

报告分子,1mmol/L DTT 和 1U/μL RNA 酶抑制剂反应缓冲液。用多功能酶标仪测定,激发
和发射波长分别为 484nm、529nm,每 30s 测量一次荧光数据。

3. 灵敏度　CRISPR/Cas12a 检测 ATP 的检测限为 400nmol/L。

4. 特异性　用该生物传感器检测 ATP 及 ATP 类似物(包括 AMP、ADP、UTP、CTP 和
GTP)进行对比,显示该生物传感器能特异检测 ATP。

二、CRISPR-上转发光生物传感器

高志贤团队针对赭曲霉毒素 A(ochratoxin,OTA)建立了基于 CRISPR/Cas12a 的检测
方法(图 13-12)。设计一条针对 OTA 的适配体及其与适配体完全互补的 DNA 激活链,当
OTA 存在时,OTA 与适配体结合,释放与适配体完全互补的 DNA 激活链,DNA 激活链将
被 CRISPR/Cas12a 复合物识别,从而激活 Cas12a 剪切活性,导致 ssDNA 被剪切。ssDNA

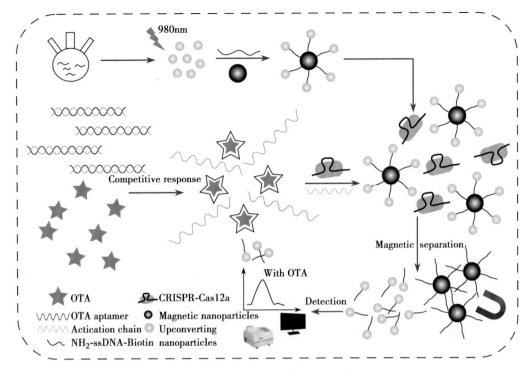

图 13-12　基于 CRISPR/Cas12a 生物传感器检测 OTA 示意图

引自 MAO Z,WANG X,CHEN R,et al. Upconversion-mediated CRISPR-Cas12a biosensing for sensitive detection of ochratoxin A［J］. Talanta,2022,242:123232.

OTA:赭曲霉毒素 A;Magnetic nanoparticles:磁性纳米粒子;Upconverting nanoparticles:上转换纳米粒子;Competitive response:竞争反应;Magnetic separation:磁性分离;With OTA:有赭曲霉毒素 A;Detection:检测;OTA aptamer:OTA 适配体;Actication chain:激活链;NH$_2$-ssDNA-Biotin:氨基修饰的单链 DNA-生物素缀合物。

使用上转换磁性探针-DNA-Fe$_3$O$_4$ 进行修饰,OTA 含量与 Cas12a 的荧光值呈现出良好的线性关系。整个检测过程用时约为 1h,且被成功地应用于玉米中霉菌毒素的检测。上述方法扩展了 CRISPR/Cas 在非核酸靶标的检测应用范围。

1. UCNP-DNA-Fe$_3$O$_4$ 的制备　取 10mg/mL 羧基化 Fe$_3$O$_4$ 100μL 加到 1.5mL 离心管中,磁性分离去除上清液,用 4-吗啉乙磺酸吐温(4-Morpholine Ethylsulfonic Acid Tween Solution,MEST)缓冲液［100mmol/L 4-吗啉乙磺酸(4-Morpholine Ethylsulfonic Acid,MES),pH 5.0,0.05% 吐温-20］200μL 进行磁性分离洗涤 2 次,然后移除上清液;迅速加入新鲜配制 40mmol/L 1-(3-二甲氨基丙基)-3-乙基碳二亚胺盐酸盐［1-(3-Dimethylaminopropyl)-3-ethylcarbodiimide hydrochloride,EDC］溶液 100μL,100mmol/L N-羟基丁二酰亚胺(N-Hydroxy succinimide,NHS)100μL 和 MEST 缓冲液 300μL 加到上述 1.5mL 离心管中,恒温震荡混匀,25℃ 活化 20min,活化后的 Fe$_3$O$_4$ 可以与带有伯氨基的生物配体共价耦联。将活化后的 Fe$_3$O$_4$ 磁分离,移去上清液,加入 100μmol/L NH$_2$-DNA-生物素 40μL 并定容至 4mL,置于 25℃ 耦联 2h,或 25℃ 耦联 1h 后放

置 4℃静置过夜,耦联时保持磁珠的悬浮状态。反应结束后,加入 1% 牛血清白蛋白,25℃反应 1h 封闭磁珠表面未反应的活化羧基基团,封闭时保持 Fe_3O_4 的悬浮状态。封闭结束后用 PBST 洗涤三次,重悬于 1mL PBST 缓冲液,磁珠终浓度为 1mg/mL。将修饰后的 1mL 磁性纳米颗粒与 1mL 2mg/mL $UCNP@SiO_2-NH_2@SA$ 混合,25℃孵育 2h,最终磁分离洗涤 3 次,获得 $UCNP-DNA-Fe_3O_4$ 探针,4℃储存待用。

2. 反应体系和反应条件　Cas12a 与 crRNA 按照 1:1.25(终浓度为 200nmol/L:250nmol/L)混合,加入 1μmol/L 报告分子、200nmol/L OTA 适配体、2mg/mL $UCNP-DNA-Fe_3O_4$ 探针、200ng/mL OTA。将 Cas12a 蛋白与 crRNA(不含 RNA 酶)混合,37℃孵育 30min,然后置于 −20℃储存待用。CRISPR/Cas12a 检测 OTA 的 crRNA 和 ssDNA 见表 13-7。

表 13-7　CRISPR/Cas12a 检测 OTA 的 crRNA 和 ssDNA

序列名称	序列(5′→3′)
crRNA	UAAUUUCUACUAAGUGUAGAUCCGAUGCUCCCUUUACGCCACCCACACCCG
OTA 适配体	GATCGGGTGTGGGTGGCGTAAAGGGAGCATCGGACA
报告分子	6′FAM-TTATT-BHQ1

OTA:赭曲霉毒素 A;crRNA:CRISPR RNA;ssDNA:单链 DNA;FAM:羧基荧光素;BHQ1:黑洞淬灭基团 1。

3. 灵敏度　基于 $UCNP-DNA-Fe_3O_4$ 报告分子的 CRISPR/Cas12a 传感器,发光强度与 OTA 浓度在 5~100ng/mL 的范围内呈现良好的线性关系,检测限为 0.83ng/mL。

4. 特异性　同时检测了包括黄曲霉毒素 B1、玉米赤霉烯酮、T1 毒素、伏马毒素 B1 在内的其他真菌毒素,即便其浓度是 OTA 的 50 倍,也未检出荧光信号,表明该方法具有良好的特异性,能够准确识别 OTA。

5. 样本验证　为了分析 CRISPR/Cas12 生物传感器对实际样品检测的准确性,用该方法检测加入玉米粉中的 OTA,样本回收率为 90%~109%。

三、CRISPR-纳米链级联荧光适配传感器

王周平团队将 CRISPR/Cas12a 系统与适配体、级联动态 DNA 网络电路和 $Fe_3O_4@$ hollow-$TiO_2@MoS_2$ 纳米链进行结合,构建了用于四环素(tetracycline,TC)分析的高效传感平台(图 13-13)。通过适配体识别模块和双扩增动态 DNA 网络,将靶标与 Cas12a-crRNA 特定序列的 H2~H12 双链体特异性结合。随后,激活后的 Cas12a 蛋白非特异性剪切相邻的报告分子 ssDNA-FAM,使 FAM 分子与荧光淬灭基团 $Fe_3O_4@$hollow-$TiO_2@MoS_2$ 纳米链分离,释放荧光信号。合成的多功能 $Fe_3O_4@$hollow-$TiO_2@MoS_2$ 纳米复合材料,具有优异的磁分离性和光催化降解能力。CRISPR/Cas12a 荧光适配体传感器产生的荧光信号与 TC 浓度的对数呈线性关系,检测限为 0.384pg/mL。该方法的加标回收率高,显示了在真实样品中用于 TC 定量检测的可行性。

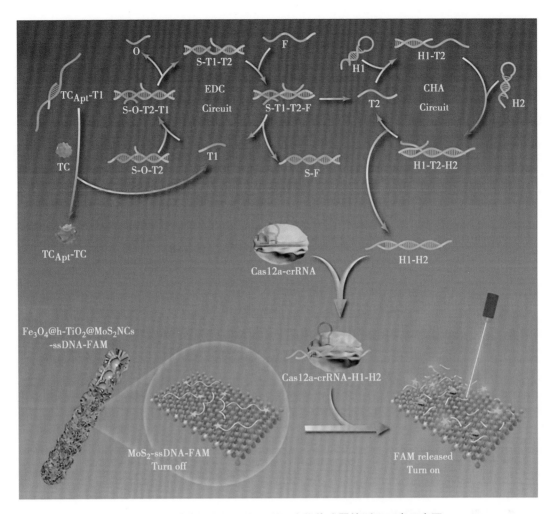

图 13-13　基于 CRISPR/Cas12a 生物传感器检测四环素示意图

引自 LV Y,SUN Y,ZHOU Y,et al. Cascade DNA circuits mediated CRISPR-Cas12a fluorescent aptasensor based on multifunctional Fe_3O_4@hollow-TiO_2@MoS_2 nanochains for tetracycline determination[J]. Small,2023,19(16):2206105.

TC:四环素;EDC:熵驱动催化;CHA:催化发夹聚合;Circuit:循环;crRNA:CRISPR RNA;FAM:羧基荧光素;Turn off:荧光消失;Turn on:荧光出现。

1. Fe_3O_4@hollow-TiO_2@MoS_2 纳米链(Nanochains)的合成　通过水热法合成 Fe_3O_4@hollow-TiO_2@MoS_2 Nanochains 复合材料。将(NH_4)$_6$$Mo_7O_{24}$·$4H_2O$ 0.103g 和 CH_4N_2S 0.103g 溶解在 10mL 超纯水中,通过振荡形成透明溶液。将 Fe_3O_4@hollow-TiO_2 Nanochains 与上述溶液混合,将混合物转移到聚四氟乙烯内衬的 50mL 不锈钢高压釜中,200℃加热 24h。自然冷却至室温后,通过外部磁场分离黑色产物,用去离子水洗涤 3 次,重悬于去离子水中备用。

2. 反应体系和反应条件　将 Fe_3O_4@hollow-TiO_2@MoS_2 Nanochains 溶液 50μL 与 ssDNA-FQ(500nmol/L)1mL 混合并孵育,随后通过磁分离将其重悬于 0.2mL 缓冲液,获得荧光信号载体 Fe_3O_4@hollow-TiO_2@MoS_2 Nanochains ssDNA-FQ。在 25℃将 LbCas12a(缓冲液浓

度为 200nmol/L)20μL 与 crRNA(无 RNA 酶缓冲液浓度为 200nmol/L)20μL 混合 30min,然后加入 Fe_3O_4@hollow-TiO_2@MoS_2 Nanochains ssDNA-FQ 40μL 和 H_2O 80μL。将一系列标准 TC 溶液 10μL、TC 识别探针 10μL 和 EDC-CHA 扩增系统 20μL 混合,在 37℃孵育 60min。加入 Cas12a 反应溶液 160μL,25℃孵育 30min,60℃加热 5min 终止酶反应。用荧光检测仪检测荧光信号。CRISPR/Cas12a 检测 TC 的 crRNA 和 ssDNA 见表 13-8。

表 13-8 CRISPR/Cas12a 检测 TC 的 crRNA 和 ssDNA

引物和探针	序列(5′→3′)
TC 适配体	CGTACGGAATTCGCTAGCCCCCCGGCAGGCCACGGCTTGGGTTGGTCCCACTGC GCGTGGATCCGAGCTCCACGTG
T1	AACCCAAGCCGTGGCAACAAGG
S	CCTTGTTGCCACGGCTTGGGTTAGGTGTACTGGATCGAGATTGATGTGGT
O	ACCTAACCCAAGCCGTGGCA
T2	ACCACATCAATCTCGATCCAGTACTCTGACAC
F	ACCACATCAATCTCGATCCAGTACACCTAACCCAAGCCGTGGCA
H1	GTGTCAGAGTACTGGATCGAGATTATTTCAAGCTATGTGTGTATACCAATCTCG ATCCAGTAC
H2	TCGAGATTGGTATACACACATAGCTTGAAATAATCTCGATCCAGTACAAGCTAT GTGTGTATACC
crRNA	UAAUUUCUACUAAGUGUAGAUAAGCUAUGUGUGUAUACCAA
ssDNA-FAM	FAM-ACCAACCCAACCTTATTATTCAATAATAAGGTTGGGTTGGT

TC:四环素;crRNA:CRISPR RNA;ssDNA:单链 DNA;FAM:羧基荧光素。

3. 灵敏度 多功能 Fe_3O_4@hollow-TiO_2@MoS_2 纳米链的级联 DNA 电路介导的 CRISPR/Cas12a 荧光适配传感器的线性检测范围为 0.001~200ng/mL,检测限 0.384pg/mL。

4. 特异性 用该方法检测 TC 和土霉素、磺胺二甲氧嘧啶、氯霉素、卡那霉素和环丙沙星五种干扰物质,五种干扰物质未检出荧光,说明该方法具有良好的特异性,能够准确识别 TC。

5. 样本验证 使用从市场购买的鱼类、牛奶和采集的湖水,添加不同浓度的 TC,制备系列模拟样本,进行回收率测定。鱼类、牛奶和湖水中 TC 的加标回收率分别为 95.4%~107.8%、91.2%~108.2%、92.5%~101.4%,证实了该方法用于实际样品检测的可行性。

(马龙 李雅茹 满淑丽 寇君 廖丹 张文璐)

参 考 文 献

[1] FAROOQ U,YANG Q,ULLAH M W,et al. Bacterial biosensing:recent advances in phage-based bioassays and biosensors [J]. Biosens Bioelectron,2018,118:204-216.

[2] SUN X,WANG Y,ZHANG L,et al. CRISPR-Cas9 triggered two-step isothermal amplification method for *E. coli* O157:H7 detection based on a metal-organic framework platform [J]. Anal Chem,2020,92(4): 3032-3041.

[3] GUK K,KEEM J O,HWANG S G,et al. A facile,rapid and sensitive detection of MRSA using a CRISPR-mediated DNA FISH method,antibody-like dCas9/sgRNA complex [J]. Biosens Bioelectron, 2017,95:67-71.

[4] QIAO S P,LIU Z N,LI H C,et al. Construction of a CRISPR-biolayer interferometry platform for real-time, sensitive,and specific DNA detection [J]. Chembiochem,2021,22(11):1974-1984.

[5] WANG L,SHEN X,WANG T,et al. A lateral flow strip combined with Cas9 nickase-triggered amplification reaction for dual food-borne pathogen detection [J]. Biosens Bioelectron,2020,165:112364.

[6] WANG X,XIONG E,TIAN T,et al. Clustered regularly interspaced short palindromic repeats/Cas9-mediated lateral flow nucleic acid assay [J]. ACS Nano,2020,14(2):2497-2508.

[7] LIU L,ZHAO G,LI X,et al. Development of rapid and easy detection of *Salmonella* in food matrics using RPA-CRISPR/Cas12a method [J]. Lwt,2022,162:113443.

[8] WU H,CHEN Y,YANG Q,et al. A reversible valve-assisted chip coupling with integrated sample treatment and CRISPR/Cas12a for visual detection of *Vibrio parahaemolyticus* [J]. Biosens Bioelectron,2021,188: 113352.

[9] ZHANG T,LI H T,XIA X,et al. Direct detection of foodborne pathogens via a proximal DNA probe-based CRISPR-Cas12 assay [J]. J Agric Food Chem,2021,69(43):12828-12836.

[10] HE Q,YU D,BAO M,et al. High-throughput and all-solution phase African Swine Fever Virus(ASFV) detection using CRISPR-Cas12a and fluorescence based point-of-care system [J]. Biosens Bioelectron, 2020,154:112068.

[11] LIU H,WANG J,ZENG H,et al. RPA-Cas12a-FS:a frontline nucleic acid rapid detection system for food safety based on CRISPR-Cas12a combined with recombinase polymerase amplification [J]. Food Chem, 2021,334:127608.

[12] ZHAO G,WANG J,YAO C,et al. Alkaline lysis-recombinase polymerase amplification combined with CRISPR/Cas12a assay for the ultrafast visual identification of pork in meat products [J]. Food Chem, 2022,383:132318.

[13] MA L,PENG L,YIN L,et al. CRISPR-Cas12a-powered dual-mode biosensor for ultrasensitive and cross-validating detection of pathogenic bacteria [J]. ACS Sens,2021,6(8):2920-2927.

[14] WU H,QIAN C,WU C,et al. End-point dual specific detection of nucleic acids using CRISPR/Cas12a based portable biosensor [J]. Biosens Bioelectron,2020,157:112153.

[15] MA L,YIN L,LI X,et al. A smartphone-based visual biosensor for CRISPR-Cas powered SARS-CoV-2 diagnostics [J]. Biosens Bioelectron,2022,195:113646.

[16] MUKAMA O,WU J,LI Z,et al. An ultrasensitive and specific point-of-care CRISPR/Cas12 based lateral flow biosensor for the rapid detection of nucleic acids [J]. Biosens Bioelectron,2020,159:112143.

[17] ZHOU B,YE Q,LI F,et al. CRISPR/Cas12a based fluorescence-enhanced lateral flow biosensor for detection of *Staphylococcus aureus* [J]. Sens Actuators B Chem,2022,351:130906.

[18] ZHUANG J,ZHAO Z,LIAN K,et al. SERS-based CRISPR/Cas assay on microfluidic paper analytical

devices for supersensitive detection of pathogenic bacteria in foods [J]. Biosens Bioelectron,2022,207: 114167.

[19] DAI Y,SOMOZA R A,WANG L,et al. Exploring the trans-cleavage activity of CRISPR-Cas12a(cpf1)for the development of a universal electrochemical biosensor [J]. Angew Chem Int Ed Engl,2019,58(48): 17399-17405.

[20] LI Y,YANG F,YUAN R,et al. Electrochemiluminescence covalent organic framework coupling with CRISPR/Cas12a-mediated biosensor for pesticide residue detection [J]. Food Chem,2022,389:133049.

[21] LIU J,CHEN J,WU D,et al. CRISPR-/Cas12a-mediated liposome-amplified strategy for the surface-enhanced Raman scattering and naked-eye detection of nucleic acid and application to food authenticity screening [J]. Anal Chem,2021,93(29):10167-10174.

[22] HUANG D,QIAN J,SHI Z,et al. CRISPR-Cas12a-assisted multicolor biosensor for semiquantitative point-of-use testing of the nopaline synthase terminator in genetically modified crops by unaided eyes [J]. ACS Synth Biol,2020,9(11):3114-3123.

[23] GAO S,LIU J,LI Z,et al. Sensitive detection of foodborne pathogens based on CRISPR-Cas13a [J]. J Food Sci,2021,86(6):2615-2625.

[24] ZHANG T,ZHOU W,LIN X,et al. Light-up RNA aptamer signaling-CRISPR-Cas13a-based mix-and-read assays for profiling viable pathogenic bacteria [J]. Biosens Bioelectron,2021,176:112906.

[25] XUE T,LU Y,YANG H,et al. Isothermal RNA amplification for the detection of viable pathogenic bacteria to estimate the *Salmonella* virulence for causing enteritis [J]. J Agric Food Chem,2022,70(5):1670-1678.

[26] XIANG X,LI F,YE Q,et al. High-throughput microfluidic strategy based on RAA-CRISPR/Cas13a dual signal amplification for accurate identification of pathogenic *Listeria* [J]. Sens Actuators B Chem,2022, 358.

[27] ZHOU J,YIN L,DONG Y,et al. CRISPR-Cas13a based bacterial detection platform:sensing pathogen *Staphylococcus aureus* in food samples [J]. Anal Chim Acta,2020,1127:225-233.

[28] SONG F,WEI Y,WANG P,et al. Combining tag-specific primer extension and magneto-DNA system for Cas14a-based universal bacterial diagnostic platform [J]. Biosens Bioelectron,2021,185:113262.

[29] GE X,MENG T,TAN X,et al. Cas14a1-mediated nucleic acid detectifon platform for pathogens [J]. Biosens Bioelectron,2021,189:113350.

[30] WEI Y,YANG Z,ZONG C,et al. Trans single-stranded DNA cleavage via CRISPR/Cas14a1 activated by target RNA without destruction [J]. Angew Chem Int Ed Engl,2021,60(45):24241-24247.

[31] TANG Z,SHANGGUAN D,WANG K,et al. Selection of aptamers for molecular recognition and characterization of cancer cells [J]. Anal Chem,2007,79(13):4900-4907.

[32] PANDEY R,CHANG D,SMIEJA M,et al. Integrating programmable DNAzymes with electrical readout for rapid and culture-free bacterial detection using a handheld platform [J]. Nat Chem,2021,13(9): 895-901.

[33] LIU Z,ZHONG Y,HU Y,et al. Fluorescence strategy for sensitive detection of adenosine triphosphate in terms of evaluating meat freshness [J]. Food Chem,2019,270:573-578.

[34] PENG L,ZHOU J,LIU G,et al. CRISPR-Cas12a based aptasensor for sensitive and selective ATP detection [J]. Sens Actuators B Chem,2020,320.

［35］MA L,LIAO D,ZHAO Z,et al. Sensitive small molecule aptasensing based on hybridization chain reaction and CRISPR/Cas12a using a portable 3D-printed visualizer［J］. ACS Sens 2023,8,1076-1084.

［36］XIONG Y,ZHANG J,YANG Z,et al. Functional DNA regulated CRISPR-Cas12a sensors for point-of-care diagnostics of non-nucleic-acid targets［J］. J Am Chem Soc,2020,142(1):207-213.

［37］LI C Y,ZHENG B,LI J T,et al. Holographic optical tweezers and boosting upconversion luminescent resonance energy transfer combined clustered regularly interspaced short palindromic repeats (CRISPR)/Cas12a biosensors［J］. ACS Nano,2021,15(5):8142-8154.

［38］SHEN J,ZHOU X,SHAN Y,et al. Sensitive detection of a bacterial pathogen using allosteric probe-initiated catalysis and CRISPR-Cas13a amplification reaction［J］. Nat Commun,2020,11(1):267.

［39］QIAO B,XU J,YIN W,et al. "Aptamer-locker" DNA coupling with CRISPR/Cas12a-guided biosensing for high-efficiency melamine analysis［J］. Biosens Bioelectron,2021,183:113233.

［40］MAO Z,WANG X,CHEN R,et al. Upconversion-mediated CRISPR-Cas12a biosensing for sensitive detection of ochratoxin A［J］. Talanta,2022,242:123232.

［41］ZHANG M,XUE X,GONG H,et al. Double isothermal amplification and CRISPR-Cas12a for sensitive detection of citrinin［J］. ACS Food Sci Tech,2021,1(10):1997-2005.

［42］SHENG A,WANG P,YANG J,et al. MXene coupled with CRISPR-Cas12a for analysis of endotoxin and bacteria［J］. Anal Chem,2021,93(10):4676-4681.

［43］YU Y,LI W,GU X,et al. Inhibition of CRISPR-Cas12a trans-cleavage by lead(Ⅱ)-induced G-quadruplex and its analytical application［J］. Food Chem,2022,378:131802.

［44］KHAN MU,LIN H,AHMED I,et al. Whey allergens:Influence of nonthermal processing treatments and their detection methods［J］. Compr Rev Food Sci Food Saf,2021,20(5):4480-4510.

［45］SHIN J,MILLER M,WANG YC. Recent advances in CRISPR-based systems for the detection of foodborne pathogens［J］. Compr Rev Food Sci Food Saf,2022,21(3):3010-3029.

［46］LV Y,SUN Y,ZHOU Y,et al. Cascade DNA circuits mediated CRISPR-Cas12a fluorescent aptasensor based on multifunctional Fe3O4@hollow-TiO2@MoS2 nanochains for tetracycline determination［J］. Small,2023,19(16):2206105.

Argonaute 分子诊断系统

第十四章 Argonaute 核酸酶

　　微生物可编程性核酸酶所体现的序列及功能的多样性，为揭示生物体复杂防御机制提供了新视角，也促进了基因编辑、分子诊断等技术的发展和应用。近年来研究发现，微生物防御系统的 Argonaute 核酸酶（Ago）具有类似于 CRISPR 催化特点，即利用短链 RNA 或 DNA（15~31nt）引导链对互补的单链 DNA（single-strand DNA，ssDNA）或单链 RNA（single-stranded RNA，ssRNA）进行精准剪切，因此得到广泛关注。Ago 最早报道于 1998 年，Bohmert 对拟南芥突变体研究时发现植物的叶片蜷缩起来像章鱼 *Argonauta argo* 触手，所以将该基因和相应蛋白以 Argonaute 命名。原核 Ago 与 CRISPR/Cas 系统具有相似的催化特征，都需要核酸引导链与靶标核酸链的互补来实现精准剪切，因此有潜力成为新型分子诊断酶，特别是其特殊的催化特性有别于 CRISPR，其一，Ago 对靶标核酸序列无特殊要求，如原型间隔邻近域序列（protospacer adjacent motif，PAM）等，因此其作用范围更广泛；其二，常使用短 DNA 引导链（<20nt），其合成成本及稳定性优于 Cas 的长 RNA 引导链（<80nt）；其三，Ago 活性中心空间较小，其直接作用于引导链及单链核酸靶标的复合物，因此来源于高温微生物的 Ago 更易于与聚合酶链反应（polymerase chain reaction，PCR）相耦联直接参与反应，或与恒温扩增耦联形成温控有序的高效检测体系。随着对原核 Ago 研究的不断深入，引发了其作为遗传操作以及分子诊断工具酶的应用探索。

第一节　Ago 分类系统

一、Ago 分子进化

　　Ago 广泛存在于真核、原核和古细菌三大域。Ago 属于 PIWI（pelementinduced wimpy testis）蛋白超家族，其以 PIWI 结构域为核心界定。PIWI 结构域与 RNA 酶 H 家族蛋白具有高度的结构相似性，是 Ago 发挥核酸酶活性的关键结构域；大多数 Ago 还含有 MID（Middle）结构域和 PAZ（PIWI-Argonaute-Zwille）结构域。目前已报道的 Ago 从广义上可以分为原核 Ago（prokaryotic Ago，pAgo）和真核 Ago（eukaryotic Ago，eAgo）两类。

Ago 蛋白家族在不同生命形式中具有不同的分布模式。研究发现，在 65% 已测序的真核（含人和其他哺乳动物）基因组中存在编码 eAgo 的基因；且多细胞生物中包含多个 Ago。eAgo 只在 Ago 树上形成一个小分支，pAgo 的多样性远远高于 eAgo。研究发现来自广古菌门物种的 pAgo（主要是嗜热菌）与 eAgo 属于 个分支，推测 eAgo 可能起源于广古菌门 pAgo。

（一）原核 Ago 的分子进化

pAgo 的系统发育树以及大多数子树的拓扑结构不遵循由核糖体 RNA 以及其他通用基因分析所得出的原核生物系统发育树，且 pAgo 在古菌和细菌的基因组中的分布存在交叉性。这种模式表明类似于大多数原核防御基因，*pAgo* 基因的分子进化存在广泛的水平基因转移。

依据结构域组成，pAgo 的系统发育树可以分为短 pAgo 和长 pAgo 两大分支，其中短 pAgo 分支仅由短 pAgo 组成，而长 pAgo 分支包含所有长 pAgo 和一些短 pAgo。pAgo MID 结构域和 PIWI 结构域保守性较好，但约 60% pAgo 缺乏 PAZ 结构域，如短 pAgo 只有 MID 和 PIWI 结构域，且大多数具有不完整的催化四联体。在细菌中还发现了一个高度分化的 PIWI-RE 家族，因特征性的保守精氨酸（R）和谷氨酸（E）残基而被命名。在许多基因组中，PIWI-RE 的基因与类 DinG 解旋酶基因聚类在一起，因此 PIWI-RE 蛋白被推测是 RNA 引导的限制性内切酶系统的一部分。

（二）真核 Ago 的分子进化

eAgo 是 RNA 干扰（RNA interference，RNAi）重要组分之一，通过结合非编码的小 RNA，参与降解或者抑制互补配对的靶向 RNA，从而影响基因表达。eAgo 可分为 4 个主要家族；以布氏锥虫（*Trypanosoma brucei*）为代表的锥虫 Ago 家族；以秀丽隐杆线虫（*Caenorhabditis elegans*）特有的 Ago 为代表的 WAGO 家族；以拟南芥（*Arabidopsis thaliana*）AGO1 为代表的类 Ago 家族；以及以黑腹果蝇（*Drosophila melanogaster*）PIWI 为代表的 PIWI 家族。类 Ago 和 PIWI 家族在真核生物的几个主要类群中都有出现。

二、Ago 结构特征

（一）原核 Ago 的结构

2004 年，Song 等首次报道了来自高温微生物-激烈火球菌（*Pyrococcus furiosus*）Ago（*Pf*Ago）的晶体结构。*Pf*Ago 包含典型的四个结构域：N-末端结构域（N-terminal domain，NTD）、PAZ 结构域、MID 结构域和 PIWI 结构域。总体来看，NTD、MID 结构域和 PIWI 结构域构成了"新月"形基础结构，PIWI结构域位于"新月"形分子的中心。类似RNA酶H，催化活性中心位于 PIWI 结构域的核酸结合裂缝中,其结合两个二价金属离子协助对靶标分子的剪切(图 14-1)。loop 区连接 *PfAgo* 分子的四个结构域,在"新月"形中心形成一个凹槽,NTD 通过两条独特的长的 β 折叠形成一个"茎"状结构,将 PAZ 结构域固定在"新月"形上方,封闭了凹槽的顶部,形成了 *PfAgo* 的核酸底物结合区域。

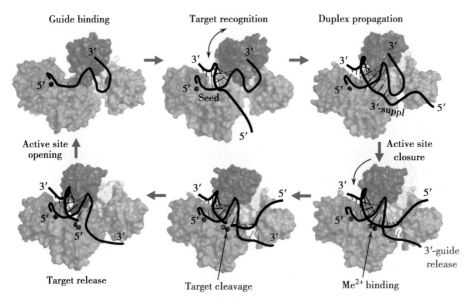

图 14-1 Ago 蛋白的作用机制

引自 LISITSKAYA L,ARAVIN A A,KULBACHINSKIY A. DNA interference and beyond:structure and functions of prokaryotic Argonaute proteins〔J〕. Nat Commun,2018,9(1):1-12.
Guide binding:导向结合;Target recognition:靶标识别;Duplex propagation:双链传播;Active site opening:活性中心开启;Active site closure:活性中心关闭;Target cleavage:靶标切割;Target release:靶标释放;3′-guide release:3′ 端引导链释放。

位于 Ago 的 C 端 PIWI 结构域与核糖核酸酶 H(RNA 酶 H)同源,是行使核酸酶功能的核心区域。在结构上具有核酸酶活性的 PIWI 结构域含有保守的"DEDX"(X=N,D 或 H)四联体。

MID 结构域能结合引导 RNA(guide RNA,gRNA)/引导 DNA(guide DNA,gDNA)的 5′端核苷酸,其中引导链 5′端第一个碱基被包裹在 MID 结构域中,不参与目标核酸链的碱基配对;不同来源 Ago 蛋白 MID 结构域关键氨基酸残基与引导链 5′端磷酸基团或核糖骨架的氢键作用有差异,使其产生对引导链核酸类型有选择性差异。

PAZ 结构域结合 gRNA/gDNA 的 3′端。在 Ago 结合引导链时,引导链 3′端的两个核苷酸锚定在 PAZ 结构域的结合口袋,Ago 发生较大的结构域重排,PAZ 向外翻转使得 Ago 的核酸结合口袋变宽;目标核酸链与引导链形成互补配对的双螺旋结构,引导链的 3′端从 PAZ 结构域释放。这种结构变化表明 PAZ 结构域柔性较强,参与底物结合及催化过程的调控。

NTD 不参与引导链的结合,但在靶标链剪切以及剪切产物的解离过程中发挥着作用,协调核酸的定位及与酶分子的相互作用。

图 14-1 为嗜热菌 Ago 在催化循环的不同步骤中的结构,催化循环的主要步骤包括引导链结合、靶标识别和退火、靶标剪切和产物释放。

短 pAgo 只包含 MID 结构域和催化四联体不完整的 PIWI 结构域(图 14-2)。短 pAgo 由两个截然不同但功能紧密耦合的结构域组成:MID 结构域和 PIWI 结构域,其功能与长 pAgo 中的两个结构域相似。如上所述,Ago 的 PAZ 结构域、MID 结构域和 PIWI 结构域对于引导链和靶标结合是非常重要的。然而,缺少 PAZ 结构域的短 pAgo 仍具有与引导链结合的功能,如 AfAgo(Archaeoglobus fulgidus Argonaute)。因此,PAZ 结构域不是引导链结合所必需的。

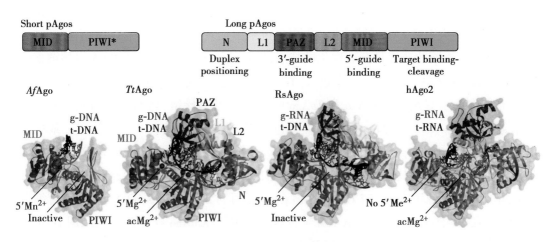

图 14-2 Ago 蛋白的结构

引自 LISITSKAYA L,ARAVIN A A,KULBACHINSKIY A. DNA interference and beyond:structure and functions of prokaryotic Argonaute proteins [J]. Nat Commun,2018,9(1):1-12.
Short pAgos:短 pAgo;Long pAgos:长 pAgo;AfAgo 代表短 pAgo;TtAgo、RsAgo 代表长 pAgo;hAgo2:代表 eAgo;MID、PIWI、N、L1、PAZ、L2 表示不同结构域;Duplex positioning:双链定位;3′-guide binding:3′ 端引导链结合;5′-guide binding:5′ 端引导链结合;Target binding-cleavage:靶标结合-切割。

PIWI-RE 蛋白与短 pAgo 是类似的,有两个保守的 MID 结构域和 PIWI 结构域,缺乏 N 结构域和 PAZ 结构域。PIWI-RE 蛋白是近年来发现的功能未知的 pAgo 的一个分支,存在于几个主要的细菌谱系中。PIWI-RE 蛋白的结构域结构与短 pAgo 有些相似,但与短 pAgo 不同的是,PIWI-RE 蛋白在 PIWI 结构域和 MID 结构域有两个保守残基:精氨酸(R)和谷氨酸(E),这对核酸结合至关重要。此外,二级结构预测表明,在 PIWI-RE 蛋白的 N 端发现了一个保守的 "X" 结构域,这在长的 pAgo 中并没有发现。另外,PIWI-RE 基因簇已被证明具有 DinG-like 解旋酶和预测的核酸酶,因此 PIWI-RE 蛋白可能作为 RNA 引导的限制系统发挥作用。

(二)真核 Ago 的结构

eAgo 的结构非常保守,由四个球形结构域组成。四个结构域分别是 NTD、PAZ 结构域、MID 结构域和 PIWI 结构域。其中，NTD 和 PAZ 结构域由 L1（Linker 1）连接，PAZ 结构域和 MID 结构域通过 L2（Linker 2）连接。核酸结合发生在由 N-PAZ 和 MID-PIWI 形成的双叶通道中。eAgo 的剪切活性中心位于 C 端的 PIWI 结构域，通过水解 RNA 的磷酸二酯键来催化 RNA/RNA 互补双链中的目标 RNA 剪切。

第二节 Ago 催化活性与生物学功能

一、核酸酶活性

Ago 结合引导链后，可结合和作用于靶标核酸，特别是可以作为核酸内切酶剪切 RNA 或 DNA 靶标。大多数 eAgo 只使用 RNA 引导链来干扰 RNA 靶标，而 pAgo 在引导链结合和靶标剪切等方面的功能具有多样化的特点，即可使用 DNA 引导链或 RNA 引导链来作用 DNA 靶标或 RNA 靶标。迄今为止，已有多种嗜热和中温 pAgo 被表征。长 pAgo 大多以 ssDNA 作为引导链，但 MpAgo 和 TpAgo 以 ssRNA 为引导链，MfAgo 和 KmAgo 可同时利用 ssDNA 和 ssRNA 引导链，引导链类型包括 5′-P 修饰，也含有 5′-OH 核酸。最早表征的 PfAgo、AaAgo、TtAgo、MjAgo 和 MfAgo 均来自嗜热微生物，在超过 65℃时对单链核酸靶标表现高活性；特别是也可作用 dsDNA 靶标，因为高温条件有利于双链解开参与反应；随后研究发现来源于中温（37℃）微生物 pAgo 也可对 ssDNA 或 ssRNA 剪切，来自细菌的 CbAgo 在 10~50℃之间催化 DNA 引导的 ssDNA 剪切；KmAgo 可以在 37℃利用 DNA 或 RNA 引导链剪切目标 ssDNA，也可以利用 DNA 或 RNA 引导链剪切目标 ssRNA。有趣的是，CpAgo 和 IbAgo 也能在 37℃剪切 dsDNA，且随 AT 区域含量提高而表现高活力。可见，pAgo 的核酸内切酶活性具有多样性。

二、生物学功能

Ago 蛋白在真核、原核和古菌生物中功能各有不同。在真核生物中，Ago 主要参与 RNAi 过程；而在原核或古菌生物中，Ago 主要起宿主防御功能，参与细菌对外源基因入侵的防御；近期，pAgo 还被证实参与宿主 DNA 复制、同源重组等途径，其他生物学功能还有待发现与探究。

（一）eAgo 参与 RNAi 过程

Ago 是在真核生物中发现的，在 RNAi 途径中起关键作用。RNAi 是真核生物中介导对内源性寄生虫和外源性致病核酸的抗性的一种保守的生物学过程，并通过中和及降解靶向 mRNA 分子来抑制蛋白质编码基因的翻译。真核生物 RNAi 通路中的关键参与者是一种称为 RNA 诱导沉默复合物（RNA-induced silencing complex，RISC）的多蛋白复合物，eAgo 作为 RISC 的功能核心，以 ssRNA 分子为引导，靶向互补 RNA 序列。RNA 靶标的翻译可以通过 RNA 靶标的结合和剪切直接沉默，从而导致蛋白质翻译的抑制，也可以通过与 RNA 靶标结合然后招募额外的沉默蛋白而间接沉默。eAgo 可以在转录后调节基因表达,保护宿主免受 RNA 病毒的入侵,并通过降低转座子的迁移率来保持基因组的完整性。因此,eAgo 对于大多数真核生物的发育和分化以及保护细胞免受病毒感染至关重要。

(二) pAgo 参与宿主防御

pAgo 与参与原核生物噬菌体/质粒防御的核酸酶之间存在序列和功能上的联系。原核生物中的噬菌体防御系统特别容易发生水平基因转移(Horizontal gene transfer,HGT),pAgo 的系统发育分析清楚地表明 HGT 也塑造了其编码基因的进化。此外,噬菌体防御系统通常编码在基因组岛中。基于以上结果推测,pAgo 的重要功能是参与外源 DNA 防御。

针对 *Rs*Ago 和 *Tt*Ago 的研究表明,Ago 能保护基因组免受外来和可能侵入的基因组元件(如质粒)的侵害。与 eAgo 形成鲜明对比的是,两种 pAgo 直接靶向 DNA。*Tt*Ago 显著降低了宿主中质粒转化效率和质粒产量,表明其具有抑制外源 DNA 的功能。在大肠埃希菌系统中异源表达 *Rs*Ago 产生了质粒衍生的小 RNA 和 DNA,并导致质粒 DNA 的降解;而在 *Rs*Ago 缺失突变的类球红细菌中,质粒编码基因的表达升高,表明 *Rs*Ago 参与外源核酸特别是质粒 DNA 的防御。

(三) pAgo 参与 DNA 复制

对 *Cb*Ago 和 *Tt*Ago 的研究显示,它们可靶向多拷贝遗传元件,对 *Cb*Ago 结合的引导链进行高通量测序并分析其分布,发现其在复制终止点和多拷贝基因区域丰度提高,同时当表达 *Cb*Ago 的质粒上携带宿主基因组 DNA 片段时,*Cb*Ago 结合的引导链在该基因序列处会出现丰度提高,*Cb*Ago 诱导同源序列之间的 DNA 干扰,并在目标 DNA 的双链断裂处触发 DNA 降解。研究还发现,*Cb*Ago 的 DNA 引导链加载量取决于其固有的核酸内切酶活性和细胞双链断裂修复机制。对 *Tt*Ago 的分析也发现,gDNA 序列在 DNA 复制起始点和终止点有大量富集的现象。

(四) pAgo 参与同源重组

对来自格氏嗜盐碱杆菌(*Natronobacterium gregoryi*)的 Ago(*Ng*Ago)的相互作用蛋白分析表明,*Ng*Ago 与同源重组酶 RecA 具有相互作用。免疫共沉淀(co-immunoprecipitation,Co-IP)试验证实 *Ng*Ago 通过 PIWI 结构域结合 RecA 同源重组酶。RecA 是细菌同源重组和基因组 DNA 修复途径中必不可少的蛋白质,表明 *Ng*Ago 可能与同源重组等途径有关。进一步的数据表明,*Ng*Ago 提高大肠埃希菌的同源重组效率。

(五) Ago 在人类疾病中的作用

越来越多的研究表明 Ago 与人类疾病有关。Ago 广泛表达并参与转录后基因沉默,因此在致癌作用中起关键作用。hAgo2 在多种癌症中过表达,已发现它参与肿瘤的发生、肿瘤细胞的增殖分化和血管生成等过程。hAgo2 的表达水平随着胃癌的进展而变化。与健康对照组相比,hAgo2 在原发性胃癌和相应淋巴结转移中的表达水平显著高于健康对照;此外,hAgo2 表达与肿瘤分化、淋巴结侵袭和临床分期存在很大相关性。hAgo2 可以通过调节一些血管生成的 miRNA 的表达,如 miRNA-145,促进新生血管的形成,进而参与肿瘤的迁移。因此，Ago 可能成为某些癌症的生物标志物。

第三节　Ago 催化机制

不同于 eAgo 仅允许 RNA 引导的 RNAi，pAgo 的引导链结合和靶标剪切过程更具多样性。除了 RNA 引导的 RNAi，pAgo 还可以进行 RNA 引导的 DNA 干扰、DNA 引导的 RNAi 以及 DNA 引导的 DNAi。了解不同的引导链如何与 Ago 蛋白形成二元复合物并对互补靶标进行识别，对于 Ago 蛋白的生物学功能的解释至关重要。对于具有催化活性的 Ago，其催化剪切的主要步骤包括引导链与 Ago 结合形成二元复合物、靶标链结合形成三元复合物、靶标剪切以及产物释放。

目前关于靶标链的识别，研究者提出了两种模型，即固定末端模型和两态模型。固定末端模型假设引导链的 3′ 端连续锚定在 PAZ 结构域中，无论是否存在目标 RNA。在两态模型中，引导链的 5′ 和 3′ 端分别绑定到引导链-Ago 二元复合体中 Ago 的 MID 结构域和 PAZ 结构域，然后靶标链与引导链的种子区域的配对导致复杂结构的构象变化，从而释放靶标链的 3′ 端并加宽 N-PAZ 通道。其中，Ago 作用的两态模型已被 *Mj*Ago 的单分子荧光共振能量转移实验所证实。

一、依赖引导链剪切

eAgo 的引导链结构主要包括 5′ 端核苷酸，种子区域（第 2~7 或 2~8 个核苷酸），剪切位点（10~11 位核苷酸）以及 3′ 补充位点（12~16 位）。引导链的 5′ 端和 3′ 端分别固定在由 MID 结构域和 PAZ 结构域形成的蛋白口袋中以实现与 Ago 的结合。

pAgo 对引导链 5′ 端核苷酸修饰表现出一定的偏好性，引导链的种子区域被认为是与其靶标结合的最小组成元件。种子区域和 3′ 补充位点被认为在靶标选择中分别起着主要和相互补充作用。种子区域启动靶标识别，3′ 补充位点进一步增强靶标和引导链核苷酸之间的相互作用。

在 Ago-引导链二元复合物中，来自种子区域的核苷酸碱基预先呈现出螺旋构象并暴露于溶液中，该区域的初始靶标配对会促进暴露下游核苷酸，以进一步识别靶标。对于引导链的 3′ 端部分，除了结合在 PAZ 结构域口袋中的最后几个核苷酸，其余部分核苷酸在二元复合物中是灵活的，这种灵活性可能有利于引导链和靶标链双螺旋的形成。在靶标链与引导链发生退火时，原本结合在 PAZ 结构域口袋的引导链 3′ 末端会被挤压出去。引导链与 PAZ 结构域的相互作用对于特异性靶标的识别非常重要，同时也可能阻止细胞内的核酸酶对引导链的降解。PAZ 结构域的构象灵活性也可能有利于各种 Ago 与不同长度的 DNA 或 RNA 相互作用。

具有催化活性 Ago 的 PIWI 结构域中具有包含一个保守的带负电荷氨基酸残基组成的催化 "DEDX" 四联体的催化中心，其螯合 Mg^{2+} 或 Mn^{2+} 等二价金属离子。其中的谷氨酸残基（E）位于构象灵活的"谷氨酸指"上，当靶标不存在时，它位于远离催化位点的位置（"未插入"构象），不参与形成完整的催化四联体，并且活性位点中没有或者仅有单个金属离子结合，此时的 Ago 三元复合物处于"剪切不相容"构象。Ago 行使剪切活性之前，PIWI 结构域和 PAZ 结构域的构象会发生变化，随后位于"谷氨酸指"上的谷氨酸残基位置发生移动，插入到活性位点之间（"插入"构象），催化位点加上位于移动 PIWI 环（谷氨酸指）上的谷氨酸残基变完整，形成了 DEDX 基序，此时 Ago 三元复合物形成了"剪切相容构象"。这种构象进一步导致引导链 3′端从 PAZ 结构域中释放，并与靶标形成双螺旋结构，并伴随着催化位点的闭合。

Ago 通常会在与引导链 5′端第 10~11 位互补配对的靶标核苷酸之间进行剪切：催化口袋中的一对二价阳离子（Mg^{2+} 或 Mn^{2+}）负责连接核酸底物和催化残基，其中一个阳离子通过活化水分子对可裂解核苷酸的磷酸基团进行攻击来协助对靶标的亲核攻击，而另一个阳离子可以稳定其形成的五共价中间体的结构并促进其连接的水分子对靶标目的位点的亲核攻击。最后，被剪切靶标核酸的 5′端部分从 Ago 中释放出去，活性位点又重新转变至"未插入"构象，为下一个靶标分子的识别做好准备。

二、不依赖引导链剪切

虽然许多 pAgo 的剪切依赖引导链，但也有一些 pAgo 可以对包括质粒和基因组 DNA 在内的 dsDNA 进行不依赖引导链的剪切。不依赖引导链的剪切称为 DNA chopping。*Mj*Ago 具有两种作用模式，即规范的引导链依赖性内切酶活性和不依赖于引导链的 DNA 内切酶活性，后者允许 *Mj*Ago 处理长 dsDNA，包括环状质粒 DNA 和基因组 DNA。不依赖于引导链的底物降解方式促使 *Mj*Ago 可以用于后续多轮 DNA 剪切。在体内，*Tt*Ago 利用 DNA chopping 机制，充分降解不稳定的 dsDNA，DNA chopping 产物的大小与引导链相似，这些产物进一步被加载到 *Tt*Ago 上，用于持续引导剪切 ssDNA 靶标。

三、碱基错配对剪切的影响

RNAi 包含从短 dsRNA（如 miRNA）衍生的引导链被加载到 Ago，因此 Ago 是 RISC 中的核心蛋白，可在序列特异性基础上沉默信使 RNA。一般情况下，引导链和靶 mRNA 之间的不匹配会降低剪切效率。miRNA 和 siRNA 与其靶标之间种子区的错配对沉默效率的有害影响极大。在原核生物中，在活性位点形成完全匹配的引导链-靶标双链是 Ago 剪切特定靶标的关键点，而螺旋缺陷的存在阻碍了激活催化所需的结构转变。以 *Tt*Ago 的碱基错配为例，剪切位点的错配破坏了 *Tt*Ago 三元复合物中的蛋白质-核酸相互作用，活性位点保持在开放的"未插入"构象。鉴于 Ago 的这一特性，设计引物链，以实现酶对靶标底物的特异性识别和剪切，而对碱基错配的突变靶标不剪切的目的，从而为特异性扩增、富集突变体靶标，为高效、精准的核酸突变检测提供新思路。

四、引导链的 5′ 端修饰对剪切的影响

引导链中 5′ 末端的修饰对引导链选择、靶标识别和靶标剪切位点的确定至关重要。所有 eAgo 和大多数 pAgo 都使用带有 5′-磷酸（5′-P）基团的引导链，只有少数 pAgo 使用带有 5′-羟基（5′-OH）的引导链。AfAgo、AaAgo、TtAgo 和 RsAgo 等优选使用 5′-P 引导链来引导目标的剪切，而 MpAgo 与 5′-OH 引导链结合。此外，CbAgo 和 LrAgo 两种 pAgo 可以利用 5′-P 和 5′-OH 引导链进行靶点剪切。且 CbAgo 更倾向于结合在 5′ 端有脱氧腺苷以及在核苷酸 2~4 位是胸腺嘧啶的 DNA 引导链。

Ago 除了对 5′ 端的磷酸基或羟基有偏好外，还对碱基类型有偏好。例如，hAgo2 偏好与 5′ 末端磷酸化并富含尿苷的 RNA 引导链结合。也有研究发现，DmAgo1 偏好与 5′-U 起始的引导链结合，而 DmAgo2 偏好与 5′-C 起始的引导链结合。

第四节　Ago 基因编辑与核酸检测

Ago 是一类可编程的核酸酶，其发挥功能时需结合引导链，通过碱基互补配对原则识别并结合 ssDNA/ssRNA 底物，在特定位点剪切 DNA/RNA 底物。目前，已成熟地应用于降低目标基因表达水平的 RNAi 技术就是依赖 eAgo 的 RNA 引导的 RNA 剪切功能。随着新的 Ago 不断被发现和鉴定，Ago 在基因编辑以及核酸检测方面的应用越来越广泛。

一、Ago 基因编辑

CRISPR/Cas9 在 crRNA 介导下的 DNA 酶活性已经彻底改变了基因组编辑领域，并取得了理想效果。某些长 pAgo 也表现出 gDNA/gRNA 介导下的 DNA 靶标剪切活性，具有开发成基因编辑工具的潜力，有别于 CRISPR/Cas 系统，pAgo 的靶向剪切不需要特定识别序列。此外，相比于典型的 crRNA 长度（Cas9 和 Cas12a 分别使用长度为 100nt、43nt 的 crRNA），pAgo 通常使用的 gDNA 长度更小（长度为 15~24nt），合成方便且稳定，并利于实现高通量的引导链生成和基因组编辑筛选。此外，pAgo 为 75~85kDa，大约是 Cas9 和 Cas12a 的一半，方便使 pAgo 有效地输送到所在的宿主中。

2015 年，韩春雨等表征了 NgAgo。该研究显示，NgAgo 在 37℃能执行引导链 DNA 介导 dsDNA 剪切，并且可以在人细胞系中进行基因组编辑。然而，这项工作受到很大争议，因为许多实验室无法重现研究报道的结果。2016 年，刘东等的研究表明，在斑马鱼的细胞中使用 NgAgo/gDNA 介导的基因编辑技术编辑斑马鱼眼睛发育相关基因，斑马鱼的眼睛发育出现了缺陷。但是，NgAgo 在缺乏 DEDX 基序的情况下也观察到基因敲减，这可能是 NgAgo-gDNA 复合物结合 DNA，从而导致其转录沉默的结果，而非发生基因编辑。尽管存在众多争议，Ago 多样性的生理生化作用及其遗传操作的应用潜力逐渐引发关注。随着越来越多具有独特催化特性的 Ago 蛋白被发现及深入研究，有望开发出具有价值的遗传

操作工具。

2019 年,张安定等对 *Ng*Ago 基因编辑研究显示,*Ng*Ago 通过结合重组酶 A(RecA)可参与微生物同源重组过程,提高同源重组效率和同源重组相关的基因编辑效率。*Ng*Ago 可提高多杀性巴氏杆菌和大肠埃希菌中基因插入或缺失效率;分析认为,*Ng*Ago 通过结合 RecA,提高了 RecA 介导的 DNA 链交换效率。除 *Ng*Ago 外,其他微生物来源的 Ago,如 *Tt*Ago、*Aa*Ago 和 *Pf*Ago 都可提高同源重组效率。以上结果表明,Ago 参与了体内同源重组过程,设计 Ago 结合同源臂序列可以在微生物细胞内实现基因编辑或插入。这些结果推动了 Ago 作为基因编辑工具的研究。

Ago 还具有开发为人工限制性核酸内切酶的潜力。限制性内切酶是 DNA 重组技术的必要工具,然而,有限的序列特异性限制了其应用的广泛性。2017 年,Zhao 等基于 *Pf*Ago 通过一对 gDNA 介导 dsDNA 的特异性剪切,开发了人工限制性内切酶(artificial restriction enzymes,ARE)平台。通过特异性 gDNA 的设计,识别并剪切几乎任何位点的 DNA 序列并产生不同长度的黏性末端。这些 ARE 与天然存在的限制性内切酶一样有效,并可靶向天然限制性内切酶不能识别的位点,表明该平台具有强大的易编程性、通用性、高效率和多功能性等特点。

二、Ago 核酸检测

核酸检测在临床诊断、食品安全、环境污染物检测等各个领域发挥着重要作用。尤其是在全球传染病流行期间,开发高灵敏高特异的新型核酸检测技术已成为必要且具有挑战性的目标。可编程、高特异性 CRISPR/Cas 核酸内切酶得到高度关注,并发展了系列核酸检测新技术。因 Ago 具有和 CRISPR/Cas 类似的识别精准性,且具有对靶标核酸更宽泛的识别能力,已被开发为新的核酸检测工具酶。

(一)A-Star 低丰度肿瘤突变富集技术

冯雁团队针对稀有突变等位基因的高效检测,开发了具有超高灵敏度的 Ago 耦联 PCR 的检测平台技术——A-Star(Ago-directed specific target enrichment and detection)。与 CRISPR 系统的 SHEROCK 方法相比,A-Star 技术将检测的灵敏度从常规的 1% 提高到 0.01%,极大地提高了稀有、变异等位基因的检测灵敏度。该技术原理是:发展了引导链识别差异方法,利用高温 *Pf*Ago 对引导链与靶标碱基错配容忍度,94℃ DNA 变性步骤中,gDNA 与野生型 ssDNA 结合并剪切,降低了野生型模板量;同时与突变等位基因存在两个碱基错配,进而保留突变基因进入下一轮 PCR 循环得以扩增。每轮 PCR 都降低野生型基因并强化突变体基因,从而达到选择性富集的目的。扩增产物随后可结合下游多终端检测,包括 TaqMan 实时定量聚合酶链反应和 Sanger 测序、二代测序技术(next-generation sequencing,NGS)、核酸质谱等技术(图 14-3)。整合型、一管式 "A-Star" 系统在稀有突变基因富集方面的效率显示了优越性,比常规 PCR 检测高出了 2 个数量级,能实现低至 0.01% 变异等位基因频率(variation allele frequency,VAF)的单核苷酸变异(single nucleotide variant,SNV)

等位基因级分的特异性扩增,富集效率超过 5 500 倍,大大增加了下游检测的灵敏度,并实现了对肺癌、肠癌等临床血液、病理样本的检测。此外,A-Star 利用正交引导链介导的特异性剪切,通过简单的一管式反应实现了多重癌基因检测。A-Star 首次将可编程的高度特异性核酸内切酶整合到常规 PCR 反应平台,具有超灵敏、简单、快速和经济等优势,有望为癌症、遗传性疾病等早期诊断及伴随诊断提供新方案。

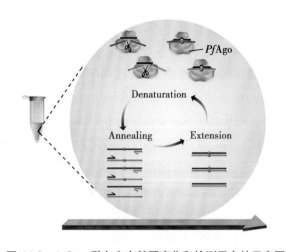

图 14-3 A-Star 稀有突变基因富集和检测平台的示意图
引自 LIU Q,GUO X,XUN G,et al. Argonaute integrated single-tube PCR system enables supersensitive detection of rare mutations [J]. Nucleic Acids Res,2021,49（13）:e75.
黑线代表 gDNA,蓝线和绿线分别代表靶标 dsDNA 的正链和负链;蓝线和绿线上方或下方的带箭头的协调色线表示正向引物和反向引物;红点表示 SNV 靶基因的核苷酸突变;Denaturation:变性;Annealing:退火;Extension:延伸。

（二）NAVIGATER 突变富集检测技术

Oost 团队利用 *Tt*Ago 开发出了一种基于稀有核酸片段的高特异性富集的癌症检测技术,称为 NAVIGATER,这个技术是通过设计短 DNA 引导链使 *Tt*Ago 靶向剪切完全互补的野生型核酸（DNA 和 RNA）,而保留扩增单核苷酸多态性（single nucleotide polymorphism,SNP）的等位基因,使稀有核酸被富集,提高了下游检测方法的灵敏度。该方法首先将含有稀有突变的 SNP 样本进行 PCR 扩增,然后在 95℃进行 Ago 特异性剪切;通过 2~3 次间断性反应过程,*Tt*Ago 对 0.5% VAF 的肿瘤标志物 *KRAS* G12D 的富集效率达到 60 倍,结合下游肽核酸（peptide nucleic acid,PNA）和异核酸（xenonucleic acid,XNA）钳式 PCR,使检测灵敏度增加 100 倍,在胰腺癌患者的血液样本中检测到低丰度（0.01%）突变等位基因;与 XNA-PCR 结合时,NAVIGATER 优于基于 Cas9 的分析,检测出更多的突变阳性样本。然而,该方法需要进行多次 PCR 扩增,以及开盖加入 *Tt*Ago,容易造成气溶胶污染,对操作环境和人员要求较高。

（三）PAND 病毒检测技术

马立新团队基于 *Pf*Ago 开发了一种核酸检测技术——PAND（*Pf*Ago-mediated nucleic acid detection）。其原理是 *Pf*Ago-引导链复合物对靶标剪切后,生成的单链短 DNA 产物可以与 *Pf*Ago 结合,在同一反应系统中引导 Ago 对下游靶标进行第二轮剪切。基于这一原理,针对待检测双链靶标,设计三个引导链（gr、gt 和 gf）,使其引导 *Pf*Ago 在第一轮剪切中产生新的引导链 gn;第二轮剪切中靶标为带有荧光基团和荧光淬灭基团的信号分子,*Pf*Ago-gn 复合物对信号分子剪切,使其产生荧光信号。利用 PAND,可以检测到模拟 cfDNA 样本中 0.1% VAF 的 *KRAS* G12D 和 *EGFR* T790M 突变基因。研究者还通过设计五种信号分子和五组引导链,实现了 PAND 对五种人乳头瘤病毒（human papilloma virus,HPV）的多重核酸检测。该团队对 PAND 技术进行了简化,并将其应用于严重急性呼吸系统综合征冠状病毒 2 型(severe acute respiratory syndrome coronavirus 2,SARS-CoV-2)及其突变体的检测,命名为 SARS-CoV-2 PAND。从鼻咽拭子或口咽拭子中提取病毒 RNA,通过反转录聚合酶链反应(reverse transcription polymerase chain reaction,RT-PCR)扩增病毒基因组中的保守区域。然后,将 PCR 产物、引导链和信号分子混合,在 95℃反应,产生的产物作为新的引导链介导第二轮对信号分子的剪切。随后,用实时荧光定量 PCR 仪或荧光光谱仪检测荧光信号。

(四) SPOT 新型冠状病毒核酸检测技术

Zhao 团队基于 PfAgo 也开发出了一款快速、便携式的 SARS-CoV-2 核酸检测技术——可扩展和便携式测试(scalable and portable testing,SPOT)(图 14-4)。其原理为:应用设计特殊反应器的隔离性,首先通过逆转录环介导恒温扩增检测(loop mediated isothermal amplification,LAMP)对病毒的 E(包膜)和 N(核蛋白)基因进行扩增;然后加入第二腔室,通过设计 3 条引导链,引导 PfAgo 对扩增产物进行剪切,产生 16nt 的 ssDNA 片段,其可作为二级引导链,引导 PfAgo 剪切特异性荧光基团和荧光淬灭基团标记的报告分子。荧光信号由便捷式设备进行检测,测试结果也会显示在附带的液晶屏上。

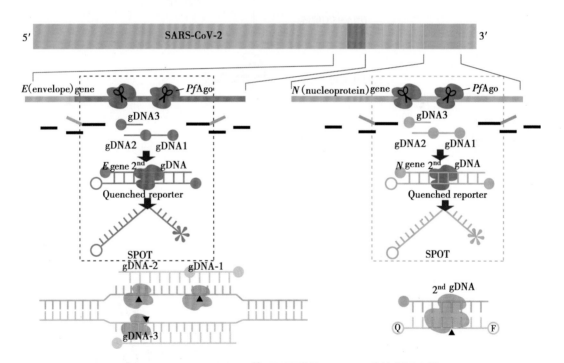

图 14-4 SARS-CoV-2 基因组图谱及 SPOT 工作流程示意图

SARS-CoV-2:严重急性呼吸系统综合征冠状病毒 2 型;SPOT:可扩展和便携式测试;gDNA:引导 DNA;E(envelope):包膜蛋白;PfAgo:拟南芥 Argonaute;gDNA:基因组 DNA;Quenched reporter:淬灭报告分子。

（五）RADAR 高灵敏度核酸检测技术

针对病原微生物感染，冯雁团队将 PCR 扩增与 Ago 特异性剪切技术相结合，建立了高灵敏度、高特异性的核酸检测新技术——RADAR（renewed gDNA assisted DNA cleavage with Argonaute）（图 14-5）。该技术利用 *Pf*Ago 的次级剪切的科学发现针对靶标 dsDNA 或 RNA 设计互补配对的初级 ssDNA 引导链，并将第一次剪切靶标的产物作为次级引导链靶向剪切带有荧光基团和荧光淬灭基团标记的探针靶标，形成次级剪切，最终根据荧光信号来检测靶标核酸。由于 *Pf*Ago 的正交导向特异性剪切，进一步扩展了 RADAR 用于同时区分多个目标序列的检测。RADAR 可以同时进行四种不同 HPV 亚型的检测，在不同组合样本中均未发现交叉干扰信号，并且多重反应中每一个靶标的输出信号强度都处于相似的水平，证明单一 *Pf*Ago 可以在多重引导链介导下分别精准检测多重靶标。在此基础上，使用人类肛门拭子中提取的 DNA 样本，RADAR 方法可在 2h 内完成 HPV 感染临床样本的检测，一致性达到 100%。上述结果说明，*Pf*Ago 建立的 RADAR 核酸检测是一种

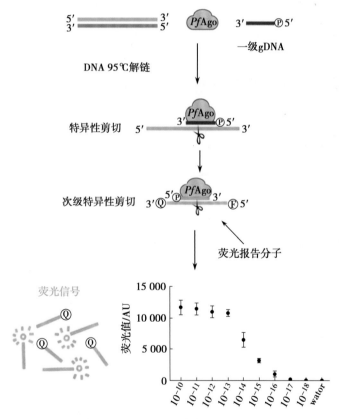

图 14-5 RADAR 检测原理示意图

RADAR：可更新的 gDNA 辅助的 Argonaute 介导的 DNA 切割；gDNA：引导 DNA；
*Pf*Ago：来自高温微生物激烈火球菌（*Pyrococcus furiosus*）的 Argonaute（Ago）蛋白。

快速、灵敏、可靠的技术平台,可用于多重病毒 DNA 检测。RADAR 核酸检测方法将在第十六章详细介绍。

(六) MULAN 多重核酸检测技术

针对现场快速检测(point-of-care testing,POCT)需求,冯雁团队开发了多重核酸检测技术——MULAN(multiplex Argonaute-based nucleic acid detection system)。其具体原理见图 14-6,通过将 RADAR 技术与 LAMP 相结合,设计 PCR 内衬管等方式建立单管内逆转录-LAMP(65℃)核酸扩增与高温(90℃)RADAR 荧光检测两相体系,实现全程封闭、一管式、快速(小于 1h)的双系统耦联核酸检测。MULAN 将恒温扩增与单个 Ago 的多重检测相结合,可同时检测 SARS-CoV-2 和流行性感冒病毒等多个靶标。由于其高特异性,MULAN 能够以单碱基错配区分突变基因和野生型基因达到对靶标的基因分型,并将其应用于 SARS-CoV-2 野生型和 D614G 突变型的区分检测。此外,MULAN 还支持便携式和可视化设备,每个反应的检测限仅为 5 拷贝/μL,并且经 SARS-CoV-2 和流行性感冒病毒临床样本验证,MULAN 与实时定量聚合酶链反应(real time quantitative polymerase chain reaction,RT-qPCR)检测结果一致性为 100%。这些结果表明,MULAN 在可靠、简单、快速的临床诊断方面具有巨大的潜力,有助于促进传染病的检测和控制。MULAN 核酸检测方法将在下篇第十六章详细介绍。

(七) Ago 结合别构转录因子检测小分子化合物

羟基苯甲酸(pHydroxybenzoic acid,p-HBA)是一种用于食品、药品和化妆品的防腐剂,也是一种常见的环境污染物。检测 p-HBA 对于科学研究、环境监测、食品安全和疾病诊断具有重要意义。冯雁团队基于中温 pAgo(PbAgo 和 BlAgo)结合 gDNA 靶向剪切 ssDNA 的特征,结合别构转录因子 slyA 同源蛋白(Homologue of slyA,HosA)的变构效应,开发了一种检测小分子 p-HBA 的新方法。针对 BlAgo 和 PbAgo 无法剪切线性 dsDNA,设计了不规则的 dsDNA。HosA 先在中温条件下结合不规则 dsDNA,若剪切体系中存在 p-HBA,HosA 结合 p-HBA 释放 dsDNA,从而被 PbAgo 或者 BlAgo 和 gDNA 的复合物剪切,生成 ssDNA 产物,实现对 p-HBA 的检测(图 14-7)。利用 PbAgo 或者 BlAgo 耦联别构转录因子 HosA 开发的小分子 p-HBA 检测方法,是首次将 pAgo 用于检测小分子化合物,扩展了 pAgo 在小分子检测方面的潜在应用范围。

(八) NOTE-Ago 食源性致病菌检测技术

食源性致病菌是引起人类食源性疾病的关键因素之一,会导致伤寒、败血症、肠胃炎等多种疾病,严重威胁人类的身体健康。因此食源性致病菌的早期筛查和灵敏检测对于食源性疾病的预防和控制具有重要意义。马龙、满淑丽团队开发了一种名为 NOTE-Ago 的多功能生物传感平台,该平台基于 Ago 的识别、剪切功能而建立,并且集成了标签特异性引物延伸和核酸外切酶Ⅰ,可进行无需重建的食源性致病菌检测。该方法使用标签特异性引物扩增伤寒沙门菌的 invA 基因和金黄色葡萄球菌的 nuc 基因;其中,标签特异性引物由两部分组成,3' 末端的特异性引物序列与靶标匹配,5' 末端的标签序列与报告分子匹配。

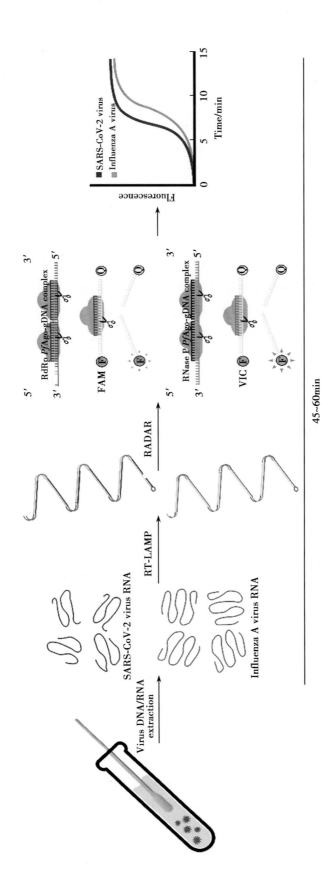

图 14-6 MULAN 检测原理示意图

Virus DNA/RNA extraction:病毒 DNA/RNA 提取;SARS-CoV-2 virus:新型冠状病毒;Influenza A virus:甲型流感病毒;RT-LAMP:逆转录-环介导等温扩增;gDNA:引导 DNA;RdRp *Pf*Ago-gDNA complex:RNA 依赖的 RNA 聚合酶 *Pf*Ago-DNA 聚合物;Fluorescence:荧光强度。

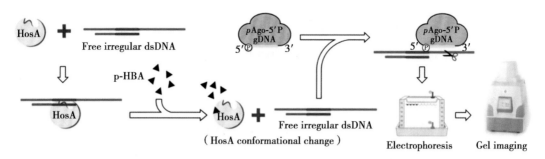

图 14-7　中温 pAgo 结合别构转录因子 HosA 检测小分子化合物 p-HBA 的流程

引自 DONG H，HUANG F，GUO X，et al. Characterization of Argonaute nucleases from mesophilic bacteria Paenibacillus borealis and Brevibacillus laterosporus［J］. Bioresour Bioprocess，2021，8：1-12.
HosA：别构转录因子；p-HBA：羟基苯甲酸；Free irregular dsDNA：游离不规则双链 DNA；gDNA：引导 DNA；HosA conformational change：HosA 构象变化；Electrophoresis：电泳；Gel imaging：胶成像。

核酸外切酶 I 特异性地从 ssDNA 的 3′ 末端水解 ssDNA，只有在存在靶标核酸的情况下才能触发系统。扩增后，剩余的引物被核酸外切酶 I 完全消化。如果扩增产物为带有标签序列的 dsDNA，则可以有效保护其免受核酸外切酶 I 降解。随后，扩增子上的标签序列将作为 PfAgo 的引导 DNA，PfAgo 基于互补序列识别和裂解荧光淬灭报告分子，使荧光基团释放，荧光增加。假设荧光信号的强度与可检测的靶标核酸量呈正相关，则可以通过酶标仪定量测量荧光强度，也可以通过定制的 3D 打印荧光读数仪与智能手机耦联，通过图像分析程序将结果可视化。通过这种策略，靶标核酸可以灵巧地转化为荧光信号。研究者也对该设计的实用性进行了测试，能够检测到日常食品样品伤寒沙门菌和金黄色葡萄球菌的荧光读数发生显著变化。该平台具有超高的灵敏度，可检测低至 1CFU/mL 的伤寒沙门菌和金黄色葡萄球菌，在实际样品中最宽检测范围为 1~10⁸CFU/mL。这项工作扩展了基于 Ago 的检测工具箱，具有简单、灵敏和准确的检测能力，并且具有多重检测的潜力。

（九）CpAgo/EXPAR 一步法检测

miRNA 分子检测通常受到多重水平的限制。Kong 团队报道了一种通用的可编程诊断平台，即基于 CpAgo 的 One-Pot（COP）检测方法。原理是将具有精确剪切特性的嗜中温 CpAgo 与高效的指数扩增反应（exponential amplification reaction，EXPAR）整合在一管中开发双重信号扩增策略，用于 miRNA 的多重检测。该方法通过两阶段温度控制完成：在第一阶段（55℃），具有 5′-磷酸的 EXPAR 扩增子在靶 miRNA 的引导下生成，并且在 ssDNA 模板存在下，被 Vent DNA 聚合酶呈指数级扩增，被 Nt.BstNBI 核酸内切酶切开；在第二阶段（37℃），使用含有 5′-磷酸的 EXPAR 扩增子作为 DNA 向导，对检测探针进行可编程的 CpAgo 依赖性剪切，从而实现双重信号扩增。研究者对 COP 测定法进行了调整，以同时检测单个试管中的四个 miRNA，与扩增子序列互补的荧光探针由 CpAgo 剪切，用于特定的靶标传感。该检测方法具有出色的特异性、单碱基鉴别能力和高灵敏度，且测定快速，在科学研究和临床应用中对多种 miRNA 的检测具有广阔的前景。

(十) PNP-Ago dsDNA 检测技术

PNA 可以与互补 DNA 或 RNA 结合,具有高亲和力和特异性,从而产生比天然存在的 RNA 或 DNA 对应物更稳定的杂交体。靶向 PNA 侵袭 DNA 具有明显的优势,包括简单性、对细胞核酸酶的抗性以及在特定位点解开 B-DNA 螺旋以募集各种 DNA 修饰酶的潜力,各种可以侵入 DNA 底物的合成 DNA 类似物可用于基因编辑,并被纳入 PNP 编辑器(PNA-assisted pAgo editing,PNP editing)体系中。Mahfouz 团队利用 PNA 分子和 pAgo 的特性,开发了 PNP 编辑技术,并确定了设计 PNP 编辑器的关键参数,以有效地生成可编程的特定双链断裂(double-strand break,DSB),与环境温度下的 GC 含量、DNA 形式无关。研究者使用 PNA 来促进精确 DNA 链侵袭和解旋,使 pAgo 蛋白能够特异性结合置换的 ssDNA,并引入独立于靶序列的位点特异性 DSB。该技术允许同时使用多个 PNP 编辑器来生成多个位点特异性 DSB,从而为潜在的体外和体内应用提供设计思路。

(十一) Ago-GFET 单核苷酸变异检测技术

单核苷酸变异(single-nucleotide variation,SNV)是许多疾病易感性的遗传基础,也是疾病诊断的重要生物标志物,快速检测 SNV 对疾病诊断和个性化医疗至关重要。Wei 团队开发了一种由 Ago 介导的石墨烯场效应晶体管(GFET)平台,能够快速、灵敏和特异性地检测 SNV。在 GFET 上固定 *Tt*Ago,当种子区域发生错配时,*Tt*Ago 的纳米通道可以预先组织 gDNA 探针,从而防止探针失活,加速靶标结合并快速识别未扩增的肿瘤相关 miRNA、循环肿瘤 DNA(circulating tumor deoxyribonucleic acid,ctDNA)、病毒 RNA 和逆转录 cDNA 中具有单核苷酸分辨率的 SNV。Ago-GFET 技术克服了灵敏度和检测速度之间的权衡,集成微芯片可在 5min 内同时检测多个 SNV,与测序结果一致,无需核酸提取、逆转录和扩增即可实现对 SNV 的快速检测。

(十二) RT-RPA-PfAgo 病毒检测技术

Sun 团队将逆转录技术与重组酶聚合酶恒温扩增(recombinase polymerase amplification,RPA)和 *Pf*Ago 相结合,开发了 RT-RPA-*Pf*Ago 检测系统,可同时检测水稻齿叶矮缩病毒(rice ragged stunt virus,RRSV)、水稻草状矮缩病毒(rice grassy stunt virus,RGSV)和水稻黑条纹矮缩病毒(rice black stripe dwarf virus,RBSDV)。该方法具有高灵敏度和特异性,检测限为 3.13~5.13 拷贝/μL,还能有效区分三种不同的病毒,在未来的植物病毒诊断中具有巨大的实用性。

Wang 等建立了一种 RPA 和 *Pf*Ago 组合检测方法,检测可引起虾白斑病的白斑综合征病毒(white spot syndrome virus,WSSV)基因 *VP28*,通过 RPA,扩增子作为 *Pf*Ago 剪切的底物,进行第一轮剪切后,产生了一个新的 5'-磷酸化 ssDNA 作为 gDNA 引导 *Pf*Ago 剪切分子信标,释放羧基荧光素(carboxyfluorescein,FAM)荧光信号。该方法可用于现场检测,75min 内完成每反应单拷贝的检测,无需精密的热循环仪,并且具有高度特异性。该研究为对虾养殖中 WSSV 检测提供了一种超灵敏的现场检测方法,拓展了 *Pf*Ago 在水产疾病诊断领域的应用。

（十三）TtAgo-EXPAR 恒温扩增结合的高灵敏度检测技术

循环肿瘤 DNA（circulating tumor deoxyribonucleic acid，ctDNA）是一种用于液体活检的无创生物标志物，具有重要的临床和生物学信息，Fang 等报告了一种将 TtAgo 和指数扩增耦联的方法（TtAgo-CEAR），该方法可以选择性扩增突变的 ctDNA，并且具有超快速、灵敏和简单的特点。针对 7 个 KRAS 突变位点，该方法可以在 16min 内轻松检测到含量为阿摩尔每升级的基因突变，并具有单核苷酸特异性，无需事先进行 PCR 扩增，该方法在小鼠模型中检测到的 ctDNA 浓度可以响应血清样本中疾病负荷的变化。TtAgo-CEAR 方法在快速诊断和监测各种恶性肿瘤方面具有巨大潜力。

Yuan 等报告了一种基于 TtAgo 的热稳定指数扩增反应，称为 TtAgoEAR，该方法能够在 66℃ 的恒定温度下以超高灵敏度和单核苷酸分辨率检测 RNA。TtAgoEAR 方法由两个串联运行的回路组成，第一个回路旨在从 RNA 靶标获得所需的单链初始寡核苷酸，与靶标 RNA 互补的 16nt gDNA 在 5′ 和 3′ 末端被磷酸化以激活 Ago，同时阻止其延伸，然后，gDNA 和 TtAgo 构成 TtAgo/gDNA 复合物，该复合物特异性识别 RNA 并产生缺口，导致初始寡核苷酸的形成。第二回路旨在扩增从第一回路释放的寡核苷酸，加入靶 RNA 后，产生的初始寡核苷酸与模板杂交，并通过 DNA 聚合酶延伸形成 dsDNA，切刻酶对 dsDNA 的剪切产生一个新的触发序列，该序列通过杂交、延伸和剪切反应的循环促进 DNA 复制的重复循环，TtAgoEAR 的指数扩增反应过程可以通过染料 SYBR Green I 实时监测。研究者使用该方法证明了对 lncRNA、mRNA 和病毒 RNA 的可靠检测，并且 TtAgoEAR 可用于检测细胞系、唾液和组织中的 RNA 靶标。

三、Ago 成像技术

（一）Ago-荧光原位杂交内源性 miRNA 分析

miRNA 是小的调控 RNA，在转录后控制蛋白质编码基因的表达水平。miRNA 的失调与细胞功能障碍以及多种疾病有关。因此，血清或血浆中肿瘤衍生 miRNA 有望成为基于组织的癌症分类和预后标志物。据报道，某些病毒，如 SARS-CoV 表达自己的 miRNA，或影响细胞 miRNA 的表达，这表明 miRNA 检测具有成为病毒感染生物标志物的潜在用途。同时，miRNA 检测技术面临检测步骤复杂和单碱基错配识别的挑战。

Hohng 团队开发了一种基于 TtAgo 的无扩增的多色单分子传感技术，基于 Ago 的荧光原位杂交（fluorescence in situ hybridization，FISH），命名为 Ago-FISH，该技术可以分析纯化内源性 miRNA，具有高灵敏度、特异性和可靠性的特点。与以前报道的技术相比，该技术可以区分单碱基错配和单核苷酸 3′-端，无论它们在 miRNA 上的位置如何，都具有低假阳性率。通过在 TtAgo 中预加载探针，miRNA 的检测速度提高了 20 倍以上。最后，利用单分子斑点数和靶 miRNA 浓度之间的保守线性，可以估计单个细胞中内源性 miRNA 物种的绝对平均拷贝数。Ago-FISH 技术提供了一种可以在单个 miRNA 传感芯片上准确分析各种内源性 miRNA 的方法。

(二) AgoFISH 荧光标记技术

Sun 团队报道了一种名为 AgoFISH 的新 FISH 方法,该方法基于 *Tt*Ago 中核酸酶失活的突变型 Argonaute(d*Tt*Ago)蛋白具有 DNA 引导的靶标 DNA 结合活性。荧光标记的 d*Tt*Ago 与 5′ 磷酸化的单链引导 DNA 相结合,可以将荧光标记带到与引导 DNA 互补的内源性 DNA 序列中。AgoFISH 可以成功标记人类和小鼠细胞中的特定序列。将 d*Tt*Ago 与设计的单链引导 DNA 组装在一起,能够可视化编码基因中的非重复序列。这一方法为染色体结构研究以及 FISH 的广泛应用提供了经济且简便的工具。

(三) Ago NRDE-3 体内荧光成像技术

Barriere 团队使用外源 RNAi 途径和荧光标记的 Ago NRDE-3 来定位细胞质中转录位点的多个基因。该方法依赖荧光标记的 Ago NRDE-3 与靶标基因的新生转录物的特异性结合,能够在活的秀丽隐杆线虫中跟踪转录过程。该方法允许在转录位点和细胞质中成像,并且成本低廉。可以对体内未经修饰的转录物进行成像以了解转录的调控及其动力学。

(四) TnT 体内 mRNA 成像技术

Stasevich 团队开发了一种叫做 "translation and tethering"(TnT)的单分子生物传感器,扩展了新生链跟踪(neogenesis chain tracking,NCT)技术。TnT 生物传感器通过添加一个系留盒来构建 NCT,该盒随机招募具有可控化学计量的荧光标记调节因子。通过随时间跟踪系留的 mRNA,可以识别和量化该因子的影响。TnT 生物传感器通过对信噪比进行优化,能够以三种颜色对单 mRNA 沉默进行连续监测。TnT 生物传感器提供了一条在活细胞内进行具有单分子空间分辨率和高时间分辨率的高度受控生化实验的途径。

(冯雁 刘倩 李忠磊)

参 考 文 献

[1] BOHMERT K,CAMUS I,BELLINI C,et al. *AGO1* defines a novel locus of *Arabidopsis* controlling leaf development [J]. EMBO J,1998,17(1):170-180.

[2] SWARTS D C,MAKAROVA K,WANG Y,et al. The evolutionary journey of Argonaute proteins [J]. Nat Struct Mol Biol,2014,21(9):743-753.

[3] HEGGE J W,SWARTS D C,VAN DER OOST J. Prokaryotic Argonaute proteins:novel genome-editing tools [J]. Nat Rev Microbiol,2018,16(1):5-11.

[4] SONG J J,SMITH S K,HANNON G J,et al. Crystal structure of Argonaute and its implications for RISC slicer activity [J]. Science,2004,305(5689):1434-1437.

[5] BURROUGHS A M,IYER L M,ARAVIND L. A MAXWELL BURROUGHS,LAKSHMINARAYAN M IYER,L ARAVIND. Two novel PIWI families:roles in inter-genomic conflicts in bacteria and mediator-dependent modulation of transcription in eukaryotes [J]. Biol Direct,2013,8:13.

[6] MAKAROVA K S,WOLF Y I,KOONIN E V. Comparative genomics of defense systems in archaea and bacteria [J]. Nucleic Acids Res,2013,41(8):4360-4377.

［7］LISITSKAYA L,ARAVIN A A,KULBACHINSKIY A. DNA interference and beyond:structure and functions of prokaryotic Argonaute proteins［J］. Nat Commun,2018,9(1):1-12.

［8］WANG Y,JURANEK S,LI H,et al. Structure of an argonaute silencing complex with a seed-containing guide DNA and target RNA duplex［J］. Nature,2008,456(7224):921-926.

［9］KWAK P B,TOMARI Y. The N domain of Argonaute drives duplex unwinding during RISC assembly［J］. Nat Struct Mol Biol,2012,19(2):145-151.

［10］SCHWARZ D S,HUTVÁGNER G,DU T,,et al. Asymmetry in the assembly of the RNAi enzyme complex［J］. Cell,2003,115(2):199-208.

［11］ZANDER A,WILLKOMM S,OFER S,,et al. Guide-independent DNA cleavage by archaeal Argonaute from *Methanocaldococcus jannaschii*［J］. Nat Microbiol,2017,2:17034.

［12］SASHITAL D G. Prokaryotic Argonaute uses an all-in-one mechanism to provide host defense［J］. Mol Cell,2017,65(6):957-958.

［13］SWARTS D C,JORE M M,WESTRA E R,et al. DNA-guided DNA interference by a prokaryotic Argonaute［J］. Nature,2014,507(7491):258-261.

［14］KUZMENKO A,OGUIENKO A,ESYUNINA D,et al. DNA targeting and interference by a bacterial Argonaute nuclease［J］. Nature,2020,587(7835):632-637.

［15］FU L,XIE C,JIN Z,et al. The prokaryotic Argonaute proteins enhance homology sequence-directed recombination in bacteria［J］. Nucleic Acids Res,2019,47(7):3568-3579.

［16］ZHANG J,FAN X S,WANG C X,et al. Up-regulation of Ago2 expression in gastric carcinoma［J］. Med Oncol,2013,30(3):628.

［17］WU S,YU W,QU X,et al. Argonaute 2 promotes myeloma angiogenesis via microRNA dysregulation［J］. J Hematol Oncol,2014,7:40.

［18］FILIPOWICZ W. RNAi:the nuts and bolts of the RISC machine［J］. Cell,2005,122(1):17-20.

［19］TOMARI Y,ZAMORE P D. Perspective:machines for RNAi［J］. Genes Dev,2005,19(5):517-529.

［20］KAWAMATA T,SEITZ H,TOMARI Y. Structural determinants of miRNAs for RISC loading and slicer-independent unwinding［J］. Nat Struct Mol Biol,2009,16(9):953-960.

［21］XING J,MA L,CHENG X,et al. Prokaryotic Argonaute protein from *Natronobacterium gregoryi* requires RNAs to activate for DNA interference in vivo［J］. mBio,2022,13(2):e0365621.

［22］GAO F,SHEN X Z,JIANG F,et al. Retraction:DNA-guided genome editing using the *Natronobacterium gregoryi* Argonaute［J］. Nat Biotechnol,2017,35(8):797-797.

［23］QI J,DONG Z,SHI Y,et al. *NgAgo*-based *fabp11a* gene knockdown causes eye developmental defects in zebrafish［J］. Cell Res,2016,26(12):1349-1352.

［24］ENGHIAD B,ZHAO H. Programmable DNA-guided artificial restriction enzymes［J］. ACS Synth Biol,2017,6(5):752-757.

［25］WANG M,ZHANG R,LI J. CRISPR/Cas systems redefine nucleic acid detection:principles and methods［J］. Biosens Bioelectron,2020,165:112430.

［26］SONG J,HEGGE J W,MAUK M G,et al. Highly specific enrichment of rare nucleic acid fractions using *Thermus thermophilus* argonaute with applications in cancer diagnostics［J］. Nucleic Acids Res,2020,48(4):e19.

［27］LIU Q,GUO X,XUN G,et al. Argonaute integrated single-tube PCR system enables supersensitive detection of rare mutations［J］. Nucleic Acids Res,2021,49(13):e75.

［28］GUANHUA XUN,QIAN LIU,YUESHENG CHONG,et al. Argonaute with stepwise endonuclease activity promotes specific and multiplex nucleic acid detection [J]. *Bioresour Bioprocess*, 2021, 8 (1): 46.

[29] XUN G, LANE S T, PETROV V A, et al. A rapid, accurate, scalable, and portable testing system for COVID-19 diagnosis [J]. Nat Commun, 2021, 12 (1): 2905.

[30] WANG F, YANG J, HE R, et al. *Pf*Ago-based detection of SARS-CoV-2 [J]. Biosens Bioelectron, 2021, 177: 112932.

[31] SONI M G, CARABIN I G, BURDOCK G A. Safety assessment of esters of *p*-hydroxybenzoic acid (parabens) [J]. Food Chem Toxicol, 2005, 43 (7): 985-1015.

[32] MITCHELL P S, PARKIN R K, KROH E M, et al. Circulating microRNAs as stable blood-based markers for cancer detection [J]. Proc Natl Acad Sci USA, 2008, 105 (30): 10513-10518.

[33] LOUTEN J, BEACH M, PALERMINO K, et al. MicroRNAs expressed during viral infection: biomarker potential and therapeutic considerations [J]. Biomark Insights, 2015, 10 (Suppl 4): 25-52.

[34] SHIN S, JUNG Y, UHM H, et al. Quantification of purified endogenous miRNAs with high sensitivity and specificity [J]. Nat Commun, 2020, 11 (1): 1-8.

[35] LUBY B M, ZHENG G. Specific and direct amplified detection of microRNA with microRNA: Argonaute-2 cleavage (miRACle) beacons [J]. Angew Chem Int Ed Engl, 2017, 56 (44): 13704-13708.

[36] LEI CHANG, GANG SHENG, YIWEN ZHANG, et al. AgoFISH: cost-effective in situ labelling of genomic loci based on DNA-guided d*Tt*Ago protein [J]. Nanoscale Horiz, 2019, 4 (4): 918-923.

[37] TOUDJI-ZOUAZ A, BERTRAND V, BARRIÈRE A. Imaging of native transcription and transcriptional dynamics in vivo using a tagged Argonaute protein [J]. Nucleic Acids Res, 2021, 49 (15): e86.

[38] HE R, WANG L, WANG F, et al. *Pyrococcus furiosus* Argonaute-mediated nucleic acid detection [J]. Chem Commun, 2019, 55 (88): 13219-13222.

[39] CIALEK C A, GALINDO G, MORISAKI T, et al. Imaging translational control by Argonaute with single-molecule resolution in live cells [J]. Nat Commun, 2022, 13 (1): 3345.

[40] YE X, ZHOU H, GUO X, et al. Argonaute-integrated isothermal amplification for rapid, portable, multiplex detection of SARS-CoV-2 and influenza viruses [J]. Biosens Bioelectron, 2022, 207: 114169.

[41] DONG H, HUANG F, GUO X, et al. Characterization of Argonaute nucleases from mesophilic bacteria *Paenibacillus borealis* and *Brevibacillus laterosporus* [J]. Bioresour Bioprocess, 2021, 8: 1-12.

[42] LI Y, KOU J, HAN X, et al. Argonaute-triggered visual and rebuilding-free foodborne pathogenic bacteria detection [J]. J Hazard Mater, 2023, 454: 131485.

[43] LIN Q, CAO Y, HAN G, et al. Programmable *Clostridium perfringens* Argonaute-based, one-pot assay for the multiplex detection of miRNAs [J]. Anal Chem, 2023, 95 (36): 13401-13406.

[44] LIN Q, HAN G, FANG X, et al. Programmable analysis of microRNAs by *Thermus thermophilus* Argonaute-assisted exponential isothermal amplification for multiplex detection (TEAM) [J]. Anal Chem, 2022, 94 (32): 11290-11297.

[45] MARSIC T, GUNDRA S R, WANG Q, et al. Programmable site-specific DNA double-strand breaks via PNA-assisted prokaryotic Argonautes [J]. Nucleic Acids Res, 2023, 51 (17): 9491-9506.

[46] KONG D, ZHANG S, GUO M, et al. Ultra-fast single-nucleotide-variation detection enabled by Argonaute-mediated transistor platform [J]. Adv Mater, 2023: 2307366.

[47] LIU Y, XIA W, ZHAO W, et al. RT-RPA-*Pf*Ago System: A rapid, sensitive, and specific multiplex detection method for rice-infecting viruses [J]. Biosensors, 2023, 13 (10): 941.

[48] WANG Y, CHEN Y, TANG Y, et al. A recombinase polymerase amplification and *Pyrococcus furiosus* Argonaute combined method for ultra-sensitive detection of white spot syndrome virus in shrimp [J]. J

Fish Dis,2023,46(12):1357-1365.

[49] FANG J,YUAN C,LUO X,et al. A *Thermus thermophilus* argonaute-coupling exponential amplification assay for ultrarapid analysis of circulating tumor DNA [J]. Talanta,2024,266:125034.

[50] YUAN C,FANG J,FU W. *Thermus thermophilus* Argonaute-based isothermal amplification assay for ultrasensitive and specific RNA detection [J]. Anal Chem,2023,95(21):8291-8298.

第十五章　Ago 检测肿瘤及遗传病低丰度基因

　　基因决定生物体的性状,影响几乎所有疾病和死亡过程。基因检测可分析受检测者基因类型、基因缺陷及其表达功能,指导新药开发、临床治疗。但是,具有临床指导意义的基因突变往往以低丰度形式存在。因此,开发无创、特异、灵敏、快速、经济的低丰度突变基因检测方法对生物学研究和临床诊疗具有重要意义。

　　近年来,液体活检技术检测血液、脑脊液等体液中的游离 DNA 或 RNA,建立无创、动态、全方位检测方法成为基因检测的发展趋势。基于新型基因编辑酶——Ago 的肿瘤、遗传病低丰度基因检测,是液体活检领域中极具潜力的方向之一,可应用于肿瘤、遗传病早期筛查、临床诊断和用药指导等。

　　2019 年,Oost 团队报道了一种基于 *Tt*Ago 的核酸富集方法 "NAVIGATER",*Tt*Ago 精确剪切与 gDNA 互补的野生型 DNA 和 RNA 中的单核苷酸突变,极大地增加了稀有等位基因的比例。2021 年,冯雁团队报道了一种新的低丰度基因检测技术——A-Star 富集检测技术,该方法以 gDNA 介导 *Pf*Ago 剪切野生型基因,富集突变型基因,然后用 qPCR 对富集效率进行定量,通过 PCR 扩增与高温 Ago 剪切一管式耦联反应,能特异扩增 0.01% 的 SNV 等位基因片段,富集效率超过 5 500 倍。可在 0.1% 变异等位基因频率(variation allele frequency,VAF)的循环游离 DNA(circulating free deoxyribonucleic acid,cfDNA)标准品样本中,检测到单个拷贝的稀有 SNV,同时还可对多重突变靶标进行多重检测。

　　基于 *Pf*Ago 的 A-Star 突变富集技术,解决了现有核酸酶在突变检测中,剪切与扩增难以协同而影响突变检测效率的难题。利用高温 Ago 的精准区分特性,实现了高灵敏度、简便、快捷的低丰度突变基因检测,在基因诊断及遗传疾病治疗等分子生物学和医学领域具有较好的应用潜力。

第一节 技 术 原 理

基于 Ago 的低丰度基因检测平台——A-Star 富集检测技术的原理为:在 PCR 对单碱基突变靶标区域进行扩增的过程中,将 PCR 的 95℃ DNA 变性步骤耦合 gDNA 介导的高温 Ago(例如来源于嗜热古菌激烈火球菌的 Ago,*Pf*Ago)靶向剪切步骤,通过设计与野生型完全配对的 gDNA,引导 *Pf*Ago 剪切野生型的核酸,而保留突变型的核酸,在 PCR 的每个循环中,野生型的核酸不断被剪切,突变型的核酸则被高度富集;最后用 TaqMan 定量聚合酶链反应或 Sanger 测序对野生型和突变型的扩增产物进行定量、定性分析(图 15-1),从而实现对肿瘤、遗传病低丰度基因的检测。

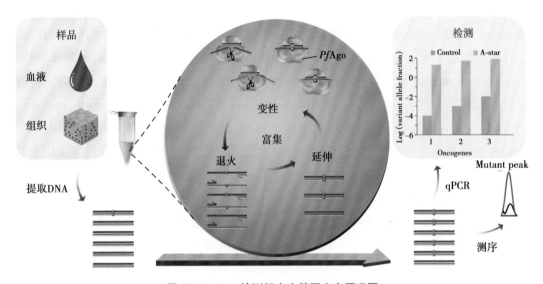

图 15-1　Ago 检测低丰度基因突变原理图

variant allele fraction:变异等位基因分数;Oncogenes:致癌基因;Control:对照组;A-star:A-star 试验组;Mutant peak:突变峰;qPCR:定量聚合酶链反应。

A-Star 富集检测技术主要包括三个步骤:第一步,样本中目标基因预扩增。设计可覆盖目标基因区域的 PCR 引物,通过 PCR 扩增该靶标区域(包括野生型和突变型基因片段)。第二步,低丰度突变基因的富集。分别设计与野生型基因正负链完全互补配对的 gDNA,在第二次 PCR 反应体系中加入高温 Ago 及 gDNA,在 PCR 过程中实现对野生型基因的剪切和突变型基因的富集。第三步,定性或定量检测。设计针对野生型及突变型基因的 TaqMan探针,通过 TaqMan qPCR 对富集产物进行定量检测,或通过 Sanger 测序进行定性检测。

第二节 技 术 方 法

1. 样品制备　该检测方法适用多种样本类型,如全血(血浆)、新鲜组织、组织切片、粪便等可提取核酸的样本。

对于全血(血浆)样本,需通过离心分离血浆,并置于-70℃冻存或直接分离DNA,干冰运输。对于新鲜组织,取黄豆大小的肿瘤或者癌旁新鲜组织1~2粒,10~20mg,液氮速冻后,-70℃冻存或直接分离DNA,干冰运输。对于组织切片,所需厚度为5~10μm,面积>1.5cm²,数量10~20张,常温或者4℃保存,低温运输。对于粪便样本,一般采集5g左右放入含DNA稳定剂的容器中(注意不要沾到污水或者是尿液),低温运输。上述样本采集后,需尽快根据相应核酸提取试剂盒说明书提取核酸(最好不要超过4h),4℃保存不超过24h,-70℃条件下可长期保存。

2. 重组 *Pf*Ago 的表达与纯化　将密码子优化后的 *Pf*Ago 序列克隆至 pET28a 质粒,转入大肠埃希菌 BL21(DE3)工程菌中诱导表达。诱导条件为:600nm 波长的吸光度值为0.8~1.0,0.5mmol/L(终浓度)的异丙基-β-D-硫代半乳糖苷,置于20℃ 摇床220r/min 培养20~24h。培养结束后,离心收集菌体(如不立即进行蛋白纯化,可置于-80℃冰箱保存,保存时间不超过1周),用 Binding 缓冲液重悬菌体,随后置于预冷的均质机破碎菌体(均质机压力:600~800Pa),直至菌体重悬液由浑浊变为澄清状态,表明菌体已充分破碎。将破碎后的菌体重悬液转入65℃水浴锅孵育15min(去除大肠埃希菌内源性杂蛋白),10 000×g4℃离心30min,收集上清粗酶液采用常规的镍柱亲和层析法纯化,并进行超滤离心浓缩(30kDa 分子截留量),随后采用脱盐柱去除咪唑。*Pf*Ago 蛋白的表达情况及纯度采用十二烷基硫酸钠-聚丙烯酰胺凝胶电泳进行分析,蛋白浓度测定采用商品化的 BCA 蛋白浓度测定试剂盒,具体步骤按说明书进行。

3. 酶活力测定　由于不同的表达纯化条件,可能导致 *Pf*Ago 活性差异。因此需要定义统一的活力单位以保证后续检测的稳定性,降低批间差异。酶活力单位定义为:25μL反应体系,95℃反应15min,每分钟催化剪切0.1nmol 目标 DNA 所需的 *Pf*Ago 的蛋白量,定义为1个酶活力单位(U)。具体酶活力测定方法为:

在微量离心管中按照以下比例配制反应液(25μL,冰上配制):10μmol/L 目标 DNA10μL,100μmol/L gDNA 2μL,40mmol/L 氯化锰溶液 1μL,10× 反应缓冲液 2.5μL,5μmol/L*Pf*Ago 4μL,补充去离子水至25μL。反应液配制完成后,在漩涡混匀器混匀10s,微型离心机离心数秒。

目标 DNA 和 gDNA 寡核苷酸序列为:目标 DNA:5′ 6-FAM-CCTACGCCACCAGCTCCAACTACCACAA-BHQ1 3′;gDNA:5′ P-TTTGGAGCTGGTGGCG 3′(gDNA:引导 DNA;6-FAM:6-羧基荧光素;BHQ1:黑洞淬灭基团1)。

配制总体积计算公式见式15-1。

$$V = 3 \times (N + 1 + 1) \times V_1 \qquad (式 15\text{-}1)$$

式中:

V——总体积,单位为微升(μL);

3——重复次数;

N——测试样品数;

1——第一个 1 表示高浓度核酸酶,第二个 1 表示预留损失数量;

V_1——1 个反应用量(见表 15-1),单位为微升(μL)。

将反应液以 25μL/管分装于 PCR 八连管内,每管 3 个重复,盖紧管盖,在微型离心机上离心数秒后备用。

将装有 PfAgo 反应液的 PCR 八连管置于荧光 PCR 仪,启动温度程序,在 495nm 的激发波长和 520nm 发射波长条件下,95℃反应 15min,采集羧基荧光素(carboxyfluorescein,FAM)荧光信号。

剪切目标 DNA 寡核苷酸序列生成产物浓度的计算:首先计算目标 DNA 底物与高浓度 PfAgo(过量)反应后 3 管重复的平均荧光值(F_m),减去反应开始前的平均荧光值(F_0),得到净荧光值,计算目标 DNA 底物被全部剪切后的净荧光值的平均值,生成产物的浓度计算公式见式 15-2。

$$C_p(t) = \frac{F_t - F_0}{F_m - F_0} \times C_s \qquad (式 15-2)$$

式中:

$C_p(t)$——t 时刻的产物浓度,单位为微摩尔每升(μmol/L);

F_t——t 时刻的荧光值(Rn);

F_0——反应开始前的荧光值(Rn);

F_m——加入的目标 DNA 底物与过量的 PfAgo 反应后的荧光值(Rn);

C_s——加入的目标 DNA 底物浓度,单位为微摩尔每升(μmol/L)。

PfAgo 核酸酶酶活力计算:根据 PfAgo 核酸酶活性单位定义,PfAgo 核酸酶酶活力以 A 表示,单位为 U/mg。相关计算公式见式 15-3。

$$A = \frac{C_p \times 10^4}{T \times C \times V} \qquad (式 15-3)$$

式中:

C_p——t 时刻的产物浓度,单位为微摩尔每升(μmol/L);

T——到达 T 时刻所需要的时间,单位为分钟(min);

C——酶的浓度,单位为毫克每毫升(mg/mL);

V——加入酶的体积,单位为毫升(mL);

10^4——μmol/L 到 0.1nmol/L 的换算系数。

蛋白保存:蛋白保存终浓度一般为 0.5mg/mL(含 15% 甘油),50μL/管分装后,置于-80℃冻存。蛋白一次性使用,避免反复冻融。

4. gDNA 的设计、合成及筛选

(1)gDNA 的设计、合成:以 KRAS G12D 为例设计与筛选 gDNA。围绕 KRAS G12D 突

变位点区域分别设计合成 60nt 野生型和突变型的 ssDNA 靶标(包括正链和负链),然后针对靶标设计 gDNA,gDNA 长度一般为 16nt,5′ 端磷酸化修饰,在 gDNA 第 10/11 分别引入单一点错配,共计 12 条 gDNA,剪切产物大小分别为 25nt、35nt。具体序列信息见表 15-1。

表 15-1 ssDNA 与 gDNA 序列

ssDNA 与 gDNA	序列(5′→3′)
KRAS 野生型 ssDNA 正链靶标	5′ TATAAACTTGTGGTAGTTGGAGCTGGTGGCGTAGGCA AGAGTGCCTTGACGATACAGCTA 3′
KRAS 野生型 ssDNA 负链靶标	5′ TAGCTGTATCGTCAAGGCACTCTTGCCTACGCCACCAG CTCCAACTACCACAAGTTTATA 3′
KRAS 突变型 ssDNA 正链靶标	5′ TATAAACTTGTGGTAGTTGGAGCTGA TGGCGTAGGCAAGAGTGCCTTGACGATACAGCTA 3′
KRAS 突变型 ssDNA 负链靶标	5′ TAGCTGTATCGTCAAGGCACTCTTGC CTACGCCATCAGCTCCAACTACCACAAGTTTATA 3′
KRAS 正链靶标 gDNA(RV-10T)	5′ TCCTACGCCTCCAGCT 3′
KRAS 正链靶标 gDNA(RV-10G)	5′ TCCTACGCCGCCAGCT 3′
KRAS 正链靶标 gDNA(RV-10C)	5′ TCCTACGCCCCCAGCT 3′
KRAS 正链靶标 gDNA(RV-11A)	5′ TCTACGCCACAAGCTC 3′
KRAS 正链靶标 gDNA(RV-11T)	5′ TCTACGCCACTAGCTC 3′
KRAS 正链靶标 gDNA(RV-11G)	5′ TCTACGCCACGAGCTC 3′
KRAS 负链靶标 gDNA(FW-10A)	5′ TTTGGAGCTAGTGGCG 3′
KRAS 负链靶标 gDNA(FW-10T)	5′ TTTGGAGCTTGTGGCG 3′
KRAS 负链靶标 gDNA(FW-10C)	5′ TTTGGAGCTCGTGGCG 3′
KRAS 负链靶标 gDNA(FW-11A)	5′ TTGGAGCTGGAGGCGT 3′
KRAS 负链靶标 gDNA(FW-11G)	5′ TTGGAGCTGGGGGCGT 3′
KRAS 负链靶标 gDNA(FW-11C)	5′ TTGGAGCTGGCGGCGT 3′

KRAS:肿瘤相关基因;ssDNA:单链 DNA;gDNA:引导 DNA。

(2)gDNA 的筛选:gDNA 筛选分两步进行,先使用 ssDNA 靶标筛选,区分剪切效果良好的 gDNA;再用于 dsDNA 靶标剪切,筛选出可以剪切正、负链 gDNA 组合。dsDNA 靶标为合成的覆盖 *KRAS* G12D 突变位点的 500bp 的基因序列。

(3)用于 gDNA 筛选的剪切体系的配制:2× 反应缓冲液[含 15mmol/L Tris-HCl(pH 8.0) 250mmol/L NaCl]12.5μL、10mmol/L MnCl$_2$ 1.25μL、10μmol/L 60nt ssDNA 2μL、100μmol/L 16nt gDNA 0.5μL、0.5mg/mL *Pf*Ago 1μL、补充双重去离子水至 25μL。各组分依序添加,用枪头吹吸混匀样品,短暂离心后置于 PCR 仪 95℃孵育 15min。

单链剪切产物进行变性聚丙烯酰胺凝胶电泳,双链剪切产物进行琼脂糖凝胶电泳。筛选出可有效引导 Ago 蛋白剪切双链靶标的 gDNA 组合,用于后续富集实验。

5. A-Star 引物的设计与富集体系的建立

（1）引物设计与筛选：根据合成的 500bp *KRAS* G12D 基因序列设计 A-Star 预扩增、富集引物。可以使用线上美国国家生物技术信息中心（National Center for Biotechnology Information，NCBI）Primer-Blast 工具进行设计，产物大小可以自由设置，一般选择 130~160bp，突变位点一般设计在扩增产物中间区域，默认引物选择参数。从以上几组引物组合选 2~3 组进行合成，然后进行 PCR 扩增测试，通过电泳确定特异性较好的引物进行后续实验。

（2）预扩增体系的建立：预扩增反应体系包括 2×PCR Mix 12.5μL、10μmol/L PCR 上游引物 0.625μL、10μmol/L PCR 下游引物 0.625μL、待检样品基因组 DNA 或 cfDNA 总量 33.3ng，补充双重去离子水至 25μL。反应体系预扩增程序为 94℃预变性 3min；94℃变性 10s，55℃（根据实际情况选择退火温度）退火 30s，72℃延伸 20s，循环 30 次；72℃补充延伸 1min。为便于检测结果的统计学分析，一般每个样品平行检测 3 次，双重去离子水作为空白对照。预扩增后可采用 Taqman-qPCR 对终产物进行初步定量，以确定是否满足下一步骤所需的靶标浓度。

（3）富集体系的建立：富集反应体系包括 2×PCR Mix 12.5μL、10μmol/L PCR 上游引物（预扩增引物即可）0.5μL、10μmol/L PCR 下游引物（预扩增引物即可）0.5μL、预扩增产物 2μL、2mmol/L MnCl$_2$ 1.25μL、100μmol/L 正链 gDNA 0.4μL、100μmol/L 负链 gDNA 0.4μL、800nmol/L Ago 蛋白 2.5μL、补充双重去离子水至 25μL。反应体系富集程序为：94℃预变性 3min；94℃变性 30s，55℃退火 30s，72℃延伸 20s，循环 25 次；72℃补充延伸 1min。本步骤使用的 gDNA 均需要 5′端、3′端磷酸化修饰。

6. Taqman-qPCR 引物、探针的设计与检测体系的建立

根据 Beacon Designer 8 软件设计 Taqman-qPCR 引物、探针并优化扩增反应条件，主要是退火温度的选择。

（1）探针设计与筛选：针对 *KRAS* G12D 富集产物的序列设计 qPCR 检测用的 Taqman 探针及对应引物。设计步骤：利用 Beacon Designer 8 软件，依次点击 File>New>Sequence，粘贴序列，点击 Tools>SNP>Add，Mutant Base 填突变后的碱基（G>A），SNP Position 填突变碱基在这段序列中位置，然后点击 Add SNP，点击 Analyze>Taqman Search>Standard，默认的参数设置，点击 Search。如果没有结果，需要自己修改参数，通常是探针长度和 T$_m$ 值，再点击 Search。设计序列合成时在 3′端进行小沟结合物（minor groove binder，MGB）修饰，以提高探针 T$_m$ 值。一般要求探针的 T$_m$ 值高于引物 T$_m$ 值 5~10℃。得到备选探针对后，需要进行探针性能的测试，主要分析探针特异性和灵敏度，有时需要优化反应条件（主要是退火温度）。

（2）Taqman-qPCR 反应体系：检测体系包括 2×Ace qPCR Mix 10.0μL，10μmol/L qPCR 上游引物 0.5μL、10μmol/L qPCR 下游引物 0.5μL、10μmol/L 野生型探针 0.4μL、10μmol/L 突变型探针 1.0μL、10^{-3} 倍稀释富集产物 5.0μL、补充双重去离子水至 20μL。检测程序为 95℃预变性 8min；95℃变性 15s，61.5℃退火延伸 40s 并采集信号，循环 40 次。根据野生型及突变型单独扩增的基线设置阈值线，qPCR 扩增曲线超过此阈值线范围的基本可认定含有一定

量的目标基因突变,然后再根据每条曲线的 Ct 值和标准曲线计算实际的突变丰度。

（3）定量检测:将已知浓度的野生型和突变型 DNA 进行梯度稀释,分别将纯合野生型、纯合突变型以及两型的 1:1 混合样本梯度稀释至 100pmol/L、10pmol/L、1pmol/L、100fmol/L、10fmol/L、1fmol/L、100amol/L、10amol/L。测定过程中设置多个双重去离子水阴性对照以及纯野生型、纯突变型的不同浓度下的阳性对照,针对每一需要测量的基因靶标分别进行 TaqMan qPCR 反应,以循环数 Ct 值为纵坐标,梯度稀释的不同浓度起始 DNA 对数值为横坐标,绘制标准曲线。根据标准曲线计算靶标核酸的拷贝数及富集效率。

7. 多重检测与读出形式

（1）多重检测:本技术可多重检测相同目标基因单点、插入、缺失突变,或不同目标基因。反应体系相对简单,仅需将筛选好的 gDNA 组合加入反应体系中,完成低丰度突变基因的富集,再通过适当的读出形式进行信号输出即可实现多重检测。

（2）读出形式:Ago 与肿瘤、遗传病低丰度基因检测的结果读出形式可分为定性和定量两种形式。定性形式即可直接进行 Sanger 测序,定量形式即为 qPCR 检测,最终通过 Ct 值判定富集效率。此外,也可通过液滴数字聚合酶链反应（droplet digital polymerase chain reaction,ddPCR）、二代测序技术（next-generation sequencing,NGS）、核酸质谱等其他形式读出富集效果。

第三节　技　术　特　点

1. 无基因序列限制　通过 gDNA 的向导作用,可以实现对低丰度的碱基置换、编码移位、缺失和插入等基因突变类型进行检测,无序列限制性。

2. 单酶多重检测　通过 Ago 单酶与多 gDNA 组合进行的单管体系多重靶标的富集和检测,能够在复杂的高背景 DNA 临床样本中稳定高效、灵敏、准确地检测出肿瘤、遗传病的特异性基因突变,显示了其在基因诊断及遗传疾病治疗等分子生物学和医学领域的应用潜力。

3. 检测灵敏度高　实现特异扩增低至 0.01% 的 SNV 等位基因片段,富集效率超过 5 500 倍,并能在 0.1% VAF 的 cfDNA 标准品样本中检测到个位数拷贝的稀有 SNV。

4. 检测成本低　该方法用于肿瘤、遗传病低丰度基因检测不需要大型精密实验仪器,使用的检测试剂仅为常规 PCR 或 qPCR 试剂,而且引导序列 gDNA 较短且合成成本低。

表 15-2 列举了 Ago 检测技术与现有主流基因测序、PCR 突变检测技术的比较。

表 15-2　突变检测方法技术比较

技术	检测时间	检测丰度（突变/野生）	特异性	引导链	多重检测
A-Star	2h	0.01%	高	16-nt ssDNA	适用
RT-PCR	1.5h	0.10%	高	N/A	适用

技术	检测时间	检测丰度(突变/野生)	特异性	引导链	多重检测
dPCR	1.5h	0.01%	高	N/A	适用
NGS	1 周	0.10%	高	N/A	适用
CRISPR/Cas	2h	0.01%	高	>50nt RNA	较难

A-Star:基于 Ago 的低丰度基因检测平台技术;dPCR:数字 PCR;NGS:二代测序技术;ssDNA:单链 DNA。

　　未来,基于 Ago 检测肿瘤、遗传病低丰度基因的技术,可通过进一步结构解析、酶-底物复合物模拟,计算 gDNA 与各种靶标配对的分子动力学和热力学参数,从分子水平上阐明高温 *Pf*Ago 对单碱基错配靶标的精准识别机制。在此基础上,为实现靶标 gDNA 设计得更快速、高效、通用提供了可能。通过酶分子设计,提高酶活力,降低酶在体系中的使用量,将有利于降低非特异性吸附,提高反应效率。通过创新酶制剂技术对 *Pf*Ago 进行物理隔离、条件释放,可以达到预扩增和富集一管式反应,在增加反应效率的同时,减少操作误差和污染的可能性。结合微流控芯片等先进技术,实现反应体系区室隔离,可增加样品检测多重性。此外,通过与 ddPCR、NGS、核酸质谱等平台结合,可增加信号读出方式、改善检测性能及扩展应用领域。

(冯 雁　刘 倩　李忠磊　丁 森)

参 考 文 献

[1] BURKE W. Genetic testing[J]. N Engl J Med,2002,347(23):1867-1875.

[2] WU D,CHENG Y,WANG X. Definition of clinical gene tests[J]. Cell Biol Toxicol,2019,35(2):83-87.

[3] SONG J,HEGGE J W,MAUK M G,et al. Highly specific enrichment of rare nucleic acid fractions using *Thermus thermophilus* argonaute with applications in cancer diagnostics[J]. Nucleic Acids Res,2020,48(4):e19.

[4] LIU Q,GUO X,XUN G,et al. Argonaute integrated single-tube PCR system enables supersensitive detection of rare mutations[J]. Nucleic Acids Res,2021,49(13):e75.

第十六章　Ago 检测病原体核酸

　　基于 Ago 的核酸检测一般分为几个阶段：核酸提取、目标基因预扩增、Ago 剪切反应。核酸提取方法包括柱提法、磁珠法，也可以免核酸提取，比如病毒裂解后直接用于核酸扩增。目标基因预扩增方法包括：PCR、LAMP、指数扩增反应（exponential amplification reaction，EXPAR）和 RPA。Ago 检测系统需要设计与目标基因相对应的引导 DNA（guide DNA，gDNA）和信号报告系统（例如探针、分子信标、免疫层析等）。目前两项基于高温 Ago 的核酸检测技术——RADAR 和 MULAN 体系，可以高灵敏度检测病原体核酸和区分单碱基差异靶标，并实现一管式多重检测。

第一节　技 术 原 理

　　基于 Ago 的病原核酸检测方法主要利用高温 Ago 对核酸的级联剪切机制，分别与 PCR 和恒温扩增耦联，建立 RADAR 和 MULAN 两个代表性底层核酸检测技术。

　　RADAR 是基于 PfAgo 级联剪切耦联 PCR 的核酸检测技术。PfAgo 的最适 gDNA 长度为 16~30nt，在 95℃利用一条 gDNA 靶向 PCR 扩增产物的一条单链，剪切产物形成一条 5′端磷酸化的 ssDNA，作为次级剪切的 gDNA，引导剪切互补荧光探针（图 16-1）。PfAgo 的级联循环剪切作用可完成 gDNA 介导的对正链、负链的循环剪切，可剪切 dsDNA（图 16-2），gDNA 的次级放大持续诱导荧光探针的剪切。

　　MULAN 系统是 RADAR 系统的升级，将 LAMP 与 PfAgo 级联剪切相结合，可一管式检测多种病毒核酸。LAMP 产物是目标片段首尾相连的长片段，单 gDNA 剪切后产物为 200~300nt 的 ssDNA，作为次级 gDNA 长度过长，影响剪切活性，所以与 RADAR 不同的是，MULAN 在 LAMP 产物一条单链

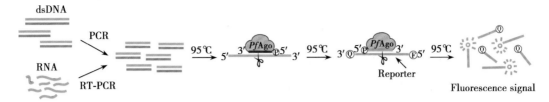

图 16-1 RADAR 系统核酸检测原理图

dsDNA:双链 DNA;PCR:聚合酶链反应;RT-PCR:反转录聚合酶链反应;Reporter:报告分子;*Pf*Ago:拟南芥 Argonaute;Fluorescence signal:荧光信号。

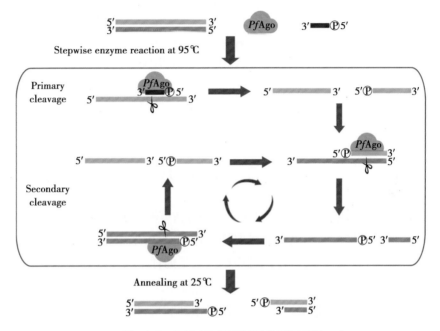

图 16-2 RADAR 级联循环剪切原理图

Stepwise enzyme reaction at 95℃:95℃逐步酶反应;Primary cleavage:初级剪切;Secondary cleavage:二级剪切;Annealing at 25℃:25℃退火

上设计了两条间隔 16nt 的 gDNA,通过调整两条 gDNA 之间的间隔距离,可灵活控制次级 gDNA 的长度。相对于 PCR,LAMP 扩增效率更高、产物量更大,因此触发的次级剪切活性比 RADAR 更高。同时,通过设计针对不同病毒核酸靶标的引物,依靠次级 gDNA 引导的 *Pf*Ago 正交剪切活性,可特异性检测多个靶标。

MULAN 也可应用于 SNV 的检测。SNV 是病毒突变的主要类型,SARS-CoV-2 刺突蛋白 S 在 D614G、N501Y 和 E484K 等位点的变异,导致病毒传染性增强。因此检测 SNV 对预判病毒变异类型、指导疫情防控具有重要参考价值。

gDNA 与靶标 ssDNA 的错配会影响 *Pf*Ago 的剪切活性,但单一位点错配不能有效抑制 *Pf*Ago 的剪切活性,而在特定位点连续双点错配可显著抑制 *Pf*Ago 的剪切活性(图 16-3)。因此,在 gDNA 或者探针上人工引入一个错配碱基,形成两个连续错配,RADAR 和 MULAN 可以实现 SNV 的鉴别。

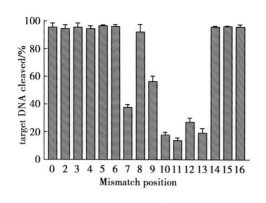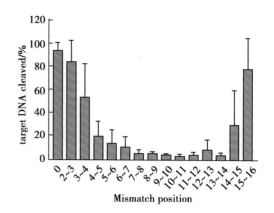

图 16-3　gDNA 单点错配与双点错配对 *Pf*Ago 活性的影响

gDNA：引导 DNA；target DNA cleaved：目标 DNA 剪切；Mismatch position：错配位点。

此外，采用 LFA 技术，在检测线和控制线包被针对探针修饰分子的抗体，MULAN 也可实现单重或者多重肉眼可视化试纸条检测。

第二节　技 术 方 法

1. 样本制备　检测病原体核酸的样本一般包括鼻咽拭子、痰液、肺泡灌洗液、粪便、血液、组织等。可使用柱提法和磁珠法提取样本核酸，也可采用免核酸提取的方法，主要应用病毒裂解液释放病毒核酸，操作比较简单。采集的样本只需要在病毒裂解液中处理数分钟，适用于现场快速检测（point-of-care testing，POCT）或居家检测。不过，某些病毒裂解方法可能不能有效释放核酸，残留较多的扩增抑制物，影响检测灵敏度，且适用的样本类型主要为鼻咽拭子样本。

2. 目标基因预扩增

（1）PCR 扩增：RADAR 系统中 PCR 预扩增片段不宜太长，为 100~200bp，距离扩增产物正链 3′ 端 15~30nt 的位点为 *Pf*Ago 的剪切位点。若检测多靶标，则需设计多组引物，若需要区分同一个目标基因，则需要设计通用引物，并根据序列分型调整 gDNA。预扩增反应体系包括：2×qPCR 反应混合液 12.5μL，模板 5μL，上下游引物浓度均为 0.5μmol/L，加双重去离子水至 25μL。扩增反应条件为：95℃预变性 5min，95℃变性 30s，60℃延伸 20s，扩增 35 个循环，延伸 1min。

以人乳头瘤病毒（human papilloma virus，HPV）分型检测为例，其引物序列如表 16-1。

表 16-1　HPV 分型检测引物序列

引物	引物序列（5′→3′）
HPV-通用上游引物	CYACWCGCAGTACMAAYWTRWCAHTATGTGC
HPV-通用下游引物	TTGAAAAATAAAYTGYAAATCAWAYTCYTC

HPV：人乳头瘤病毒。

（2）恒温扩增：在 MULAN 系统中，每个靶标需要设计 6 条 LAMP 引物，可在 LAMP 专用引物设计网站进行设计。为保证引物的扩增效率和特异性，一般需要设计 4 组以上的引物，正向内引物（forward inner primer，FIP）和反向内引物（backward inner primer，BIP）之间的扩增长度为 30~100bp。对梯度模板的 LAMP 产物进行琼脂糖电泳分析，以确定引物组的扩增灵敏度和特异性，非特异性体现在无模板对照样本出现特异的阶梯形条带数。最后，选择高灵敏、特异性较好的引物组用于扩增。20× 引物预混液配制：100μmol/L FIP 32μL、100μmol/L BIP 32μL、100μmol/L F3 4μL、100μmol/L B3 4μL、100μmol/L 正向环引物（forward loop primer，LF）8μL、100μmol/L 反向环引物（backward loop primer，LB）8μL、H₂O 12μL。反应体系包括：8U/μL Bst 4.0 DNA/RNA 聚合酶 1μL、10× 反应缓冲液 2μL、100mmol/L MgSO₄ 1.2μL、10mmol/L 脱氧核糖核苷三磷酸（deoxyribonucleoside triphospahte，dNTP）Mixture 2.8μL、模板 DNA/RNA 5μL、20× 引物预混液 1μL、染料（SYBR Green 或 SYTO-9）0.5μL，加双重去离子水至 20μL。延伸条件为 65℃，20~30min。

以 SARS-CoV-2、甲型流感病毒、乙型流感病毒三重分型检测以及 D614G 单点突变区分检测为例，其引物序列见表 16-2。

表 16-2　SARS-CoV-2、甲型流感病毒、乙型流感病毒分型检测以及 D614G 单点突变区分检测引物序列

靶标	名称	引物序列（5′→3′）
SARS-CoV-2	T3-F3	CGCAAACATACAACGTGTTG
	T3-B3	GTGTTGTAAATTGCGGACAT
	T3-FIP	ACACATGACCATTTCACTCAATACTGCTTGTCACACCGTTTCT
	T3-BIP	CATTTGTCAAGCTGTCACGGCGGCAATTTTGTTACCATCAGT
	T3-LF	CACACTCATTAGCTAATCTAT
	T3-LB	CAATGTTAATGCACTTTTATC
甲型流感病毒	F3	TTTCTATCATCCCRTCAGGC
	B3	TCGGGTCCCCATTCCCATT
	FIP	TTAGCCATTCCATGAGAGCCTCRAGCCCCTCAAAGCCGAGATC
	BIP	TTGTGTTCACGCTCACCGTGCTTTTGGACAAAGCGYCTACG
	LF	CTGTGTTCTTTCCTGCAAARACA
	LB	CAGTGAGCGAGGACTGCA
乙型流感病毒	F3	CAAATCAAACAGAAGACGGA
	B3	GCTTTTGTTTAATCCACCGT
	FIP	ACCCCTTTGATAGRYAATTGTTCCAAAGTGGCAGAATTGTTGTTGA
	BIP	CAAGTGGCAGGAGCAARGTAATTTTTCGTGGAGGCAATC
	LF	GTTTTCCCAGATTTYTGCACCATG
	LB	GGATCCTTGCCCCTTAATTGGWGAAG

靶标	名称	引物序列（5′→3′）
D614G	T3-F3	AATTTGGCAGAGACATTGC
	T3-B3	TGAGTTGTTGACATGTTCAG
	T3-FIP	CACTGACACCACCAAAAGAACATTGACACTACTGATGCTGTC
	T3-BIP	TCCCTGTTGCTATTCATGCAGATGTTTGAAAAACATTAGAACCTGTAG
	T3-LF	AGAATCTCAAGTGTCTGTGGATCA
	T3-LB	CTTACTCCTACTTGGCGTGTTTAT

SARS-CoV-2:严重急性呼吸系统综合征冠状病毒 2 型;FIP:正向内引物;BIP:反向内引物;LF:正向环引物;LB:反向环引物。

多重检测中由于各个目标扩增效率不同,因此加入的引物比例并不一致,且引物量少于理论使用量,以防止某一组引物扩增效率过快,消耗 dNTP 和 Bst 酶,导致其他目标不能扩增成功。此例中 SARS-CoV-2、甲型流感病毒、乙型流感病毒引物预混液分别加入 0.4μL、0.2μL、0.4μL,D614G 分型检测引物仍加入 1μL。

3. *Pf*Ago 剪切反应

（1）RADAR 反应:以 HPV 检测为例,RADAR 剪切反应体系 gDNA 和报告分子设计如表 16-3 所示。

表 16-3 gDNA 和报告分子序列

gDNA 和报告分子	序列（5′→3′）
HPV6-gDNA	P-TCTACATCTTGCACAT
HPV11-DNA	P-TCTAAATCTGGTACAT
HPV16-DNA	P-TCATGTCGTTGGTACT
HPV18-DNA	P-TCATGTCTGCTATACT
HPV6 报告分子	/5-NED/ATTATGTGCATCCGTAACTACATCTTCCAC/3BHQ2-FQ/
HPV11 报告分子	/5-ROX/ACTATGTGCATCTGTGTCTAAATCTGCTAC/3BHQ2-FQ/
HPV16 报告分子	/56-FAM/TAAATCATATTCCTCCCCATGTCGTAGGTA/3BHQ1-FQ/
HPV18 报告分子	/5-JOE/CAAATCATATTCCTCAACATGTCTGCTATA/3BHQ1-FQ/

HPV:人乳头瘤病毒;FAM:羧基荧光素;BHQ1:黑洞淬灭基团 1;ROX:惰性参比染料;JOE:二甲氧基荧光素;NED:羟基琥珀酰亚胺酯。

RADAR 剪切体系组分配制:5μmol/L *Pf*Ago,0.4μmol/L gDNA（HPV6、HPV11、HPV16、HPV18）,1.2μmol/L HPV6 报告分子,2μmol/L HPV11 报告分子,0.4μmol/L HPV16 报告分子,0.8μmol/L HPV18 报告分子,500μmol/L MnCl$_2$,25μL PCR 产物,2μL 10× 反应缓冲液（150mmol/L Tris-HCl 2.5mol/L NaCl,pH 8.0）,无酶水补齐至 40μL 反应总体积。以上体系除 25μL PCR 扩增产物,其他组分可提前预混,并置于-20℃（可保存 1 个月）或 4℃（可保存 1 周）。

PCR 预扩增结束后,在超净工作台进行下一步加样混合。预混 RADAR 体系直接加入 25μL PCR 扩增产物,混匀后将样品进行 qPCR。反应条件如下:95℃ 30min,每 30s 采集一次荧光(羧基荧光素标记 ssDNA-FQ 报告分子,激发波长为 495nm,发射波长为 520nm;二甲氧基荧光素标记 ssDNA-FQ 报告分子,激发波长为 529nm,发射波长为 550nm;羟基琥珀酰亚胺酯标记 ssDNA-FQ 报告分子,激发波长为 557nm,发射波长为 580nm;惰性参比染料标记 ssDNA-FQ 报告分子,激发波长为 586nm,发射波长为 605nm)。

(2)两步法 MULAN 反应:以 SARS-CoV-2、甲型流感病毒、乙型流感病毒三重检测为例,gDNA 和报告分子设计如表 16-4、表 16-5。

表 16-4 SARS-CoV-2、甲型流感病毒、乙型流感病毒三重检测 gDNA 序列

靶标	名称	序列(5′→3′)
SARS-CoV-2	gDNA 1	P-TTGATGAGGTTCCACC
	gDNA 2	P-TCAGTTGTGGCATCTC
甲型流感病毒	gDNA 1	P-TAGACAAGACCAATCT
	gDNA 2	P-TGTCACCTCTGACTAA
乙型流感病毒	gDNA 1	P-TATTTTATTGCCTCAA
	gDNA 2	P-TAGGTGTGGTGCGCAA

SARS-CoV-2:严重急性呼吸系统综合征冠状病毒 2 型;gDNA:引导 DNA。

表 16-5 SARS-CoV-2、甲型流感病毒、乙型流感病毒三重检测报告分子序列

报告分子	序列(5′→3′)
SARS-CoV-2 报告分子	FAM-AGTTGTGGCATCTCCTGATGAGGTTCCAC-BHQ1
甲型流感病毒 报告分子	ROX-TACCAGTCAATCTTGTCACCTCTTACCAGT-BHQ2
乙型流感病毒 报告分子	VIC-AAAGCCCCAGAAGTTCACCTCATCTGCCAA-BHQ1

SARS-CoV-2:严重急性呼吸系统综合征冠状病毒 2 型;FAM:羧基荧光素;BHQ1:黑洞淬灭基团 1;ROX:惰性参比染料;VIC:亚磷酰胺。

MULAN 剪切体系组分:10μmol/L PfAgo,各目标基因 gDNA 1μmol/L,报告分子 0.5μmol/L,500μmol/L MnCl$_2$ 或 2 000μmol/L MgCl$_2$,25μL LAMP 产物,2μL 10× 反应缓冲液或 10×Bst 缓冲液,无酶水补齐至 40μL 反应总体积。除 20μL LAMP 产物外,其他组分可提前预混,并置于 −20℃(可保存 1 个月)或 4℃(可保存 1 周)。

LAMP 预扩增结束后,进行下一步加样混合。预混 MULAN 体系直接加入 20μL LAMP 产物,混匀后,将样品进行 qPCR,反应条件如下:95℃ 30min,每 30s 采集一次荧光(羧基荧光素标记 ssDNA FQ 报告分子,激发波长为 495nm,发射波长为 520nm;亚磷酰胺标记 ssDNA-FQ 报告分子,激发波长为 526nm,发射波长为 543nm;惰性参比染料标记 ssDNA-FQ 报告分子,激发波长为 586nm,发射波长为 605nm)。

(3)一步法 MULAN 反应:为避免开盖操作,实现一管反应,使用特制的低吸附的聚丙

烯内衬管,内衬管紧紧套在一个 0.2mL PCR 管或八联管内,将外管分成两个腔室。内衬管与 PCR 管之间有两个间隙,用于上下腔室通气。内衬管的顶部是打开的,底部是封闭的,但在中心有一个直径为 0.5mm 的小孔。底面与水平面有 30° 的倾斜角,以防止短暂旋转后液体残留。该 PCR 管适用于绝大多数 qPCR 仪和便携式荧光检测设备。

操作流程:将 20μL LAMP 扩增产物加入 PCR 管,并瞬时离心,再加入 20μL RADAR 体系至 PCR 管上部的内衬管中,勿离心,上机,65℃反应 30~40min。取出 PCR 管,瞬时离心后放回仪器,95℃反应 20~30min,荧光采集参照两步法。

(4)免疫层析试纸检测:一步法和两步法的 PfAgo 剪切产物也可用 LFA 进行分析。

单重免疫层析检测:免疫层析试纸及对应的探针可以采用不同的化学标记及相应的抗体,如羧基荧光素、生物素、四甲基罗丹明、地高辛、花青素荧光染料 5 等,以 SARS-CoV-2 单重 MULAN 检测为例。

预扩增和 Ago 剪切与上述 MULAN 方法相同,但需调整探针。探针 5′ 端标记羧基荧光素,3′ 端标记生物素,免疫层析试纸条结合垫包被鼠抗生物素抗体标记的胶体金,控制线为抗羧基荧光素抗体,测试线为抗鼠第二抗体。根据上样探针浓度调整抗体包被量,一般≥10pmol/条,免疫层析试纸条的具体制作工艺根据硝酸纤维素膜等原材料和制备机器自行确定。

MULAN 剪切产物经过稀释(PBS、水或免疫层析配套样本稀释液),取 80μL 稀释液加入上样孔,水平室温放置 7~10min。稀释浓度需要根据包被的浓度进行调整,否则容易出现挂钩效应,造成假阳性。此外,由于 Ago 已将扩增产物切断,MULAN 反应结束后开盖不会造成扩增产物外溢导致的污染和假阳性。

多重免疫层析检测:为解决挂钩效应和多重检测,也可使用以下设计。以 SARS-CoV-2、甲型流感病毒、乙型流感病毒检测为例,其对应探针 5′ 端第一个碱基和第二个碱基,分别标记地高辛 + 生物素、四甲基罗丹明 + 生物素、花青素荧光染料 5+ 生物素,3′ 端标记羧基荧光素,结合垫包被与生物素结合的金标抗体,测试线 1、测试线 2、测试线 3 分别包被地高辛、四甲基罗丹明、花青素荧光染料 5 抗体,控制线前置,包被抗羧基荧光素抗体,探针浓度要低于包被抗体浓度,即可准确判读,无需优化探针浓度或上样稀释浓度。T1 显色即为 SARS-CoV-2 阳性。此外,也可以使用 5′ 端和 3′ 端双修饰探针,测试线包被不同动物种属特异性第二抗体进行多重检测,原理与上述三修饰探针多重检测类似。

(5)区分 SNV 反应:RADAR 和 MULAN 均可区分 SNV 突变,其原理相似,均需要在探针上人为引入一个突变碱基。以 SARS-CoV-2 的 D614G 突变为例,其探针设计和筛选结果如图 16-4 所示。

首先在次级 gDNA 的第 11 位引入 3 种错配碱基,形成第 10 位和第 11 位双点连续错配,再用合成的次级 gDNA 进行剪切试验,筛选出野生型和突变型信号差异最大的探针组合。随后将该探针加入 RADAR 体系,10×Bst 缓冲液或反应缓冲液,25mmol/L Mn^{2+}(或 100mmol/L Mg^{2+})1μL,100μmol/L gDNA1 1μL,100μmol/L gDNA2 1μL,10μmol/L 报告分子 WT 2μL,10μmol/L 报告分子 M 2μL,50μmol/L Ago 7μL,双重去离子水 4μL。反应条件与

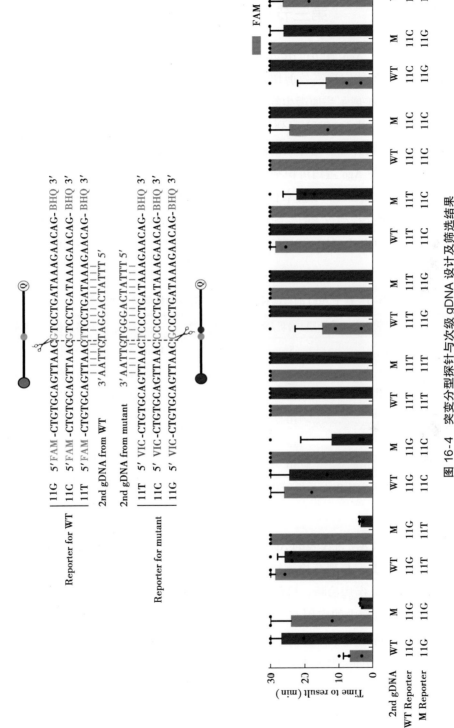

图 16-4 突变分型探针与次级 gDNA 设计及筛选结果

gDNA：引导 DNA；WT：野生型；mutant：突变株；FAM：羧基荧光素；VIC：亚磷酰胺；BHQ：黑洞淬灭基团。

RADAR 相同,荧光信号通道选择 FAM 和 VIC。判定原则:当 FAM 荧光曲线呈现 S 形上升,VIC 未起峰或起峰时间显著晚于 FAM,则为野生型,反之则为突变型。

第三节　技术特点

1. 剪切靶标谱广　Ago 剪切可由 gDNA 引导,靶向剪切互补配对的 ssDNA,gDNA 长度范围较宽,15~40nt 均能实现高效剪切,脱靶率较低。此外,不受碱基序列的限制,可根据目标序列任意设计,扩展了病原微生物的检测范围,特别是突变体的检测。

2. 特异性高　Ago 基于 gDNA 序列特异性识别剪切产物,可以精准剪切目标产物,解决了 LAMP 和 RPA 非特异性扩增导致的假阳性问题,可区分检测 SNV。

3. 多重检测　一种 Ago 蛋白可识别多个目标基因,实现单管单酶多重检测。

4. 便携性强　结合恒温扩增技术和免疫层析技术,可采用小型恒温检测设备进行检测,例如便携式恒温荧光检测仪、金属浴等,无需 PCR 仪等大型检测仪器,成本更低。

表 16-6 列举了 PCR、LAMP、CRISPR 和 Ago 技术主要检测性能(特异性、灵敏度、多重性)。

表 16-6　基于 Ago 的核酸检测技术与主流核酸检测技术的比较

检测技术	检测时间/h	检测限(拷贝/反应)	特异性	引导核酸	多重性	手持式
MULAN	<1	5	高	16nt ssDNA	容易	容易
SHERLOCK	1~1.5	42	高	>50nt RNA	较难	容易
PAND	2	10	高	16nt ssDNA	容易	难
LAMP	1	10	低	N/A	难	容易
RPA	0.5	15	低	N/A	难	容易
RT-qPCR	1.5~2	10	高	N/A	容易	难

LAMP:环介导恒温扩增检测;RPA:重组酶聚合酶恒温扩增;RT-qPCR:实时定量聚合酶链反应;ssDNA:单链 DNA。

以 RADAR 和 MULAN 为代表的 Ago 检测技术为病原体核酸多重检测领域存在的问题提供了新的解决方案。与现有检测技术相比,它具有快速、准确、多重、便捷的优势,可用于传染病防控和重大疾病诊断。目前,高温 Ago 蛋白在高温条件打开 dsDNA 才能靶向剪切,中低温 Ago 在检测中的应用有一定局限性。此外,高温对仪器设备温控模块要求较高,便携式配套设备相对于低温的 Cas 蛋白难度更大。Ago 级联剪切相对于 Cas12 和 Cas13 的反式剪切活性更低,因为 Ago 剪切每一步都需要首先结合特异性的 gDNA 去识别底物,而 Cas12 和 Cas13 的反式剪切可以直接剪切蛋白附近的 RNA,无需 gDNA,因此在无扩增体系中,Ago 检测灵敏度低于 Cas12 和 Cas13。

(冯雁　刘倩　李忠磊　叶星宇)

参 考 文 献

［1］XUN G,LIU Q,CHONG Y,et al. Argonaute with stepwise endonuclease activity promotes specific and multiplex nucleic acid detection［J］. Bioresources and Bioprocessing,2021,8（1）:1-12.

［2］YE X,ZHOU H,GUO X,et al. Argonaute-integrated isothermal amplification for rapid,portable,multiplex detection of SARS-CoV-2 and influenza viruses［J］. Biosens Bioelectron,2022,207:114169.

［3］XUN G,LANE S T,PETROV V A,et al. A rapid,accurate,scalable,and portable testing system for COVID-19 diagnosis［J］. Nat Commun,2021,12（1）:2905.

［4］LIN Q,CAO Y,HAN G,et al. *Programmable clostridium* perfringens Argonaute-based,one-pot assay for the multiplex detection of miRNAs［J］. Anal Chem,2023,95（36）:13401-13406.

［5］YANG L,GUO B,WANG Y,et al. Pyrococcus furiosus argonaute combined with recombinase polymerase amplification for rapid and sensitive detection of enterocytozoon hepatopenaei［J］. J Agric Food Chem,2023,71（1）:944-951.

［6］YUAN C,FANG J,FU W. *Thermus thermophilus* Argonaute-based isothermal amplification assay for ultrasensitive and specific RNA detection［J］. Anal Chem,2023,95（21）:8291-8298.

［7］PATCHSUNG M,JANTARUG K,PATTAMA A,et al. Clinical validation of a Cas13-based assay for the detection of SARS-CoV-2 RNA［J］. Nat Biomed Eng,2020,4（12）:1140-1149.

［8］WANG F,YANG J,HE R,et al. *PfAgo*-based detection of SARS-CoV-2［J］. Biosens Bioelectron,2021,177:112932.

［9］YAN C,CUI J,HUANG L,et al. Rapid and visual detection of 2019 novel coronavirus（SARS-CoV-2）by a reverse transcription loop-mediated isothermal amplification assay［J］. Clin Microbiol Infect,2020,26（6）:773-779.

［10］EL WAHED A A,PATEL P,MAIER M,et al. Suitcase lab for rapid detection of SARS-CoV-2 based on recombinase polymerase amplification assay［J］. Anal Chem,2021,93（4）:2627-2634.

［11］UHTEG K,JARRETT J,RICHARDS M,et al. Comparing the analytical performance of three SARS-CoV-2 molecular diagnostic assays［J］. J Clin Virol,2020,127:104384.